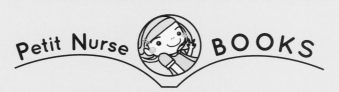

Petit Nurse BOOKS

病期・発達段階の視点でみる

小児看護過程

編著 市江和子

Let's study together!

SHORINSHA

編集者・執筆者一覧

編集

市江和子
聖隷クリストファー大学看護学部・教授

執筆（五十音順）

市江和子
聖隷クリストファー大学看護学部・教授

今西誠子
京都先端科学大学健康医療学部看護学科・教授

小出扶美子
聖隷クリストファー大学看護学部看護学科・准教授

髙　真喜
社会福祉法人聖隷福祉事業団 聖隷浜松病院・小児看護専門看護師

真木　希
社会福祉法人聖隷福祉事業団 聖隷三方原病院
聖隷おおぞら療育センター・小児看護専門看護師

宮城島恭子
国立大学法人浜松医科大学医学部看護学科・講師

宮谷　恵
聖隷クリストファー大学看護学部看護学科・教授

山本智子
聖隷クリストファー大学看護学部看護学科・助教

はじめに

　わが国では少子高齢化、核家族化の影響とともに、多様化した家族形態などから、家族機能が低下している現状があります。また、少子社会は小児病棟の縮小や混合化、入院期間の短縮、在宅医療への移行がされ、疾病構造からは慢性疾患の移行期医療などにつながり、それらが小児看護の課題となっています。

　小児看護は、子どもと家族の視点から、子どもを取り巻く地域社会全体をとらえた支援を考えることが求められます。看護教育において、小児看護学では子どもが成長・発達の途上であることを忘れず、健やかな子どもの育ちを守り、親を中心とした家族への支援について考える必要があります。子どもと家族を取り巻く社会環境の変化、現代の家族関係から、子ども一人ひとりが輝くことができ、子どもと家族のQOLが保障される支援を考えてください。

　一方、現在、臨地の小児看護学実習においては社会情勢を反映して、実習での学習にはいろいろな制約と困難が伴っています。本書では、病期・発達段階の視点でみる小児看護過程として、実習でよく受け持つ疾患を中心に、さまざまな発達段階や病期における看護の特徴をふまえ、看護過程を展開しています。看護にはアセスメント力と根拠が求められます。そのため、子どもと家族の身体面・生活面・心理面・社会面のアセスメント項目と根拠を、ていねいにわかりやすく解説しています。内容として、子どもと家族の事例を、学生の受け持ち時の状況として設定することで全体像がイメージできるように心がけました。入院や手術、施設入所という子どもと家族の状況について、それぞれの成長・発達と病期から疾患特有の特徴をふまえ、その子にとって何が必要かをアセスメントし、子どもにとっての最善のケアを考えていただけたらと思っています。

　短い期間のなかでの小児看護学実習における学生のみなさんや、臨床で小児看護を実践されている方においても、本書を活用し役立ててもらえればうれしいです。

2021年12月

市江和子

本書の特徴と使い方

- 本書では、小児看護学実習でよく出合う疾患について、受け持つことが多い"病期"、"発達段階"を設定し、それぞれの看護の視点をふまえ、看護過程を展開しています。
- 豊富なイラスト・図表をもとに疾患の最新知識がビジュアルでわかるとともに、ヘルスアセスメントでは、具体的なアセスメント項目と根拠が示されているので、アセスメント力が身につきます。
- 看護計画には根拠も充実しているので、根拠に基づいた看護計画の立案ができます。

STEP 1 病期・発達段階の視点

疾患ごとに、実習で出合うことの多い"病期"、"発達段階"を設定し、看護の視点を解説しています。患児・家族の情報も確認しましょう。

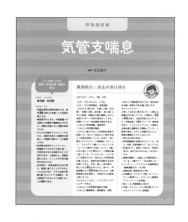

STEP 2 疾患の基礎知識

疾患の定義・疫学、病態・原因、症状、検査（診断）、治療について、最新の情報をもとにまとめています。
看護に必要な疾患の知識をたくさんのイラスト・図表でビジュアル的に理解することができます。

STEP 3 ヘルスアセスメント

アセスメント項目と根拠をまとめています。フィジカルアセスメントの知識やアセスメントスケールも充実しています。

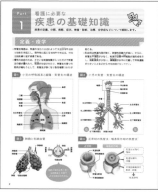
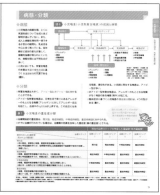
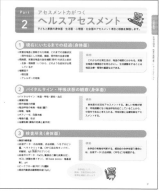
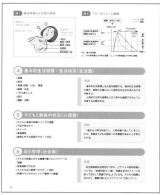

STEP 4 子どもと家族の全体像

アセスメント時点での、子どもと家族の全体像を4つの視点でまとめています。実習でのアセスメント・ケアに欠かせない患児と家族をみる視点となります。

※看護過程の展開において「アセスメント」と「関連図」の間に、アセスメント時点での「患者さんの全体像」をステップとして入れる方法については、任和子氏（京都大学大学院）[1]発案のものを参考に本書でも活用しています。

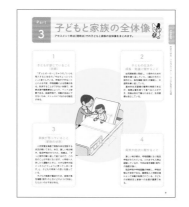

STEP 5 関連図

病態から症状、治療・ケア、子どもや家族の状況から看護診断を導き出すまでを整理した関連図です。関連図作成の参考となります。

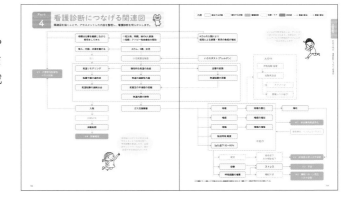

STEP 6 看護診断・看護計画

診断や優先順位の根拠までまとめた看護診断リストと、看護計画です。看護計画では、根拠・留意点も充実しています。

STEP 7

※本書の看護診断名・定義は、おもにT. ヘザー・ハードマン, 上鶴重美 原書編集, 上鶴重美 訳『NANDA-I 看護診断 定義と分類 2021-2023 原書第12版』（医学書院）より転載しています。看護診断リスト下部に※マークで診断の定義を示しています。

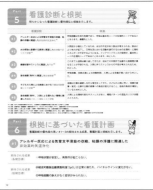
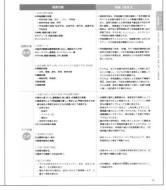

STEP 8 評価

実施した看護計画を評価する際の視点をまとめています。実習での評価の参考になります。

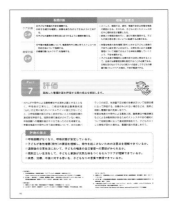

〈参考文献〉1. 任和子 編著：病期・発達段階の視点でみる 疾患別 看護過程. 照林社, 東京, 2020.

発達段階ごとの子どもの看護の視点 市江和子

成長・発達の概念

　人間の成長・発達は、受胎から死亡にいたるまでの変化の過程です。成長・発達は、人間の身体や精神のあらゆる側面にわたります。

　成長は、一般に計測可能な身長・体重・骨の長さ・太さなどの形態的、量的な増大を指します。発達は、機能的な成熟を意味し、運動機能、臓器のはたらきなど機能的、質的変化を表します。形態的、機能的変化とともに、精神的に知的・情緒的な変化が年齢に応じて進みます。

　人間は、生涯にわたり成長・発達を続けていく存在で、子どもは成長・発達の途上にあります。心身の成長・発達は、心と身体の両面において互いに関係しながら変化していきます。

子どもの発達段階の特徴

　エリクソンは、ライフサイクルの各段階にはその段階において獲得と克服をしなければならない固有の課題（ライフタスク）があり、その解決は前段階において準備され、その後の段階においてさらに進んだ解決がなされると論じました[1]。乳児期から老年期までのそれぞれの発達段階において心理社会的に発達し、それぞれの段階に特徴が現れ、人間の一生を8つに区分しています（**図1**）。

　また、ピアジェは、認知能力の発達について、4つの段階に分けてとらえています（**表1**）[2]。

図1 エリクソンの漸成図式

		⟨ポジティブな面⟩	⟨人間の強さ⟩	⟨ネガティブな面⟩
老年期	第Ⅷ段階	統合性	英知	絶望
壮年期	第Ⅶ段階	生殖性	世話（ケア）	停滞
成人初期	第Ⅵ段階	親密性	愛の能力	孤立
青年期	第Ⅴ段階	アイデンティティの確立	忠誠心	役割の拡散
学童期	第Ⅳ段階	勤勉感	適格意識	劣等感
幼児期	第Ⅲ段階	主導性（積極性）	目的意識	罪責感
幼児初期	第Ⅱ段階	自律感	意思力	恥・疑惑
乳児期	第Ⅰ段階	基本的信頼	希望	基本的不信

⟨死⟩ … ⟨誕生⟩　ライフ・タスク

岡堂哲雄，内山芳子，岩井郁子，野田洋子：患者ケアの臨床心理－人間発達学的アプローチ．医学書院，東京，1978：36-37．より一部改変して引用

表1 ピアジェによる認知発達と病気の理解

年齢	ピアジェの理論区分	病気に対する認知・思考
～2歳	感覚運動期	●病気という事象についての認識がない ●苦痛や不安・恐怖が病気から発するとは理解できない
2～7歳	前操作期	●論理的思考が確立する前段階 ●病気であることは感覚として理解できるが、その原因の理解は難しい
7～11歳	具体的操作期	●論理的思考が始まる時期 ●病気の原因や治療の目的が理解できるようになる
11～15歳	形式的操作期	●論理的思考が進み、仮説を立てて推測できるようになる ●病気の経過や予後に対する不安も表現する

池西静江，石束佳子編：看護学生スタディガイド2022．照林社，東京，2021：1065．より引用

子どもの各発達段階における看護の視点

　子どもの成長・発達では、環境との相互作用のなかで、子ども自身が新たな能力を獲得する。子どもは1人ひとりが個性をもち成長には個人差がある一方で、子どもの発達段階には、共通してみられる特徴がある。小児

看護においては、子どもが成長・発達の途上であることをふまえ、出生前期から青年期の発達段階における看護の視点での子どもの理解が必要である（**表2**）。

表2　発達段階ごとの看護の視点

発達段階の区分	看護の視点
出生前期 受精してから出生するまで	●胎児を1人の人間としてとらえ、子どもの成長、家族との関係をとらえる。先天性の疾患、遺伝性疾患などが疑われた場合、子どもと母親の健康状態を維持し、安全な妊娠・出産が保障されるように援助する
新生児期 出生後4週（28日）未満	●必ず母親と新生児を一単位とし、母子の看護を一貫して考える[3]
乳児期 新生児期を含み生後1年未満	●家族からの愛情で信頼感を高める
幼児期 生後1〜6歳までの時期 ▶前期（1歳〜3歳） ▶後期（3歳〜6歳）	●会話が成立してくるため、遊びや生活のなかで言葉を使った言語的コミュニケーションをとる ●子どもからの「なぜ」などの疑問や質問にきちんと向き合う ●基本的生活習慣の獲得と自律性を踏まえる。言語能力が未発達な部分があるため、非言語的コミュニケーションを活用する ●理解、判断、意思の表現方法を獲得する過程である。3歳〜6歳の時期の、急速に成長・発達する気持ちの変化をとらえ、接し方などに配慮する
学童期 6〜12歳の時期	●日常生活習慣を確立し、自立に向かえるようケアをする。子どもと家族に子どもの自立度を確認する
思春期 学童期から青年期の移行期（10歳代前半〜10歳代後半）	●疾患によっては、これまでの学校生活を中断して入院や外来通院する。子どもが主体的かつ前向きに治療に向き合えるようにかかわる
青年期 10歳代後半〜20歳代後半	●疾患を抱えたまま思春期を経過し、成人期を迎える時期の移行期医療が重要となる（**図2**）

図2　移行期医療の概念図[4]

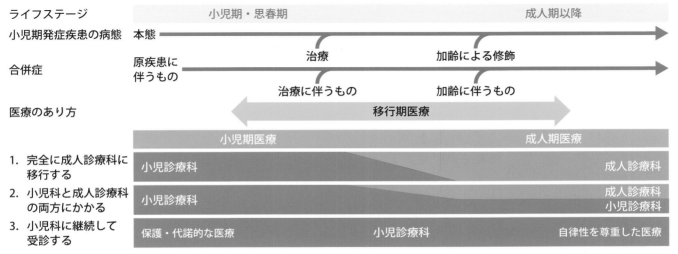

横谷進 他：小児期発症疾患を有する患者の移行期医療に関する提言. 日本小児科学会雑誌2014；118（1）：98-106. より引用

病期ごとの子どもの看護の視点　市江和子

　病期によって子どもと家族への接し方、ケアは変わってくる。疾病の状況の変化は単純にとらえることは困難ではあるが、急性期、周術期、回復期、慢性期、終末期として大別してとらえることはできる。子どもは身体構造の未熟さから疾病は時間とともに大きく急変し悪化することがある。その一方で、回復が早い場合もある。小児期特有の疾患によっては死の転帰をとることもある。

　さまざまな疾病の経過が子どもと家族に影響するため、子どもの疾病の変化をふまえた看護の特徴をとらえる必要がある。疾病の経過には個人差があり、変化は流動的である。さらに、疾病の病期ごとにおける子どもと家族の生活の視点を含め、子どもを1人の人間として深く理解した看護が必要となる。

病期の区分と特徴、看護の視点

病期	急性期	周術期	
時期	●急性期（acute stage）は、症状が急激に現れる時期 ●感染症などの疾患に罹患したとき、外傷などによって救急処置を受けるとき、気管支喘息や糖尿病、ネフローゼ症候群、白血病などの慢性疾患の発症時期あるいは急性増悪期、手術や検査で大きな侵襲を受けた直後など[5]	●周術期は、術中だけではなく前後の期間を含めた一連の期間のこと（**図1**） ●一般的には、入院から手術を受け退院するまでの期間をいい、手術に必要な3つの段階、術前・術中・術後が含まれる[6]	
特徴、看護の視点	●急性期は経過が早く、子どもの状態が急速に変化していく ●急性症状や急性状態における子どもの病態や検査データを情報収集する ●子どもの成長・発達、子どもと家族の状況を、経過を包括的にアセスメントする。的確な情報収集、判断、迅速なケアが求められる	●子どもの発達段階に合わせ、子どもの気持ちに寄り添う。手術に対する子どもの恐怖心や不安の軽減を図り、術前術後のケアを行う ●子どもに対し、適切なプレパレーションによって心理的ケアを実施する ●手術の承諾をするのはほとんどの場合、親が子どもの代理として治療の意思決定をする。親の治療選択や手術承諾について、家族の思いを傾聴し不安の軽減やストレス緩和を図る	

図1 周術期看護の概念図[7]

外来診療	手術前 手術の意思決定から手術前日	手術中 手術室入室→手術→退室	手術後 術後回復期	外来診療 地域診療

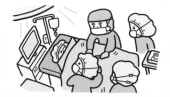

●治療方針説明　　術前検査　　　　　術前訪問
●手術決定と説明
●術前外来予約　　　　　術前外来　　　　　　　　　　　　　　　　　　　　　　　　術後訪問

外来・病棟	(病棟・外来)→手術室→(病棟・外来)	病棟・外来
●術前評価 ●看護計画の立案 ●手術にかかわる指導 ●意思決定の支援 ●手術・麻酔同意書の確認 ●歯科受診など術前準備	●看護計画の立案・実施 ●術中観察・看護ケア・記録 ●術後評価 ●病棟・外来との引き継ぎ ●日帰り手術	●継続看護 ●術後評価

周術期看護

日本手術看護学会：日本手術看護学会としての「周術期看護」ことばの定義　Ⅲ.「周術期看護」概念図. 2020年11月7日.
https://www.jona.gr.jp/gakkai_09.html(2021/7/3閲覧)より一部改変して転載

	回復期	慢性期	終末期
	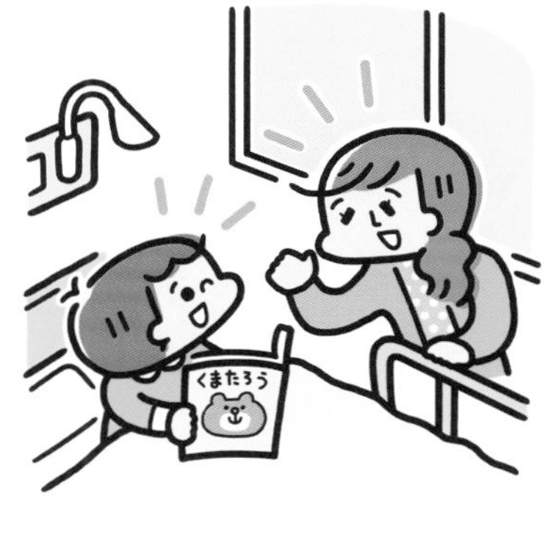	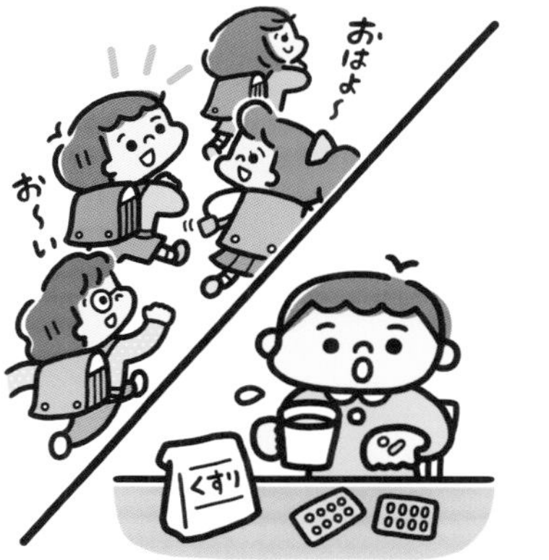	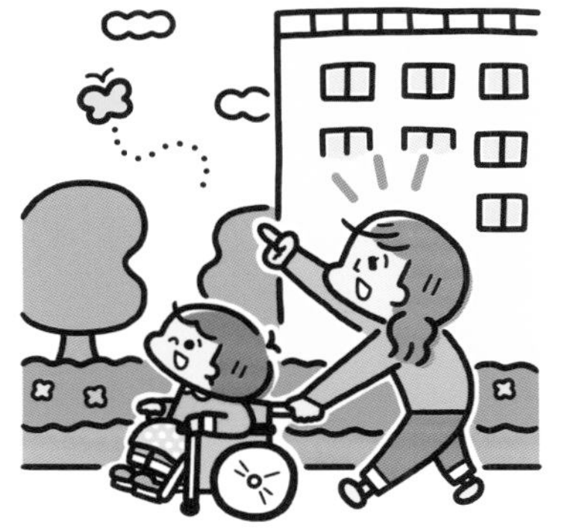
	●回復期は、危機的な状態の急性期を乗り越え、身体機能の回復をする時期 ●脳血管疾患や骨折・関節手術の後のリハビリテーションのとき、など	●慢性期は、慢性疾患において、病状が比較的安定している時期 ●慢性疾患とは、「患者の生活様式の変更を余儀なくされるような器質的もしくは機能的障害が長期的に存在するあるいはそれが予期されるような状態(WHO，1957)」[8]をいう	●終末期は、生命を脅かす疾患や生命を制限する疾患をもつ子どもが、どのような治療を行っても死が避けられない状態にあり、積極的な治療から苦痛の緩和とQOLの向上に治療・ケアの目的がシフトした時期[9]
	●急性期からの回復の過程や回復後の生活を見すえ、継続して援助する。身体の機能の回復を図る時期であるが、合併症のリスクがあるため、注意深く観察を行う ●家族とともに子どもに対して疾病のため入院する以前の保育施設や学校における生活、家庭生活に早く安心して戻ることができるように対応する	●疾病の再燃予防や体力の維持を目指し、長期にわたる治療を続ける状況にある子どもと家族に対し、治療に前向きになれるようにケアをする。子どもと家族の気持ちを受け止めながら、在宅への生活の継続を可能とする支援をする ●入退院を繰り返すケースが多いため、日常生活習慣への指導や助言が重要となる	●成長・発達する子どもがいかにその子らしく、その人生をまっとうできるかQOLを考慮してかかわる ●緩和ケアにおいては、子どもと家族が抱えている全人的苦痛を理解する ●チーム医療として多職種の支援について学び、子どもが生きること・死にゆくことの意味を考える

小児の看護過程の5つのポイント　市江和子

1 発達段階をふまえる重要性

- 成長・発達のそれぞれの時期にある幅広い年齢の子どもとその家族が対象である。
- 小児看護においては、常に子どもの発達段階を考慮したアセスメントが求められている。
- 子どもへの検査・処置や手術の際は、その前後に、心理的援助であるプレパレーションによって、意味や方法などを子どもと家族にわかりやすく説明し、かかわることが大切である。

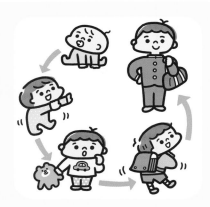

2 疾患と形態機能（解剖生理）を理解する

- 疾病や検査データを確認するためには、人間の形態機能（解剖生理）の知識が基盤になる。
- 臨地実習で受け持つ子どもの疾患について、確実に勉強することが一番である。疾患に関係する形態機能（解剖生理）と結びつけて学習することで、理解を深めることができる。
- 実習において受け持つ疾患は少ないなかでも、受け持ちの体験によって形態機能（解剖生理）と疾患が結びつく。実習の学びを将来の看護に活かすことにつなげるため、実習での経験を大切にする。

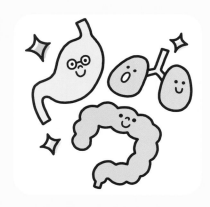

3 観察とアセスメントの重要性

- 子どもは生理機能が未熟なため外界の刺激を受けやすく、低年齢の子どもほどバイタルサインが急激に変動する。また、乳児から幼児前期の子どもは言語機能が未熟なため、コミュニケーションがとりにくい状況である。そのため、子どもの異常を早期発見する観察が求められる。
- 免疫機能の獲得段階である子どもは、異常の発見が遅れることによって病状が悪化するため、的確で迅速な観察力が必要不可欠となる。
- 子どもと家族の状況を、さまざまな理論をふまえてアセスメントする。看護の実践的な理論である、中範囲理論、セルフケア理論、ストレスコーピング理論、危機理論などを学習する。

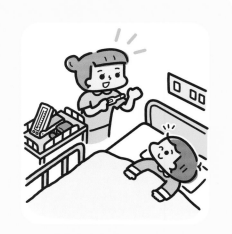

4 子どもと家族のケアを考える

- 子どもへのケアは、子どもの成長・発達、基本的生活習慣、能力、感情表現といった子どもの個別性をとらえる。
- 子どもと家族へのケアは、「子どもと家族」を1つの単位としてとらえ、子どもを尊重したかかわりができるよう、より具体的に計画する。
- 健康障害・障がいのある子どもと家族に対し、健康状態を維持するケアを実施し、子どもの最善の利益を目指しQOLの向上を図る。

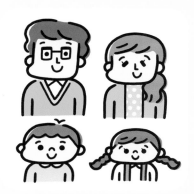

5 子どもと家族の視点を忘れない

- 医療において「インフォームド・コンセント」の重要性と必要性があり、子どもに対しても同意能力に応じた説明が求められる。
- 子どもの場合、治療の説明は家族に実施されるが、子どもの意見を聞く「インフォームド・アセント」[10]として、これから実施する行為などについて子どもに理解できるようわかりやすく説明し、その内容について子どもの納得を得る。
- 子どもは入院による不安・心配があるため、適切な治療を行うためには家族の援助が必要である。
- 子どもの健康問題に影響を与える家族の状況についても具体的にアセスメントをする。
- 小児看護の多くは未成年を対象としている。法律上、未成年の子どもは親権者に服する立場にあるため、治療の選択や意思決定、そのほかの責任は親権者にある。家族から情報収集をして、子どもと家族にかかわる。

インフォームド・アセントに含まれる4つの要素[11]

①子どもの発達に応じて自分自身の状態を適切に気づけるように支援すること。
②検査や治療に伴って起こりうることを子どもに説明すること。
③子ども自身が負う状況や原因についての子どもの理解を臨床的に評価すること（検査や治療を受容させる不適切な強制がないかを含む）。
④子どもの意見を真剣に熟考しているかを評価しながら、提案されたケアを受容する子どもの意思の表現を引き出すこと。子どもが医療ケアに反対しているにも関わらず、これを受容しなければならない状況では、子どもは真実を話され、だまされないこと。

山本智子：日本の小児医療におけるInformed Assent理念の課題－国連子どもの権利委員会「一般的意見No.7乳幼児の権利」との関係を中心に－. 生命倫理 2009；19（1）：4-12. より引用

＜引用文献＞
1. 岡堂哲雄，内山芳子，岩井郁子，野田洋子：患者ケアの臨床心理―人間発達学的アプローチ. 医学書院，東京，1978：36-37.
2. 池西静江，石束佳子 編：看護学生スタディガイド2022. 照林社，東京，2021.
3. 吉武香代子，田島香代子：看護計画シリーズ1　小児の看護計画. 医学書院，東京，1973：28.
4. 横谷進 他：小児期発症疾患を有する患者の移行期医療に関する提言. 日本小児科学会雑誌2014；118（1）：98-106.
5. 飯村直子 著，関根弘子 編：知っておきたい知識　急性期にある子どもと家族の特徴－看護の立場から－. 急性疾患の子どもと家族への看護－急性疾患の看護のプロフェッショナルを目指す!, 小児看護2011；34（13）：1693-1694.
6. 日本手術看護学会手術看護基準・手順委員会：手術看護業務基準. 第8章　周術期継続看護基準　用語解説. 日本手術看護学会，2017：75.
7. 日本手術看護学会：日本手術看護学会としての「周術期看護」ことばの定義　Ⅲ.「周術期看護」概念図. https://www.jona.gr.jp/gakkai_09.html（2021/7/3閲覧）
8. 小林京子，高橋孝雄：新体系看護学全書―小児看護学　健康障害をもつ小児の看護. メヂカルフレンド社，東京，2019：155.
9. 小林京子，高橋孝雄：新体系看護学全書―小児看護学　健康障害をもつ小児の看護. メヂカルフレンド社，東京，2019：142.
10. 一般社団法人日本小児看護学会：子どもを対象とする看護研究に関する倫理指針. 2015：5-6. https://jschn.or.jp/files/201510_child_kenkyu_rinri.pdf（2021/7/3閲覧）
11. 山本智子：日本の小児医療におけるInformed Assent理念の課題－国連子どもの権利委員会「一般的意見No.7乳幼児の権利」との関係を中心に－. 生命倫理 2009；19（1）：4-12.

＜参考文献＞
1. Erikson EH：Identity and the Life Cycle, Psychological issues, 1959.（小此木啓吾訳：自我同一性：アイデンティティとライフ・サイクル. 誠信書房，東京，1973.）
2. Erikson EH, Erikson JM：The Life Cycle Completed, W. W. Norton&Co, Inc, 1983.（村瀬孝雄，近藤邦夫訳：ライフサイクル、その完結〈増補版〉. みすず書房，東京，2001.）

CONTENTS

呼吸器疾患

[装丁]ビーワークス
[本文デザイン]林 慎悟
[DTP]明昌堂
[カバー・表紙イラスト]ウマカケバクミコ
[本文イラスト]ウマカケバクミコ、
　　　　　　　　日の友太、今﨑和広、
　　　　　　　　村上寛人、中村知史、
　　　　　　　　まつむらあきひろ、Igloo* dining*

- ●本書で紹介している治療・ケア方法などは、実践により得られた方法を普遍化すべく努力しておりますが、万一本書の記載内容によって不測の事故等が起こった場合、著者、出版社はその責を負いかねますことをご了承ください。
- ●検査基準値は測定法によっても異なり、各施設でそれぞれ設定されているものも多くあります。本書を活用する際には、あくまでも参考になる値としてご利用ください。
- ●本書に記載している薬剤・機器等の選択・使用方法については、出版時最新のものです。薬剤等の使用にあたっては、個々の添付文書を参照し、適応・用量等は常にご確認ください。
- ●本書では、会社名の株式会社、商品登録マーク等を省略しています。

気管支喘息

[きかんしぜんそく]

執筆 **市江和子**

ここで取り上げる病期・発達段階・看護の視点

◆病期・発達段階
急性期・幼児期

◆看護の視点
- 気管支喘息は慢性疾患のため、急性増悪（発作）が改善しても長期治療となる。
- 喘息発作のときは吸入を実施し、呼吸困難への治療のため輸液や酸素吸入が行われると、安静が必要となり活動が制限される。
- 子どもの状態をアセスメントするため、主観的な訴えと客観的な情報として観察やデータが重要となる。
- 幼児期は症状をコントロールし、肺機能をできるだけ正常に戻し、日常生活のQOLを保証することが目的である。入院時には、発達段階をふまえ、ストレスや不安の緩和が求められる。
- 幼児期は、保育施設の生活に慣れ、普通に過ごすことができるようになるために、子ども自身が療養行動（セルフケア）を獲得し、自己管理ができるように支援することが重要である。

事例紹介・学生の受け持ち

◆**患児紹介** Aさん、5歳、女児

【身長・体重】105.2cm、17.0kg
【役割・学校】保育園児、保育施設
【家族背景】祖父母、父親（32歳、会社員）、母親（30歳、会社員）、妹（3歳）との6人家族。母親は仕事を継続しながら祖母のサポートを受け育児をしてきた。母親にアトピー性皮膚炎の既往がある。
【主要症状】呼吸困難、喘息発作
【主病名】小児気管支喘息
【現病歴】1歳2か月に小児気管支喘息を発症した。年に4～6回ほど小発作を起こし近医を受診していた。自宅で、吸入療法［サルブタモール硫酸塩（ベネトリン）、クロモグリク酸ナトリウム（インタール）］で小発作に対処していた。3歳2か月に起こした中発作から、入退院を繰り返していた。アレルゲンは、ハウスダストが認められた。咳き込んで呼吸状態が悪くなると、救急外来を受診する状況が続いてきた。今回、激しい咳が続き、咳とともに嘔吐がみられた。徐々に、呼吸困難になり陥没呼吸が軽度みられた。B病院救急外来を受診し、中発作のため緊急入院となった。
【既往歴】とくになし。ハウスダストのアレルギーがある。
【治療指針】小児気管支喘息の治療
【治療内容】酸素療法、薬物療法、安静

【看護方針】喘息発作がなくなり、脱水症状を改善でき、家族の不安を最小限にする。
◆**学生の受け持ち**
入院して2日目から受け持った。入院には母親が付き添っている。入院時は、咳嗽と喘鳴が強く、陥没呼吸が軽度みられていた。呼気延長、肩呼吸があり、ぐったりとしていた。チアノーゼはない。入院時に点滴治療と酸素吸入を開始していた。入院時の夜は、Aさんと母親はほとんど、夜間の睡眠がとれていなかった。
＜受け持ち時の状況＞
- 呼吸困難感は改善がみられていた。吸入、内服、点滴を嫌がって、泣いている。
- 体温38.4℃、脈拍112回/分、呼吸36回/分、血圧106/70mmHg、$SpO_2$92～95%
- 喘鳴が継続し、起座による肩呼吸をしている。口唇チアノーゼは消失した。
- ベンチュリーマスクによる酸素療法（酸素濃度50%・4L/時）
- 持続点滴：維持液30mL/時
- 点滴静注：ステロイド薬（プレドニゾロン）8時間ごと、キサンチン誘導体（アミノフィリン水和物）
- 吸入：β_2刺激薬吸入3回/日
- 内服：ロイコトリエン拮抗薬（モンテルカストナトリウム）就眠前

看護に必要な
疾患の基礎知識

疾患の定義、分類、病態、症状、検査・診断、治療、合併症などについて解説します。

定義・疫学

● 気管支喘息は、気道の慢性の炎症によって気道狭窄や過敏状態を引き起こし、発作性に起こる喘鳴や呼気延長、呼吸困難を繰り返す疾患である。

● 慢性の炎症のため、ささいな刺激物質が入っただけで気管支の壁が腫れたり、粘液が分泌されたり、気管支の周りの筋肉が縮もうとして、気管支が狭くなり急性増悪（発作）が

起こる。

● 乳幼児は気道内径が狭く、肺弾性収縮力が低い。さらに、気管支平滑筋が少なく、粘液分泌腺や杯細胞が過形成を示し、側副換気が少ない。横隔膜が水平に付着して呼吸運動が小さいことなどから呼吸困難が生じやすい。

図1 小児の呼吸器系と縦隔・気管支の構造

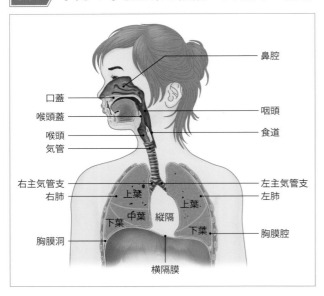

鼻腔
口蓋
喉頭蓋
喉頭
気管
右主気管支
右肺
上葉
下葉
中葉
縦隔
胸膜洞
横隔膜
咽頭
食道
左主気管支
左肺
上葉
下葉
胸膜腔

図2 小児の気管・気管支の構造

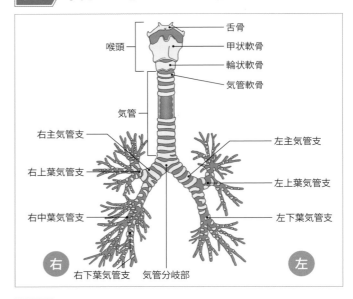

喉頭
気管
右主気管支
右上葉気管支
右中葉気管支
右下葉気管支
気管分岐部
舌骨
甲状軟骨
輪状軟骨
気管軟骨
左主気管支
左上葉気管支
左下葉気管支
右
左

図3 肺胞と毛細血管

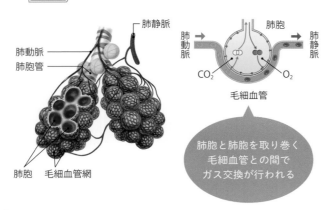

肺静脈
肺動脈
肺胞管
肺胞
毛細血管網
肺胞
肺動脈
CO_2
O_2
毛細血管
肺静脈

肺胞と肺胞を取り巻く毛細血管との間でガス交換が行われる

図4 正常時の気管支・喘息発作時の気管支[1]

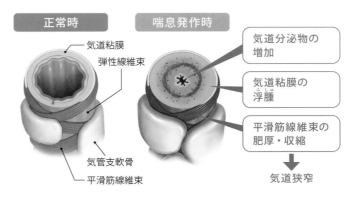

正常時
気道粘膜
弾性線維束
気管支軟骨
平滑筋線維束

喘息発作時
気道分泌物の増加
気道粘膜の浮腫
平滑筋線維束の肥厚・収縮
↓
気道狭窄

病態・分類

◆病態

- 小児喘息の病態生理、とくに気道炎症については成人ほど解明が進んでいない。また、成人と病態生理を同一視できるか否かの疑問も、乳幼児を中心に多く残っている。低年齢ほど症状の変化が激しく、客観的指標が得られにくいため、病態生理には不明な点が多い[2]。
- 小児においても、気管支喘息の本態は気道の慢性炎症に基づく気道過敏性の亢進（こうしん）である（**図5**）。

図5　小児喘息（小児気管支喘息）の成因と病態

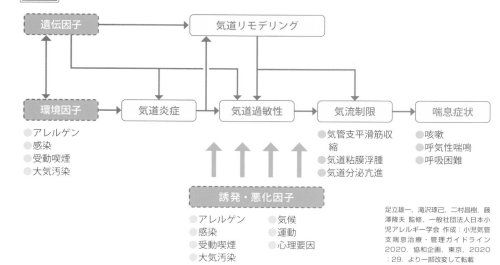

足立雄一，滝沢琢己，二村昌樹，藤澤隆夫 監修，一般社団法人日本小児アレルギー学会 作成：小児気管支喘息治療・管理ガイドライン2020．協和企画，東京，2020：29．より一部改変して転載

◆分類

- 気管支喘息は大きく、アトピー型と非アトピー型に分けることができる。
- アトピー型気管支喘息は、日常生活で周りにあるアレルギーのもとになる物質（アレルゲン）に対してアレルギー反応を起こし、血液中のIgE抗体が上昇する。この反応にはある程度、遺伝性がある。小児期に発生する喘息は、アトピー型が多い。
- 非アトピー型気管支喘息は、アレルギーのもととなる物質がなく喘息の急性増悪（発作）が起こる。
- 臨床症状に基づく小児喘息の重症度分類には、4つの型がある（**表1**）。

例えば治療ステップ3の児が症状では間欠型であれば、真の重症度は中等症持続型となります

表1　小児喘息の重症度分類

- 治療開始前の重症度は、間欠型、軽症持続型、中等症持続型、重症持続型に分けられる。
- すでに治療が行われている場合は、治療薬の効果を加味した重症度（真の重症度）とされる。

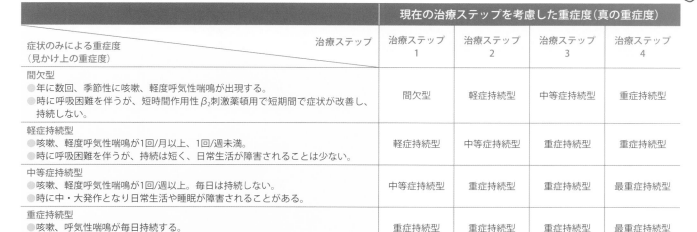

症状のみによる重症度 （見かけ上の重症度）	治療ステップ	現在の治療ステップを考慮した重症度（真の重症度）			
		治療ステップ1	治療ステップ2	治療ステップ3	治療ステップ4
間欠型 ●年に数回、季節性に咳嗽、軽度呼気性喘鳴が出現する。 ●時に呼吸困難を伴うが、短時間作用性β2刺激薬頓用で短期間で症状が改善し、持続しない。		間欠型	軽症持続型	中等症持続型	重症持続型
軽症持続型 ●咳嗽、軽度呼気性喘鳴が1回/月以上、1回/週未満。 ●時に呼吸困難を伴うが、持続は短く、日常生活が障害されることは少ない。		軽症持続型	中等症持続型	重症持続型	重症持続型
中等症持続型 ●咳嗽、軽度呼気性喘鳴が1回/週以上。毎日は持続しない。 ●時に中・大発作となり日常生活や睡眠が障害されることがある。		中等症持続型	重症持続型	重症持続型	最重症持続型
重症持続型 ●咳嗽、呼気性喘鳴が毎日持続する。 ●週に1～2回、中・大発作となり日常生活や睡眠が障害される。		重症持続型	重症持続型	重症持続型	最重症持続型

足立雄一，滝沢琢己，二村昌樹，藤澤隆夫 監修，一般社団法人日本小児アレルギー学会 作成：小児気管支喘息治療・管理ガイドライン2020．協和企画，東京，2020：38．より転載

※治療ステップ1は重症度が間欠型に該当する治療、治療ステップ2は重症度が軽症持続型に相当する場合に該当する治療、治療ステップ3は重症度が中等症持続型に相当する場合に該当する治療、治療ステップ4は重症度が重症持続型に相当する場合に該当する治療である（P.6表5参照）。

検査・診断

- 症状が、運動や呼吸器感染症、ハウスダストなどのアレルゲンの吸入、気候の変動によって反復する場合、喘息の診断は比較的容易である。
- 問診（くわしい症状の経過や家族のアレルギーの有無、生活環境などの確認）や診察、検査（血液検査、胸部X線検査、呼吸機能検査など）を行い、総合的に気管支喘息を診断する（**表2**）。
- 乳幼児（5歳以下）は、気管が大人に比べて細くやわらかいため、喘息以外でも喘息と同じような症状が起こりやすいという特徴がある。

表2　小児喘息の検査

血液検査	●アレルギー疾患では、好酸球が増加する ●喘息の原因として、どのアレルゲンに対してアレルギー反応が起こりやすいかを確認する。採血した血液とアレルゲンを反応させ、アレルゲンに対する抗体（特異的IgE抗体）が検出されるかどうかをみる
皮膚反応テスト	●特定のアレルゲンに対してアレルギー反応が起こりやすいかどうかの確認をする ●疑いのあるアレルゲンエキスを皮膚に滴下し、かゆみや腫れが出た場合、その物質をアレルゲンと特定する
呼吸機能検査	●スパイロメトリー：スパイロメーターという機械を使い呼吸機能を調べる喘息の基本的な検査 ●大きく息を吸った状態から、一気に息を吐ききる。気道がどの程度狭くなっているかを客観的に評価する
胸部X線検査	●喘息発作による肺や気管支への影響を調べる ●喘息と同じような症状の呼吸器疾患と判別し、肺炎、気管支炎、無気肺、皮下気腫、気胸などの合併症の検査をする
ピークフロー	●ピークフローメーターによって、力いっぱい息を吐くときの流量を測定し、最大呼気瞬間流量（ピークフロー、PEF）を調べる ●PEFは、発作程度の判定指標になる
気道過敏性検査	●発作が出やすいような状態にして、呼吸機能検査を行う ●どの程度呼吸機能が低下するかを調べる検査 ●薬物吸入負荷試験（発作が起こる可能性がある薬物を低濃度から吸入して検査をする方法）と、運動負荷試験（運動をした後に検査をする方法）とがある
その他の検査	●必要に応じて、心電図検査や心エコー検査、胸部CT検査などを行う

症状

- 喘鳴（ゼーゼー、ヒューヒュー）、咳嗽、喀痰および呼気延長を伴う呼吸困難などがある。胸の痛みやのどに感じる違和感なども喘息の症状である。悪化すると、陥没呼吸、鼻翼呼吸などの努力呼吸がみられ、チアノーゼが生じることがある。
- 喘息発作時は呼気性呼吸困難が主体であるが、症状が進むと吸気性呼吸困難を合併する。
- 夜間や早朝に咳嗽や喘鳴などの症状が出やすく、喘息の急性増悪（発作）は夜間や早朝に起こりやすいことが特徴である。
- 呼吸困難は自覚症状によるが、乳幼児では自覚症状を表現することができないため、不快感あるいは苦痛を推測させる他覚所見が含まれる。
- 喘息の発作強度は、呼吸状態と生活状態の障害程度によって判定され、小、中、大発作と呼吸不全の4段階に分類される（**表3**）。

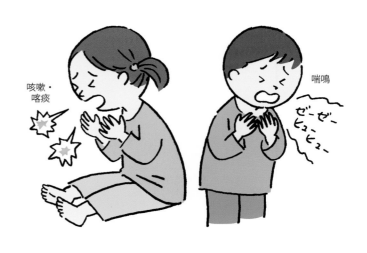

咳嗽・喀痰

喘鳴

ゼーゼー
ヒュー
ヒュー

表3　急性増悪（発作）治療のための発作強度判定

			小発作	中発作	大発作	呼吸不全
主要所見	症状	興奮状況 意識 会話 起坐呼吸	平静 清明 文で話す 横になれる	句で区切る 座位を好む	興奮 やや低下 一語区切り～不能 前かがみになる	錯乱 低下 不能
	身体所見	喘鳴 陥没呼吸 チアノーゼ	軽度 なし～軽度 なし		著明 著明 あり	減少または消失
	SpO₂（室内気）[*1]		≧96%	92～95%	≦91%	
参考所見	身体所見	呼気延長	呼気時間が吸気の2倍未満		呼気時間が 吸気の2倍以上 増加	不定
		呼吸数[*2]	正常～軽度増加			
	PEF	（吸入前）	>60%	30～60%	<30%	測定不能
		（吸入後）	>80%	50～80%	<50%	測定不能
	PaCO₂		<41mmHg		41～60mmHg	>60mmHg

主要所見のうち最も重度のもので発作強度を判定する

＊1：SpO₂の判定にあたっては、肺炎など他にSpO₂低下を来す疾患の合併に注意する。
＊2：年齢別標準呼吸数（回/分）
　　　0～1歳：30～60　　1～3歳：20～40　　3～6歳：20～30　　6～15歳：15～30　　15歳～：10～30

足立雄一，滝沢琢己，二村昌樹，藤澤隆夫 監修，一般社団法人日本小児アレルギー学会 作成：小児気管支喘息治療・管理ガイドライン2020．協和企画，東京，2020：149．より転載

治療

● 急性増悪（発作）を起こさないために、気道炎症の治療が中心となる。

◆薬物療法

● 喘息を治療するための薬は発作治療薬（レリーバ）と長期管理薬（コントローラー）の2種類がある（表4）。

長期管理に関する薬物療法

● 長期管理薬は、気道炎症に対する抗炎症治療薬が中心である。おもな長期管理薬には、吸入ステロイド薬（ICS：inhaled corticosteroid）、ロイコトリエン拮抗薬（LTRA：leukotriene receptor antagonist）、クロモグリク酸ナトリウム（DSCG：disodium cromoglycate）がある（P.6表5）。

● 吸入ステロイド薬（ICS）の普及によって気管支喘息のコントロールが向上している。

● 吸入ステロイド薬（ICS）は、気管支に直接的に効果を発揮し、炎症に作用する。直接的であるため、少ない量で効果が得られ、内服や輸液を長期間継続したときのような副作用は起こらない。

● ロイコトリエン拮抗薬（LTRA）は内服薬であり、比較的に軽症の症例ではこの薬剤だけで治療を行うことがある。より重症な症例では吸入ステロイド薬（ICS）と併用する。

急性増悪（発作）時の対応（P.6図6）

● 呼吸状態を観察し、急性増悪（発作）の程度を迅速にアセスメントする。発作の程度を明確にし、治療方針を決定する。

● 急性増悪（発作）の程度によって、気管支拡張薬（β₂刺激薬、アミノフィリン等）を選択し使用する。環境を整え、安楽な体位をとる。発作による水分喪失があるため、水分摂取を促す。

表4　発作治療薬と長期管理薬

発作治療薬 （レリーバ）	● 急性増悪（発作）のときに、狭くなった気道を広げて呼吸を楽にする薬。吸入薬や内服薬などである。吸入薬は、内服薬と比較して直接気道にはたらきかけるためより早く効果が現れる。しかし発作治療薬は急性増悪（発作）を一時的に改善するだけなので、毎日定期的に長期管理薬を使用する必要がある
長期管理薬 （コントローラー）	● 急性増悪（発作）がないときにも、気道の炎症に作用し急性増悪（発作）を予防する吸入ステロイド薬などである。日常的に長期管理薬（吸入ステロイド薬など）で気道の炎症を抑えることが大切である

表5 小児喘息の長期管理プラン（5歳以下）

	治療ステップ1	治療ステップ2 下記のいずれかを使用	治療ステップ3 *2	治療ステップ4 *2
基本治療	長期管理薬なし	▶LTRA *1 ▶低用量ICS	▶中用量ICS	▶高用量ICS （LTRAの併用も可）
追加治療	▶LTRA *1	上記治療薬を併用	上記にLTRAを併用	以下を考慮 ▶β₂刺激薬（貼付）併用 ▶ICSのさらなる増量 ▶経口ステロイド薬
短期追加治療	貼付もしくは経口の長時間作用性β₂刺激薬　数日から2週間以内			
	増悪因子への対応、患者教育・パートナーシップ			

*1：DSCG吸入や小児喘息に適応のあるその他の経口抗アレルギー薬（Th2サイトカイン阻害薬など）を含む。
*2：治療ステップ3以降の治療でコントロール困難な場合は小児の喘息治療に精通した医師の下での治療が望ましい。
なお、5歳以上ではICS/LABAも保険適用がある。
LTRA：ロイコトリエン受容体拮抗薬　ICS：吸入ステロイド薬　DSCG：クロモグリク酸ナトリウム（吸入）ICS/LABA：吸入ステロイド薬/長時間作用性吸入β₂刺激薬配合剤

吸入ステロイド薬の用量の目安（μg/日）

	低用量	中用量	高用量
FP、BDP、CIC	100	200	400※
BUD	200	400	800
BIS	250	500	1,000

※小児への保険適用範囲を超える。
FP：フルチカゾン　BDP：ベクロメタゾン　CIC：シクレソニド　BUD：ブデソニド　BIS：ブデソニド吸入懸濁液

足立雄一，滝沢琢己，二村昌樹，藤澤隆夫監修，一般社団法人日本小児アレルギー学会 作成：小児気管支喘息治療・管理ガイドライン2020．協和企画，東京，2020：132．より一部改変して転載

図6 急性増悪（発作）時の医療機関での対応

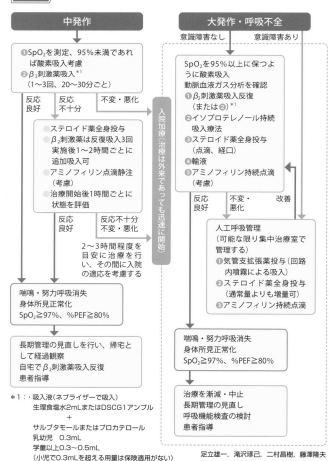

足立雄一，滝沢琢己，二村昌樹，藤澤隆夫監修，一般社団法人日本小児アレルギー学会 作成：小児気管支喘息治療・管理ガイドライン2020．協和企画，東京，2020：153．より一部改変して転載

◆患者教育

- 子どもの成長・発達に合わせ、本人が理解したうえで、喘息日誌の記録などを自分から行えるように指導する。
- 喘息などの慢性疾患をもつ子どもにはセルフマネジメントが重要であり、とくに、乳幼児期の子どものセルフマネジメントは保護者がその役割を担う。
- 子どもは、指示どおりの薬の服用は大人より難しい。より良好なコントロールの実現にはアドヒアランスの向上が重要な課題となる。「アドヒアランス（adherence）」とは、「患者が治療方針の決定に賛同し積極的に治療を受ける」ことを意味する。

服薬指導

- 子どもの視点に立った患者教育を行う。プレパレーションで、子どもの服薬アドヒアランス向上を図る。子どもが薬を飲めたり吸入ができたら、シールを貼ったりほめたりして、達成感を得られる工夫が効果的な場合がある。
- 5歳児の成長・発達をふまえ、疾患や薬への子どもの理解や疑問を確認する。幼児期から学童期にかけて、服薬の大切さや必要性を理解した服薬行動に結びつける。
- 子どもが薬について理解し、子ども自身が飲んでいくための指導を行う。5歳になると、服薬について嘘をついたり、無理強いをすると、服薬拒否につながることがある。

日常生活指導

- 体力づくりとして、適度な運動やバランスのとれた食事、十分な睡眠、規則正しい日常生活を送ることなどがある。
- 成長期の子どもにとって、運動をしても発作が起こらないように喘息をコントロールするという考えが重要となる。

1　現在にいたるまでの経過（身体面）

- 気管支喘息と診断された時期、これまでの活動状況
  - ▶発作を起こした時期、頻度、発作時の全身状態
- 現病歴、気管支喘息の急性増悪（発作）の状況と症状
  - ▶主訴・現病歴：いつから、どのような症状が出現しているか
- 増悪因子
  - ▶既往歴
  - ▶アレルギーの有無

根拠

　これからの日常生活が、喘息の増悪にかかわる。気管支喘息の環境因子を明らかにし、生活調整をすることは喘息治療・管理の重要な点である。

2　バイタルサイン・呼吸状態の観察（身体面）

- バイタルサイン：体温・呼吸・脈拍・血圧
- 意識状態
- 発作強度の把握
- 陥没呼吸の有無・程度（P.8図7）
- 咳嗽、喘鳴
- 四肢冷感
- 喀痰の量、性状
- 治療効果（薬物の効果と副作用）

根拠

　身体面の状況をアセスメントする。激しい咳嗽が続き、呼吸困難になり軽度の陥没呼吸を起こしていることから、中発作であると考えられる。呼吸状態と治療効果をアセスメントする。

3　検査所見（身体面）

- 胸部X線検査
- 血液データ：白血球数、赤血球数、ヘモグロビン量、CRP（C反応性タンパク）、好酸球数、IgE（免疫グロブリンE）、総タンパク（TP）、ナトリウム（Na）、カリウム（K）、クロール（Cl）などの電解質
- 血液ガスデータ：$PaCO_2$（動脈血二酸化炭素分圧）、HCO_3^-（炭酸水素イオン）、BE（base excess：塩基過剰）、pH
- ピークフロー値（PEF）（P.8図8）
- 経皮的動脈血酸素飽和度（SpO_2）

根拠

　合併症の有無を判断する。感染症の合併を疑う場合には、血液データ（白血球数、CRPなど）を確認する。
　栄養状態・脱水は血液データ（ヘモグロビン量、総タンパク[TP]、電解質など）から評価する。

合併症として、
肺炎、気管支炎などの
有無を確認しましょう

図7 陥没呼吸などの努力呼吸

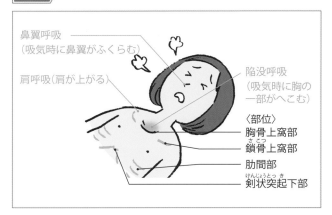

鼻翼呼吸
（吸気時に鼻翼がふくらむ）

肩呼吸（肩が上がる）

陥没呼吸
（吸気時に胸の一部がへこむ）

〈部位〉
胸骨上窩部
鎖骨上窩部
肋間部
剣状突起下部

図8 フローボリューム曲線

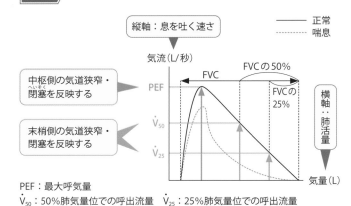

縦軸：息を吐く速さ

―― 正常
‥‥‥ 喘息

気流（L/秒）

中枢側の気道狭窄・閉塞を反映する

末梢側の気道狭窄・閉塞を反映する

PEF

$\dot{V}_{50}$

$\dot{V}_{25}$

FVC

FVCの50%

FVCの25%

横軸：肺活量

気量（L）

PEF：最大呼気量
$\dot{V}_{50}$：50%肺気量位での呼出流量　　$\dot{V}_{25}$：25%肺気量位での呼出流量

④ 基本的生活習慣・生活状況（生活面）

- 食事
- 排泄
- 清潔（衣類、入浴）、環境
- 睡眠・休息
- 1日の過ごし方
- 遊び
- 運動・活動

根拠

　基本的生活習慣と自立度を確認する。基本的生活習慣の様子、病院の日課に沿った規則的な生活が送れるかを判断する。
　入院前の日常の習慣などが入院中も継続できるように支援する必要がある。

⑤ 子どもと家族の状況（心理面）

- 子どもと家族の疾患についての理解
- 不安や気がかり
- ストレス
- 家族関係
- 家族に対する周囲のサポート状況

根拠

　1歳から小発作を起こし、入院を繰り返していることから、母親は子どもの病気への自責感があることが考えられる。

⑥ 自己管理（社会面）

- 子どもの疾患に対する療養行動（セルフケア）への認識
- 保育施設での生活
- 子どもの自己管理へのサポート体制
- 子どものセルフケア獲得への家族の意識

根拠

　幼児期後期は自発性がうまれ、ピアジェの認知発達レベルでは、「前操作期（2～7歳）：物事を自分のイメージを使って区別して認識できる」ようになる。子どもの認識に合わせて、療養行動（セルフケア）について話していく。

Part 3 子どもと家族の全体像

アセスメント時点（現時点）での子どもと家族の全体像をまとめます。

1 子どもが感じていること（状態）

「ずっとゼーゼーしちゃうの」「いつも吸入すると治るの」「今はちょっとつらい」と涙ぐんでいる。呼吸ができないことによる不安、呼吸困難による苦痛がある。臥床することができない状態で、持続点滴や酸素療法によって、ベッド上安静である。起座呼吸で、体動が自由にできないため、ストレスにつながる可能性がある。

2 子どもの生活や成長・発達に関すること

幼児期前期に発症し、小発作のための受診を繰り返していた。3歳2か月の中発作から、急性増悪（発作）が頻発し、入退院を繰り返していた。

基本的生活習慣の獲得の時期であるが、食事は箸を使って食べることができ、衣服は自分で着られるなど、生活習慣は自立している。

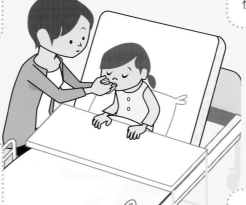

3 家族が思っていること（家族の状態）

小児気管支喘息で救急外来を受診する状況が続いてきた。激しい咳が続き、軽度の陥没呼吸がみられている。母親は、「ずっと発作が繰り返して起こるので、この先のことが不安になります。小学校へ入学したら運動のときに、大きな発作が起こったらどうしようと思ってしまいます」と、子どもの将来への思いを語っている。

子どもが喘息発作を繰り返しているため、家族が急性増悪（発作）のときにどのように対処したらよいのか不安がある。

4 病気や症状に関すること

激しい咳が続き、呼吸困難になり軽度の陥没呼吸がみられている。これまでも入院は経験しているが、今回は急性増悪（発作）の強度が強い。

軽度の陥没呼吸や呼吸困難が持続し、呼吸状態は不安定である。酸素吸入と持続点滴によって体動が制限されている。子どもの状態安定と家族への支援が重要である。

Part 4

看護診断につなげる関連図

関連図を描くことで、アセスメントした内容を整理し、看護診断を明らかにします。

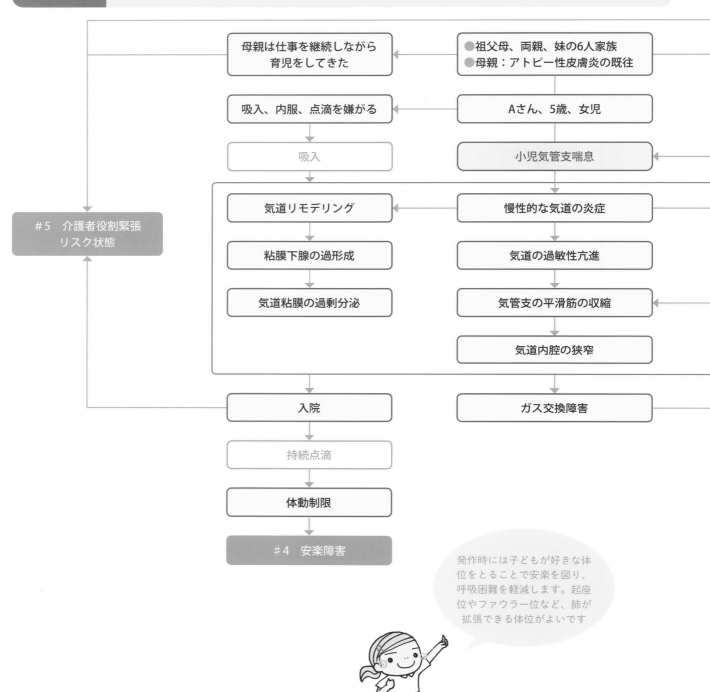

- 母親は仕事を継続しながら育児をしてきた
- ●祖父母、両親、妹の6人家族
- ●母親：アトピー性皮膚炎の既往

- 吸入、内服、点滴を嫌がる
- Aさん、5歳、女児

- 吸入
- 小児気管支喘息

- 気道リモデリング
- 慢性的な気道の炎症

- 粘膜下腺の過形成
- 気道の過敏性亢進

- 気道粘膜の過剰分泌
- 気管支の平滑筋の収縮

- 気道内腔の狭窄

#5 介護者役割緊張リスク状態

- 入院
- ガス交換障害

- 持続点滴

- 体動制限

#4 安楽障害

発作時には子どもが好きな体位をとることで安楽を図り、呼吸困難を軽減します。起座位やファウラー位など、肺が拡張できる体位がよいです

凡例　☐ 実在する状態　☐ 潜在する状態　▨ 看護診断　☐ 治療・ケア　▨ 合併症　⟶ 関連（実在）　⤏ 関連（潜在）

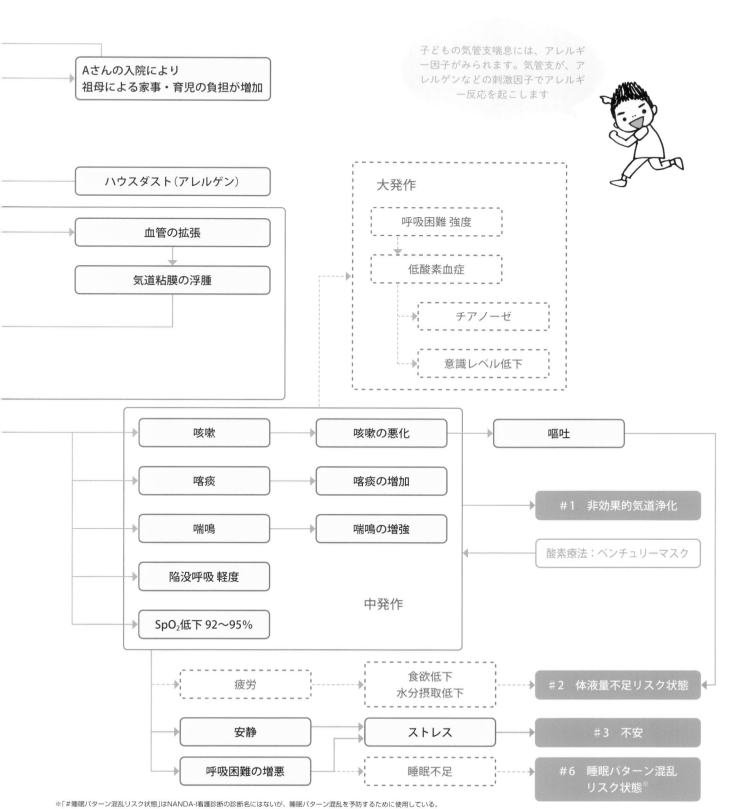

Aさんの入院により
祖母による家事・育児の負担が増加

子どもの気管支喘息には、アレルギー因子がみられます。気管支が、アレルゲンなどの刺激因子でアレルギー反応を起こします

ハウスダスト（アレルゲン）

血管の拡張

気道粘膜の浮腫

大発作

呼吸困難 強度

低酸素血症

チアノーゼ

意識レベル低下

咳嗽 → 咳嗽の悪化 → 嘔吐

喀痰 → 喀痰の増加

喘鳴 → 喘鳴の増強

陥没呼吸 軽度

SpO₂低下 92〜95%

中発作

#1　非効果的気道浄化

酸素療法：ベンチュリーマスク

疲労 → 食欲低下　水分摂取低下 → #2　体液量不足リスク状態

安静 → ストレス → #3　不安

呼吸困難の増悪 → 睡眠不足 → #6　睡眠パターン混乱リスク状態※

※「♯睡眠パターン混乱リスク状態」はNANDA-I看護診断の診断名にはないが、睡眠パターン混乱を予防するために使用している。

看護診断と根拠

明らかになった看護診断に優先順位と根拠を示します。

	看護診断	根拠
#1	アレルギー反応による気管支平滑筋の収縮、粘膜の浮腫に関連した非効果的気道浄化※1	呼吸困難は生命の危機であり、呼吸は基本的ニードの生理的ニードであることをふまえ、#1の最優先とした。
#2	水分摂取に影響する異常に関連した体液量不足リスク状態※2	入院前から嘔吐しているため、水分の不足があり脱水が考えられる。脱水により体力が低下し、日常生活における活動を遂行するための生理的・心理的エネルギーが不足するようになる。インアウトバランスの保持が、基本的ニードの生理的ニードであることをふまえ、#2とした。
#3	健康状態やストレスに関連した不安※3	これまでも入退院は繰り返してきたが、中発作で発作の強度が強く、治療や入院期間が異なることが予測される。入院に伴うストレスからの不安が考えられるため、#3とした。
#4	急性増悪（発作）に関連した安楽障害※4	呼吸困難、持続点滴による体動制限、入院による苦痛が高い点から#4とした。
#5	子どもの入院による家族における介護者役割緊張リスク状態※5	母親は仕事を継続しながら育児をしてきた。子どもの入院に伴い、母親の家事・育児・仕事や父親の家事への負担が変化すること、祖母の負担が増加しているため#5とした。
#6	急性増悪（発作）、入院による慣れない環境に関連した睡眠パターン混乱リスク状態	入院による環境の変化やストレスがあり、睡眠パターン混乱のリスク状態とした。

※1 定義：きれいな気道を維持するために、分泌物または閉塞物を気道から取り除く力が低下した状態
※2 定義：血管内液・組織間液・細胞内液のすべて、またはいずれかが減少しやすく、健康を損なうおそれのある状態
※3 定義：漠然とした差し迫った危険・大惨事・不運を予期するような、広範な脅威に対する情動反応
※4 定義：身体的・心理スピリチュアル的・環境的・文化的・社会的側面における、安心・緩和・超越が欠如していると認識している状態
※5 定義：家族や大切な人のために、ケアの責任を果たすこと、期待に応えること、あるいは行動することが困難になりやすく、健康を損なうおそれのある状態

根拠に基づいた看護計画

看護診断の優先度の高い#1〜3の期待される成果、看護計画と根拠を示します。

#1 アレルギー反応による気管支平滑筋の収縮、粘膜の浮腫に関連した非効果的気道浄化

期待される成果 （長期目標）	●呼吸状態が安定し、再発作が起こらない。
期待される成果 （短期目標）	❶経皮的動脈血酸素飽和度（SpO₂）が正常に保たれ、バイタルサインに変化がない。
	❷呼吸困難の訴えがなく症状がみられない。

看護計画	根拠・留意点
観察計画 **O-P** **1. 呼吸状態の観察** **❶呼吸困難の状態** 　●呼吸状態：回数、深さ、リズム、呼吸音 　●異常呼吸音：喘鳴、呻吟 　●呼吸困難の程度：陥没呼吸、起座呼吸、肩呼吸、鼻翼呼吸、呼気延長 **❷咳嗽、喀痰の量と性状** **❸チアノーゼ、四肢冷感の有無** **❹バイタルサイン** **2. 検査データ** **❶経皮的動脈血酸素飽和度（SpO₂）、動脈血ガス分析** **❷ピークフロー値測定、スパイロメーター値** **❸その他：胸部X線検査、CRP、痰培養** **3. 急性増悪（発作）出現に対する子どもの苦痛や不安、恐怖感** **❶客観的状態** 　●活気、機嫌、顔色、表情、精神状態 **❷睡眠状態** 　●睡眠時間、熟睡感 **❸排泄状態** **❹食事状態**	●喘息発作時は、呼吸困難の状態を観察して急性増悪（発作）による苦痛を緩和することが最優先課題となる。また、医師の診察による発作強度や重症度の判定を早期に確認し、検査値なども含めた情報収集を行う。 ●喘息は、発作性に笛声喘鳴を伴う呼吸困難を繰り返す疾患である。そのため、ヒューヒュー、ゼイゼイという呼吸音が聴診で観察される。 ●呼吸困難を伴うことによって、低酸素状態になるためチアノーゼや四肢冷感が観察されることがある。 ●呼吸機能検査（1秒率、1秒量、PEF）や胸部X線検査は肺局所の状態の把握に、CRPや痰培養は急性増悪（発作）による肺炎や気管支炎、無気肺などの合併症の早期発見につながる。 ●子どもは、自らの苦痛や症状を言語化して他者に伝えることが難しい。子どもの行動や表情をよく観察して子どもの抱える不安や恐怖を観察する。 ●子どもは、呼吸困難などの症状による苦痛を不機嫌や啼泣、活気の消失、不安定な精神状態などで表出する。それは食事、排泄や睡眠の異常にも現れ、治療や処置に激しい抵抗感を示す場合もある。
ケア計画 **C-P** **1. 安楽な体位と呼吸の保持：呼吸困難の緩和** **❶指示に基づいた、酸素療法、吸入療法、点滴療法の実施** **❷喘息発作により呼吸困難が著しい場合には、呼吸が安定する安楽な体位と呼吸方法を子どもの状態に応じて保持する** 　●安楽な体位 　　▶起座位 　　▶ファウラー位 　　▶腹臥位 　●腹式呼吸や深呼吸を促す。 **❸口すぼめ呼吸の指導** **2. 喀痰喀出の援助** **❶必要時の吸入・吸引** **❷肺理学療法の実施** **3. 衣服や寝具の調整** **❶衣服を緩める。** **❷寝具での胸郭への圧迫を防ぐ。** **4. 経口水分補給** 　●子どもの好きなもの（アイスキャンディ、氷水、水など）を選んで、水分摂取を促す。 　●嘔吐や咳がある場合は、症状に合わせて無理強いせず、少量ずつ摂取を勧める。	●治療薬の選択と酸素療法は、喘息発作の程度によって医師の指示のもとに実施される。アミノフィリン持続投与は輸液ポンプによって正確に投与する。 ●起座位やファウラー位など、上体を挙上することで、横隔膜が重力によって押し下げられる。そのため、横隔膜運動がしやすくなり、肺が拡張して安楽に呼吸ができるようになる。 ●腹式呼吸や深呼吸は、呼吸に伴うエネルギーと酸素消費量を減少させて肺胞換気量を保つことができる。口すぼめ呼吸は、呼吸数の減少や気道閉塞の防止、1回換気量の増加が期待できる。 ●体位ドレナージやスクイージングなどによって、痰を貯留部位から喉まで移動させる。 ●全身をゆったりとさせ安楽な呼吸を促すためには、衣服や寝衣の調整が必要である。 ●水分補給は、気管支内の粘稠な分泌物をやわらかくして排痰を促す。

看護計画	根拠・留意点
ケア計画 C-P 5. 環境整備 ❶ベッド周囲や床頭台をこまめに整理整頓する。 ❷室温・湿度を調整する。 ❸室内の換気は十分に行い、空気の入れ替えをする。 ❹アレルゲン（ハウスダスト）の除去：環境を整え、ほこりがでないようにする。 6. 日常生活の援助 ●食事、睡眠、排泄、活動	●喘息発作の誘発因子を除去し、急性増悪（発作）を予防していく。
教育計画 E-P 1. 再発作や呼吸困難の出現への対応の指導 ❶発作の徴候や呼吸困難について自分で気づいたことは、すぐに看護師や家族へ報告するように伝える。 ❷呼吸困難を緩和する安楽な体位と呼吸方法を、必要時に自ら実践できるように指導していく。 ●起座位、ファウラー位にする。ギャッジベッドを利用する。起座位の位置をとるときに安楽枕などを置き、体を支持できるようにする。 ●オーバーベッドテーブルなどを使用して、前かがみの姿勢をとる。 ●衣服をゆるめる。 ●衣服や寝具の圧迫を避ける。 ●呼吸法 　▶口すぼめ呼吸と腹式呼吸（呼気性の呼吸困難であり呼気が延長しているため、二酸化炭素がたまりやすいことから、排気を十分に行う）について説明する。 　▶不必要な会話をしないようにする。 2. 感染予防対策の指導 ●喘息発作が起こることがないように、手指消毒、含嗽を励行し、感染予防対策を指導していく。	●急性増悪（発作）の徴候や呼吸困難について、子ども自身が早期に気づくことができるようにする。また、看護師や付き添いの家族にすみやかに報告できるように、子どもの発達段階に応じ指導する。 ●子どもの好きな体位をとらせる。 ●RSウイルスやインフルエンザウイルスなどの呼吸器感染症は喘息発作を増悪させるため、感染を予防できるよう指導する。

#2 水分摂取に影響する異常に関連した体液量不足リスク状態

期待される成果 （長期目標）	●呼吸困難に伴う脱水や随伴症状が改善する。
期待される成果 （短期目標）	❶脱水の徴候がみられない。
	❷適切に水分摂取ができる。

看護計画	根拠・留意点
観察計画 O-P ❶バイタルサイン：体温・呼吸・脈拍・血圧 ❷意識状態 ❸機嫌、活気 ❹随伴症状、呼吸状態、その他の脱水症状の有無（皮膚の乾燥、皮膚ツルゴールの低下など） ❺尿量と尿の性状 ❻嘔吐の有無 ❼水分出納 ❽検査データ：血液検査 　●赤血球数（RBC）、ヘモグロビン量（Hb）、ヘマトクリット値（Ht）、アルブミン（Alb）、総タンパク（TP）、尿素窒素（UN）、クレアチニン（Cr）など 　●ナトリウム（Na）、カリウム（K）、クロール（Cl）などの電解質	●脱水の進行によって、バイタルサインの変化がみられる。脱水では、脈拍は頻脈になり、血圧は低下、呼吸は浅く速くなる。
ケア計画 C-P ❶脱水の予防 　●水分出納を把握する。 　●輸液の管理を行う。 　●水分摂取を促す：水分が摂取できれば、水を数回に分けて飲むことを促す。 ❷口腔内の清潔 　●咳嗽による嘔吐後には、口腔内を水で軽くゆすぐ。	●喘息発作時は呼吸困難のため水分の摂取が少なくなる。喘息発作による不感蒸泄の増加などで、脱水傾向となりやすい。 ●輸液管理や水分摂取によって脱水を予防し、痰をやわらかくして喀出しやすくする。
教育計画 E-P ❶水分摂取の必要性を指導する 　●水などを飲むことで、痰が出しやすくなることを説明する。 　●少量ずつ、子どもの好きな飲みやすい水分をこまめに摂取するとよいことを説明する。	●発作による水分喪失が著しい。水分摂取は痰の粘稠度を下げるため、痰が出しやすくなり、脱水予防になる。気管支拡張薬の効果が期待される。

#3 健康状態やストレスに関連した不安

期待される成果 （長期目標）	●再発作に対する子どもと家族の不安が緩和される。
期待される成果 （短期目標）	❶喘息発作の不安な気持ちを子どもと家族が表現できる。 ------ ❷子どもと家族が喘息発作時に不安への対処ができる。

看護計画	根拠・留意点
観察計画 O-P ❶子どもと家族の言動 ❷子どもと家族の生活状況 ❸子どもと家族の疾患の理解 ❹家族における子どもの疾患への対処方法	●緊急入院、呼吸困難、喘息発作などから病気に関する子どもと家族の不安は言動や生活状況に影響する。

	看護計画	根拠・留意点
ケア計画 C-P	❶子どもや家族の不安を傾聴する。 ❷好きな遊びを確認し、安静を保ちながらできるように工夫する。 ❸子どもの通常の日常生活に近づけるように環境を整える。	●ストレス、睡眠不足、疲労、情緒不安定は気管支喘息の誘因になる。そのため、子どもに応じたストレス対応や心理的安定が重要となる。 ●家族との情報交換を行い、遊びの場を確保する。子どもが孤立感を感じないように配慮する必要がある。
教育計画 E-P	❶今後の喘息治療について、喘息発作や入院に伴うストレスへの対応方法について指導する。 ❷療養行動（セルフケア）を指導する。	●気管支喘息の急性増悪（発作）に対する子どもと家族の不安や心配を受け止めながら、日常生活における健康管理について相談できるような体制を調整していくことで、不安を緩和する。 ●子ども自身が積極的に治療方針の決定に参加することで、自身が治療管理目標を設定することが必要である。日常生活のなかで子どもの努力への励ましで子どもの療養行動（セルフケア）を高め、不安が軽減できる。

Part 7 評価

実施した看護計画を評価する際の視点を解説します。

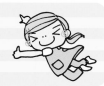

● Aさんが中発作による酸素療法や点滴を必要とすることなく、呼吸音が正常化し、①経皮的動脈血酸素飽和度（SpO₂）が正常に保たれバイタルサインに変化がないことと、②呼吸困難の訴えがなく症状がないことの短期目標の達成度を評価する。短期目標の達成がされていない場合、呼吸困難への看護計画が不十分であったのかを考察する。

● 気管支喘息の中発作に伴う脱水徴候について、水分出納バランスの状況、体液量不足状態の改善状況ついて短期目標に沿って評価する。改善がみられない場合などは、医師と相談し看護計画の見直しを行う。

● 気管支喘息の中発作による緊急入院、酸素療法や輸液療法などによる体動制限があるためのストレスや不安の緩和について短期目標に沿って達成度評価を行う。子どものストレス徴候が現れた場合は、看護計画の見直しを行う。

評価の視点

● 呼吸困難がなくなり、呼吸状態が安定しているか。

● 子どもが急性増悪（発作）の要因を理解し、発作を起こさないための注意点を理解できているか。

● 退院後の日常生活において、子どもの喘息の自己管理への意欲がみられるか。

● 規則正しい生活をして、子どもと家族が元気な体をつくるセルフケアが理解できているか。

● 疾患、治療、今後に対する思いを、子どもなりの言葉で表現できているか。

＜引用文献＞
1. 日本呼吸器学会：呼吸器の病気　C-01アレルギー性肺疾患　気管支ぜんそく.
https://www.jrs.or.jp/modules/citizen/index.php?content_id=15（2021/7/23閲覧）
2. 足立雄一、滝沢琢己、二村昌樹、藤澤隆夫 監修、一般社団法人日本小児アレルギー学会 作成：小児気管支喘息治療・管理ガイドライン2020. 協和企画, 東京, 2020：25.

＜参考文献＞
1. 浅野みどり 編：特集　気管支喘息のケア最前線. 小児看護2019：42（3）.
2. 山口桂子、柴邦代、服部淳子：エビデンスに基づく小児看護ケア関連図. 中央法規出版, 東京,

2016：66-70.
3. 浅野みどり：発達段階からみた 小児看護過程 第3版＋病態関連図. 医学書院, 東京, 2017：115-126.
4. 山口求 編：小児看護過程＆関連図—発達段階の特徴と疾患の理解から看護過程の展開を学ぶ. 日総研出版, 東京, 1999.
5. 一般社団法人日本アレルギー協会：セルフケアナビ　ぜんそく　小児用　じぶんでできるかな　平成23年3月改訂版. 厚生労働科学研究, 2011.
https://www.jaanet.org/allergy/pdf/allergy_asthma02.pdf（2021/7/23閲覧）

細気管支炎

［さいきかんしえん］

執筆 今西誠子

ここで取り上げる病期・発達段階・看護の視点

◆病期・発達段階

急性期・乳児期

◆看護の視点

- RSウイルス（respiratory syncytial virus）感染による細気管支炎は、咳嗽、鼻汁などの感冒様症状に始まり、喘鳴、多呼吸、発熱、呼吸困難が主要症状である。乳児期は、呼吸機能において肺胞数の少なさ、肺胞表面積の小ささから、1回換気量が少なく、呼吸数を多くすることで換気量を補っている。そのため、呼吸状態のアセスメントが重要となる。
- 乳児の主気管支の直径は6mm以下と細いため、気道の浮腫や分泌物の増加により閉塞状態となりやすく、呼気がうまく排出できず、肺全体が過膨張となりやすい。そのため、低酸素症による呼吸困難が生じやすい。酸素化を図り換気の改善と症状緩和に努める。
- 乳児は、体調不良を機嫌や啼泣で表現するため、母親や周囲の大人の「いつもと違う」などの直観的感覚は、子どもの身体変化を見逃さないための重要な情報となる。そのため、家族の訴えに耳を傾けた、ていねいな観察が大切である。

事例紹介・学生の受け持ち

◆患児紹介　Cさん、7か月、男児

【身長・体重】70cm、8.8kg

【役割・学校】保育施設に通園

【家族背景】父親（27歳、会社員）、母親（27歳、会社員、看護休暇中）との3人家族。祖父母は遠方に在住し、入院中の付き添いは母親が行う。

【主要症状】発熱、呼吸困難（呼気性喘鳴、多呼吸、陥没呼吸）、不機嫌、哺乳力の低下

【主病名】RSウイルス性細気管支炎

【現病歴】数日前から咳嗽・喘鳴が出現し、一昨日から38℃台の発熱がある。昨日から咳嗽が増強し、朝から多呼吸、チアノーゼを認め、母乳もあまり飲めず緊急入院となった。

【既往歴】とくになし

【治療指針】RSウイルス性細気管支炎に対する酸素投与による呼吸の改善と輸液による脱水予防。

【治療内容】酸素投与（酸素マスク口元放流30%3L/分）によりSpO$_2$を95%以上に保つ。気管支拡張薬の吸入3回/日、喘鳴の増強時は4時間空けて実施可能。適宜、吸引を行い、痰を除去する。39.0℃以上の発熱時は解熱薬投与の指示がある。

【看護方針】急性期は酸素化による呼吸症状の改善、脱水の予防を中心に早期に症状改善を図る。

◆学生の受け持ち

入院初日から受け持ちを開始し、翌日に計画立案した。両親が交代で付き添っている。

＜受け持ち時の状況＞

- 入院時から、38℃台の発熱と不機嫌が続いている。
- 呼吸数が66回/分と多呼吸で、口唇チアノーゼや喘鳴がみられ、肺音は肺野全体に弱い。
- 胸部X線検査で肺は過膨張傾向で、RSウイルス迅速検査は陽性であった。
- 入院時より酸素投与と持続点滴が実施されている。
- 食事は、離乳食のおかゆを少し口にする程度で、哺乳力は低下し、母乳もあまり飲めない状況である。
- 持続点滴中で、大泉門は平坦である。
- 人見知りがあり、看護師など見慣れない顔を見て泣き出すと、チアノーゼが増強し、呼吸状態が悪化し、SpO$_2$が93%程度まで低下する。
- 母親の胸に頭がもたれかかった姿勢だと、泣いた後でも、息苦しそうではあるが、安心してウトウト入眠できる。
- 吸引は、吸入後に実施されている。痰の性状は白色でサラサラしていて粘稠度は低い。

看護に必要な
疾患の基礎知識

疾患の定義、分類、病態、症状、検査・診断、治療、合併症などについて解説します。

定義・疫学

- 細気管支炎とは、細気管支領域の感染による急性炎症で末梢気道狭窄をきたした状態をいう。RSウイルス感染によるものが半数以上を占め、アデノウイルス、ライノウイルス、ヒトメタニューモウイルス、ボカウイルス、パラインフルエンザウイルスが同様の病態を呈する[1]。
- RSウイルスは、秋から春先まで流行することが多かったが、近年では流行パターンの様相が変化し、夏季の感染者の報告数が増加して秋にピークを迎えるようになった[2]。
- RSウイルスは、6か月未満の乳児の下気道炎のおもな原因病原体であり、主要入院疾患の1つである。乳児の半数以上が1歳までに罹患、2歳までにはほぼすべての乳児が感染する。飛沫感染と接触感染により、容易に感染するため、再感染を繰り返す。
- RSウイルスはウイルス表面にGタンパク・Fタンパクがある。そのうちGタンパクの抗原性の違いからグループA、グループBに分けられ[2]、A、Bそれぞれが独立して流行する。
- RSウイルスの下気道感染患児は、おもに3歳以下である。とくに低出生体重児、慢性肺疾患患児、肺うっ血を伴う先

天性心疾患患児らにおいて重症化しやすい[3]。細気管支炎の罹患後、数年経過後でも、喘鳴などの症状の発現を繰り返すことがある。

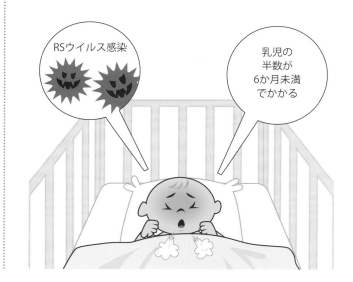

RSウイルス感染

乳児の
半数が
6か月未満
でかかる

病態・分類

- 乳児の気道は気道内径が狭く、粘液分泌腺が多く、気管支平滑筋が少ない。さらに、横隔膜が水平に位置していることで呼吸運動が小さく、気道狭窄や呼吸困難が生じやすい。
- 細気管支炎は、ウイルスにより気管支の上皮が破壊され、分泌物が貯留し、浮腫が生じる。そのため、空気の出入りが障害されることでガス交換が障害され、低酸素血症、呼吸困難が生じる[4]。
- RSウイルス感染においても、RSウイルスにより細気管支上皮細胞は壊死・脱落し、細気管支の周囲には好中球・リンパ球をはじめとした炎症細胞の浸潤がみられる。RSウイルス感染は、種々のサイトカインを誘導し、肺胞での水分クリアランスの低下、気道壁の浮腫、気道分泌物の増加、脱落細胞による閉塞が引き起こされる[1]。
- その結果、空気の通りが悪くなり、ガス交換が障害され、

呼吸困難症状や低酸素症となる。気道内径が呼気時においてより狭くなるため呼気の延長や喘鳴を伴うようになる（図1、図2）。

- 気道内径は呼気時のほうが吸気時よりも細くなるため、十分に肺内の空気が呼出されない状態で次の吸気が発生し、肺内に多くの空気が取り込まれることになるエアトラッピング（Air Trapping：空気のとらえこみ現象）が生じる（図3）。そのため呼気が十分に排出されず、肺の過膨張が生じる。

- RSウイルス感染症は、乳児においては下気道炎をきたし、急性細気管支炎、肺炎を呈し重症化することがある[2]。1回の感染では終生免疫は獲得されず、再感染を繰り返すが、初感染時は重症化しやすく、再感染時は上気道炎（感冒）程度でおさまることが多い。

図1　細気管支の構造

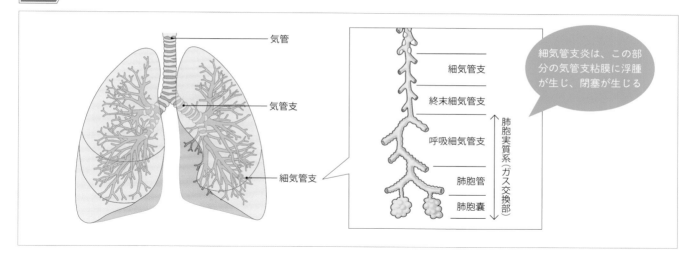

気管

気管支

細気管支

細気管支

終末細気管支

呼吸細気管支

肺胞管

肺胞囊

肺胞実質系（ガス交換部）

細気管支炎は、この部分の気管支粘膜に浮腫が生じ、閉塞が生じる

図2　細気管支炎のときの気管支の変化

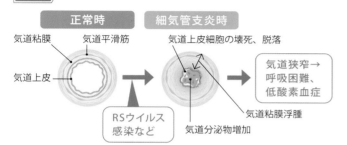

正常時
気道粘膜　気道平滑筋
気道上皮

細気管支炎時
気道上皮細胞の壊死、脱落
気道粘膜浮腫
気道分泌物増加

RSウイルス感染など

気道狭窄→呼吸困難、低酸素血症

図3　エアトラッピング

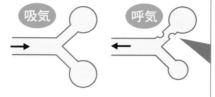

吸気　呼気

気道内径が狭窄した状態にあることで、呼気が延長し、肺内の空気が十分に呼出されないため、肺胞に空気が取り込まれてしまう現象

検査・診断

- 細気管支炎は、胸部X線所見（肺野全体に微細な無気肺、浸潤と過膨張、肺野の透過性亢進）、臨床症状などを合わせて診断がされる。
- 血液検査では、細菌感染の合併がなければ白血球数（WBC）増加、CRP（C反応性タンパク）上昇などは、みられないか軽度である[4]。
- RSウイルス感染症の診断は、RSウイルスそのものの検出（ウイルス分離）やPCRなどの抗原検出法などがある。RSウイルス迅速抗原検査法（免疫クロマト法）はベッドサイドの検査法として有用である。乳児喘息との鑑別は困難なことが多い[5]。

図4　細気管支炎の症状

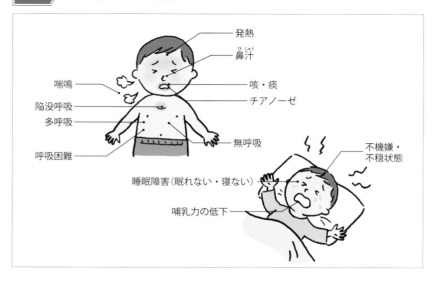

発熱
鼻汁
喘鳴
咳・痰
陥没呼吸
チアノーゼ
多呼吸
呼吸困難
無呼吸
睡眠障害（眠れない・寝ない）
不機嫌・不穏状態
哺乳力の低下

症状

- 細気管支炎では、鼻汁・湿性咳嗽がみられ、2～3日以内に多呼吸、喘鳴、呼気性呼吸困難を伴うようになり、努力呼吸、陥没呼吸がみられることもある。乳児では、口唇チアノーゼ、無呼吸をきたすことがある[4]（**表1**）。
- RSウイルス感染症は、咳嗽、鼻汁などの感冒様症状が2～3日続き、咳嗽が増強し、喘鳴、多呼吸、陥没呼吸、不機嫌、呼気の延長などが現れる。潜伏期間は4～6日である

る[6]。乳児では鼻閉が目立つことが多い。初感染では、炎症が下気道に広がり、進行すると多呼吸や陥没呼吸、チアノーゼを呈し、呼吸不全にいたることがある[2]（P.19**図4**）。
- 呼気性の喘鳴、分泌物貯留によるウィーズ（下気道の気管支で聴かれる連続性副雑音）が聴診され、胸部X線では肺の過膨張、無気肺の所見があり、血液ガス分析では一般的に低酸素血症、高二酸化炭素血症を認める[4]。

表1 細気管支炎の重症度分類

症状	軽度	中等度	重度
呼吸数	正常	多呼吸	著明な多呼吸
呼吸様式	正常	陥没呼吸※あり 明らかな努力呼吸 繰り返す無呼吸	著明な陥没呼吸 繰り返す無呼吸
酸素飽和度	92%以上維持	90～92%	90%維持困難
経口摂取	通常程度飲水可	通常の半分程度以上の飲水摂取可	通常の半分程度以下あるいは、ほとんど摂取不可

※陥没呼吸とは、吸気時に肋間や胸骨上やみぞおち等の胸郭の軟らかい部分が凹む呼吸で、気道の狭窄や閉塞があると、気道内腔が狭くなり、気道抵抗が高まるために生じる。
西田光宏 著、『小児内科』『小児外科』編集委員会 編、植松悟子 専門編集：急性細気管支炎. 小児の救急・搬送医療. 小児内科2019年増刊号；51：493. 表1 急性細気管支炎の重症度評価. [7]を引用改変

治療（表2）

- 基本的には対症療法である。適切な輸液、気道分泌物の除去、適切な体位、加湿酸素療法などが行われる[6]。
- 輸液は、発熱、多呼吸、経口摂取不良や脱水のときに適応になるが、SIADH（抗利尿ホルモン不適合分泌症候群）を合併しているときやリスク管理もあり、電解質のチェック（血中Na濃度など）、輸液量の調整が行われる[2, 5]。
- 気道分泌物に対しては、適宜、口・鼻腔吸引を行う。
- 喀痰融解薬の投与とともに、経皮的酸素飽和度（SpO₂）を保つように加湿酸素療法が行われる[2]。呼吸不全状態など重症例では人工呼吸管理が必要なことがある。

- 乳児は呼吸筋の発達が不十分で、痰の喀出が難しい。状態によってはスクイージング、体位ドレナージなどの排痰法の実施や、喀痰吸引が行われる[4]。呼吸障害や哺乳障害に対し、吸引による気道分泌物の除去が行われるが、吸引は気道粘膜損傷や気道狭窄誘発のリスクがあり、吸引圧や手技に十分な注意が必要である。
- RSウイルスの感染に対して特異的治療はない[2]。中枢性鎮咳薬や抗ヒスタミン薬は分泌物の排出を阻害してしまうので使用しない[4]。気管支拡張薬（吸入薬）やステロイド薬の有効性は明らかではない[5]。

表2 細気管支炎の治療

	軽度	中等度	重度
入院の必要度	重症化の要因があれば要入院	要入院	要入院
輸液の実施	実施せず（頻回な経口摂取で様子観察）	持続点滴の実施	持続点滴の実施
酸素吸入の実施	不要	医師指示にて実施 （SpO₂92%以上維持）	医師指示にて実施 （SpO₂92%以上維持）
呼吸管理	不要	経鼻の酸素吸入より開始	必要時挿管および人工呼吸器管理

西田光宏 著、『小児内科』『小児外科』編集委員会 編、植松悟子 専門編集：急性細気管支炎. 小児の救急・搬送医療. 小児内科2019年増刊号；51：493. 表2 急性細気管支炎の治療. [7]と、遠藤文夫 編集：最新ガイドライン準拠 小児科診断・治療指針 改訂第2版. 中山書店、東京、2017：518. 表15 急性気管支炎の治療―エビデンスに基づく推奨. [1]を参考に作成

予後・合併症

- 大部分の子どもは合併症を引き起こすことなく治癒する。回復後に咳嗽や喘鳴が持続あるいは反復すること（反応性気道疾患：RAD）がある[6]。
- RSウイルス性細気管支炎による強い組織障害に続いて組織のリモデリングが生じ、気道過敏性の亢進が遷延すると、その後の気道感染時に喘鳴を繰り返すと考えられている[6]。反応性気道疾患を発症した子どもの一部では、アトピー性喘息を発症すると考えられている[5]。
- 罹患中は、合併症としては急性中耳炎が高率（30～80％）にみられ、注意すべきものとしては、無呼吸、SIADH、急性脳症などのほか、心筋炎の報告もある[1]。

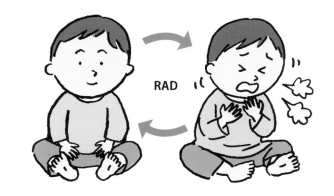

予防

- 院内感染対策として、こまめな手指衛生や手袋着用などのスタンダードプリコーションと接触感染予防策が求められる。感染患児の隔離やスタッフコホーティング（感染患児をケアする医療従事者の限定）も効果的である。
- ハイリスク児を対象にRSウイルス感染に伴う重症化予防としてパリビズマブ（抗RSウイルスヒト化モノクローナル抗体：シナジス）の接種が保険適用で行われている。
- 接種は、RSウイルス流行期（秋～春）に月1回筋肉内注射で投与することにより発症予防と重症化の抑制が期待される。その接種適応は限定されており、以下（**表3**）[3, 8]のとおりである。

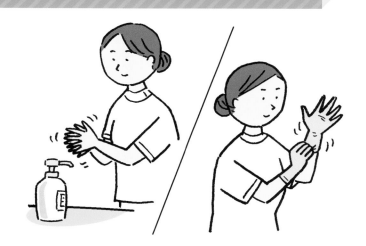

表3 RSウイルス流行初期におけるパリビズマブ接種の適応対象者（重症化のリスク要因）
①在胎28週以下の早産児で、12か月齢以下の新生児および乳児
②在胎29～35週の早産児で、6か月齢以下の新生児および乳児
③過去6か月以内に気管支肺異形成症（BPD）の治療を受けている24か月齢以下の新生児および乳児・幼児
④先天性心疾患（CHD）をもつ24か月齢以下の新生児および乳児・幼児
⑤免疫不全をともなう24か月齢以下の新生児および乳児・幼児
⑥ダウン症候群の24か月齢以下の新生児および乳児・幼児

山城雄一郎 監：ナースのための小児病態生理事典. へるす出版, 東京, 2011：107. 表2　抗RSウイルスヒト化モノクローナル抗体：パリビズマブの我が国における適応.[3]、および日本小児科学会ホームページ：日本におけるパリビズマブの使用に関するコンセンサスガイドライン[8]より作成

1 呼吸状態の観察と検査

- 呼吸状態：呼吸数、深さ、呼吸音、喘鳴、胸郭の動き
- 陥没呼吸の有無・程度
- 無呼吸
- 副雑音
- チアノーゼ
- 痰の量、性状
- 鼻汁・鼻閉
- 胸部X線検査
- RSウイルス迅速検査

根拠

RSウイルス性細気管支炎では、細気管支の炎症に伴う気管支粘膜の浮腫、気道粘膜からの分泌物増加と脱落細胞に伴う閉塞性の呼吸障害を生じる。そのため、呼吸状態の変化や呼吸困難の増強の徴候を把握し、酸素化につなげることが最優先される。

とくに、自覚症状が訴えられない乳児において、呼吸状態やチアノーゼなどは酸素化を示す重要な指標となる。呼吸音の聴取（**表4**）や陥没呼吸の観察（**図5**）は欠かせない。乳児は自分で痰の喀出ができないので、痰の量や鼻汁の確認は吸入・吸引の指標となる。

表4 異常な呼吸音（副雑音）について

名称	音の聴こえ方（表記）	聴取される疾患
wheeze（ウィーズ）	笛を吹くような音（笛声音）ヒュー・ピー	気管支喘息・COPD・急性細気管支炎・気道異物
rhonchi（ロンカイ）	連続性副雑音でいびきのような音（いびき様音、類鼾音）ブー・ゴロゴロ	気管支喘息・COPD・急性細気管支炎・気道異物
coarse crackles（コースクラックル）	水泡が弾けるような音（水泡音）プツン・ポツン	急性気管支炎・肺炎・急性細気管支炎・気管支拡張症
fine crackles（ファイン・クラックル）	髪をねじるような断続性の音（捻髪音）チリチリ・パチパチ	特発性肺線維症・初期の肺炎・初期の肺水腫・石綿肺
stridor（ストライダー）	胸郭外の気管・喉頭などの気道狭窄による連続性副雑音ヒューッ・ゼーッ	クループ・喉頭軟化症・喉頭浮腫・気管狭窄症

清川浩、高瀬眞人：特集 小児呼吸器疾患 子どもの咳を見直そう 呼吸器疾患の観察とケアのポイントを理解しよう 肺聴診の基礎. 小児看護2014；37（1）：17-25. [9]より作成

図5 陥没呼吸の重症度と陥没部位

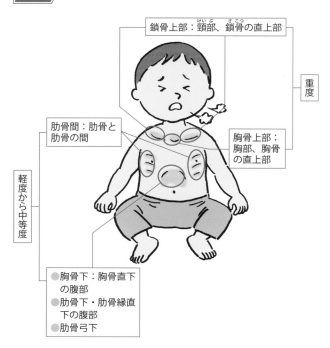

鎖骨上部：頸部、鎖骨の直上部

肋骨間：肋骨と肋骨の間

胸骨上部：胸部、胸骨の直上部

重度

軽度から中等度

- 胸骨下：胸骨直下の腹部
- 肋骨下：肋骨縁直下の腹部
- 肋骨弓下

② 全身状態の観察

- バイタルサイン：体温（発熱の有無）・脈拍の変化、呼吸数
- 経皮的動脈血酸素飽和度（SpO_2）
- 活気・機嫌
- 啼泣の様子
- 睡眠
- 末梢の四肢冷感
- 哺乳量（食事量）・哺乳力
- 尿量
- 発汗の状態

根拠

RSウイルス感染による発熱、気道分泌物の増加、呼吸数の上昇は体内水分を喪失させる。呼吸状態の悪化に伴う哺乳力の低下や哺乳量の減少は水分摂取を困難にする。尿量の減少や水分摂取の状況などから脱水の有無や程度を判断する指標とする。

言葉で訴えられない乳児は体調変化を活気や機嫌、啼泣の変化で表現するしかなく、「いつもと違う」などの家族の感覚は大切にすべき情報である。末梢冷感の有無、SpO_2の低下は体温上昇の徴候でもあり、全身状態の観察に欠かせない。

③ 家族の心理・社会的状況

- 子どもの病気に対する家族の理解
- 家族が不安や気がかりに思っていること
- 子どもへの家族のかかわり方
- 家族の睡眠状態やイライラ感など
- 家族の表情、休息状況に伴う疲労感やストレス状態など
- 子どもの不機嫌や啼泣、医療者に対する拒否的反応の有無や程度に対する家族の反応

根拠

乳児期は、泣く、笑うなど機嫌や啼泣を中心に欲求や身体状況を訴える。家族の「いつもと違う」という子どもに対する感覚は早期介入に向けた重要な情報である。また、乳児期は家族とのかかわりを通してその結びつきから信頼関係を形成する基盤作成の時期である。入院した子どもの家族は、子どもの息苦しそうな様子や、治療処置を見守るなかで不安や疲労を覚える。不安や身体的疲労が高くなると、落ちついて子どもを見守ることができない状態となる。

子どもの早期健康回復には、家族の安定的なかかわりが重要である。そのため、子どもの入院や疾病、治療や検査などが家族に及ぼす影響をアセスメントすることは重要である。付き添いの家族の様子を観察し、家族の身体的・精神的苦痛の緩和を図ることは子どもの健康回復に欠かせない要素であり、家族への援助の必要性を見きわめることが大切である。家族の疾患に対する理解度や治療・ケアに対する不安、子どもへのかかわり方を観察し、援助につなげる。

子どもへの安定したかかわりができるように、家族の睡眠や休息を確保し、疲労を予防することが大切です

子どもと家族の全体像

アセスメント時点（現時点）での子どもと家族の全体像をまとめます。

1

子どもが感じていること
（状態）

慣れない入院環境で、看護師や医師の顔を見て大泣きしている。呼吸困難や、発熱による苦痛があり、常に不機嫌な状態である。持続点滴や酸素療法により行動が制限され、寝返りも自由にできない。おもちゃも限られ、さらにベッド上で過ごすことを強いられるというストレス下に置かれている。

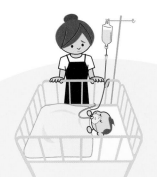

2

子どもの生活や
成長・発達に関すること

満40週で誕生。出生時の身長は49.2cm、体重は3,020gで、出生時にとくに異常はなかった。首のすわりは4か月、寝返りは6か月と順調で、7か月に入ってお座りが安定し、ずり這いで行動している。6か月半ばくらいから人見知りが激しくなり、母親以外の人が抱くと激しく泣き出す。遊びは「いないいないばぁ」が大好きである。離乳食は1日2回実施しているが、ここ数日は食べられず、入院後も母乳を少し飲める程度である。入院後、体重の増減はない。

ワクチン接種は、4種混合ワクチン3回、Hibワクチン3回、肺炎球菌ワクチン3回、ロタウイルスワクチン3回、BCGも接種済である。

3

家族が思っていること
（家族の状態）

「ここ数日、子どもの熱が高く、咳がひどく、息苦しそうでかわいそう。このままで大丈夫かととても心配している。母乳も飲めず、点滴をしていて痛々しい」。ベッドにおろすと泣き、夜もなかなか寝られないようで、ずっと母親が抱っこしている。看護師や医師の顔を見ると泣き、バイタルサイン測定時や診察時、ケア時には大泣きしている。不機嫌な状態が続いており、母親はそばを離れられない状況で、休息がとれていない。両祖父母は、遠方在住で付き添いを代わってもらうことはできない。父親は、休日の昼間の付き添いを代わっているが、母親への支援が必要である。

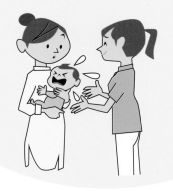

4

病気や症状に関すること

入院前より38℃台の発熱、咳、不機嫌が続いている。入院後、持続点滴、酸素療法、吸入療法が実施され、痰の貯留時には鼻孔からの吸引が行われている。酸素投与により、SpO_2は95%以上キープされているが、呼吸困難が持続しており、呼吸状態は不安定である。離乳食は摂取できず哺乳力も低下しているが、母乳を少しずつ飲んでいる。他の水分摂取は番茶や果汁を少し摂取できる程度である。吸入や清拭など看護援助のために看護師が訪室すると、大泣きし、一時的に呼吸状態が悪化する状態である。子どもの状態安定と家族への支援が重要である。

Part 4 看護診断につなげる関連図

関連図を描くことで、アセスメントした内容を整理し、看護診断を明らかにします。

凡例　☐ 実在する状態　☐ 潜在する状態　☐ 看護診断　☐ 治療・ケア　☐ 合併症　→ 関連（実在）　--→ 関連（潜在）

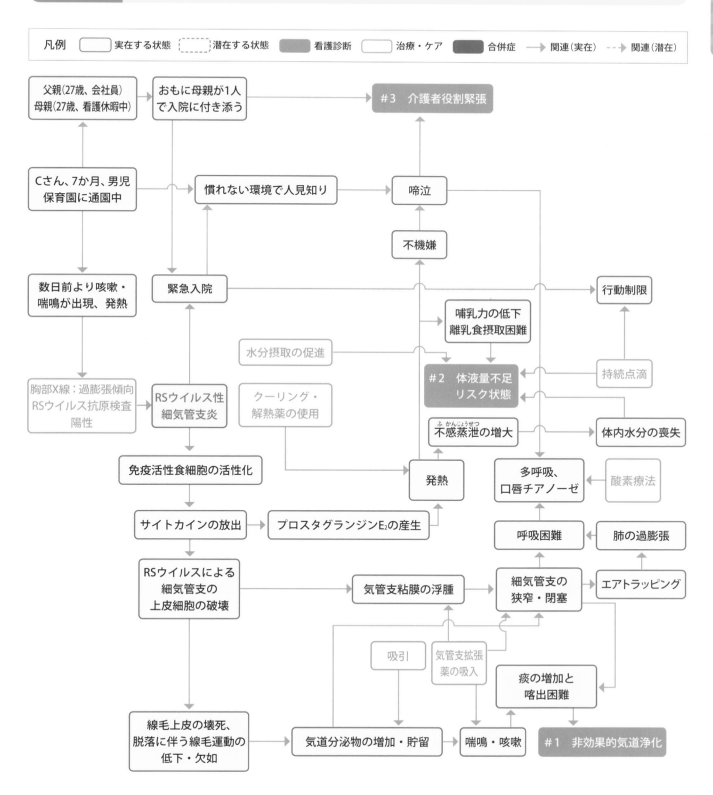

父親（27歳、会社員）
母親（27歳、看護休暇中）

おもに母親が1人で入院に付き添う

#3　介護者役割緊張

Cさん、7か月、男児
保育園に通園中

慣れない環境で人見知り

啼泣

不機嫌

数日前より咳嗽・喘鳴が出現、発熱

緊急入院

行動制限

哺乳力の低下
離乳食摂取困難

水分摂取の促進

#2　体液量不足リスク状態

持続点滴

胸部X線：過膨張傾向
RSウイルス抗原検査陽性

RSウイルス性細気管支炎

クーリング・解熱薬の使用

不感蒸泄（ふかんじょうせつ）の増大

体内水分の喪失

免疫活性食細胞の活性化

発熱

多呼吸、
口唇チアノーゼ

酸素療法

サイトカインの放出　→　プロスタグランジンE₂の産生

呼吸困難

肺の過膨張

RSウイルスによる細気管支の上皮細胞の破壊

気管支粘膜の浮腫

細気管支の狭窄・閉塞

エアトラッピング

吸引

気管支拡張薬の吸入

痰の増加と喀出困難

線毛上皮の壊死、脱落に伴う線毛運動の低下・欠如

気道分泌物の増加・貯留

喘鳴・咳嗽

#1　非効果的気道浄化

看護診断と根拠

明らかになった看護診断に優先順位と根拠を示します。

看護診断	根拠
細気管支の狭窄と分泌物貯留に関連した<u>非効果的気道浄化</u>※1	細気管支の炎症に伴う気道分泌物の増加に加え、自分で痰の喀出ができないため分泌物を気道から取り除くことができない状態にある。気道の清浄化により呼吸の安定を図る必要があり、#1を非効果的気道浄化とした。
発熱・多呼吸、水分摂取不良に関連した<u>体液量不足リスク状態</u>※2	発熱による不感蒸泄の増加、哺乳力低下による水分摂取不足から#2を体液量不足リスク状態とした。
子どもの病状や苦痛、交代者の少ない付き添いに関連した<u>介護者役割緊張</u>※3	付き添い者の交代が少ないことによる母親の身体的負担、子どもの状態や治療・処置に対する不安から、子どもへの安定したかかわりができるための支援が必要であり#3を介護者役割緊張とした。

※1 定義：きれいな気道を維持するために、分泌物または閉塞物を気道から取り除く力が低下した状態
※2 定義：血管内液・組織間液・細胞内液のすべて、またはいずれかが減少しやすく、健康を損なうおそれのある状態
※3 定義：家族や大切な人のために、ケアの責任を果たすこと、期待に応えること、あるいは行動することが困難な状態

根拠に基づいた看護計画

看護診断の優先度の高い#1〜3の期待される成果、看護計画と根拠を示します。

#1 細気管支の狭窄と分泌物貯留に関連した非効果的気道浄化

期待される成果 （長期目標）	● 呼吸状態が安定する。
期待される成果 （短期目標）	❶ 吸引によって痰の貯留が減る。
	❷ 喘鳴・陥没呼吸がみられない。
	❸ 正常な呼吸音が聴取できる。

	看護計画	根拠・留意点
観察計画 O-P	❶ バイタルサイン：体温、呼吸、脈拍 ❷ 呼吸状態の観察 ● 呼吸数、呼吸音（副雑音の有無、聴取部位）、SpO₂、咳嗽、喘鳴の有無 ● 努力呼吸の有無（多呼吸、陥没呼吸、鼻翼呼吸、肩呼吸）、胸郭の動き	● 発熱は酸素消費量を増加させ、痰の粘稠度を上げる。 ● 呼吸状態の確認は酸素化の状態の把握につながる。 ● 呼吸補助筋が使用される、正常と異なった呼吸様式（多呼吸・陥没呼吸・鼻翼呼吸・肩呼吸）は呼吸困難の指標である。

看護計画	根拠・留意点
観察計画 **O-P** ❸痰の量、性状 ❹チアノーゼの有無・程度・部位、顔色、四肢冷感の有無 ❺機嫌、活気、啼泣の程度、哺乳力、呼吸の体位 ❻検査データ：動脈血ガス分析、胸部X線、血液データ（CRP、WBCなど） ❼睡眠の状況	●痰の量の多さは気道の閉塞を示す。痰の粘稠度が高いと気道閉塞しやすい。 ●チアノーゼは酸素化の状態を示す指標である。SpO$_2$95%以下は酸素化が悪い状態である。 ●乳児は体調や要求を機嫌や啼泣で表現する。活気のなさや哺乳力の低下は体調の悪化の指標となる。 ●動脈血ガスや胸部X線は体内への酸素の取り込みの評価、呼吸困難への援助の判断指標となる。CRP（C反応性タンパク）やWBC（白血球数）から炎症や感染状態を把握できる。 ●呼吸困難があると睡眠が妨げられる。
ケア計画 **C-P** ❶呼吸しやすい体位の工夫 　●セミファウラー位や縦抱きなど ❷緩めの衣服の着用を促す。 　●前開きのパジャマや甚平など ❸体位変換やスクイージングの実施 ❹吸入の実施（医師指示） ❺必要時、口・鼻腔からの吸引の実施 ❻酸素投与の実施（医師指示） ❼水分摂取の促進 ❽持続点滴の管理 ❾処置やケアは手早く行う。 ❿室内は十分換気を行い、必要時加湿を行う。	●上体の挙上により横隔膜が下がり、胸郭が広がるため呼吸しやすくなる。 ●身体の締めつけがないことで、胸郭の運動を妨げない。 ●気道分泌物の排出を促す。 ●上気道の湿潤が咳嗽を防ぐ。薬液効果が気管支を拡張し、痰の粘稠度を低下させ、気道分泌物の排出を促し空気の通りをよくする。 ●気道分泌物の除去により空気の通りをよくする。 ●体内への酸素の取り込みをよくし、酸素化を図る。 ●水分の摂取、点滴の実施は体内の水分を補い、痰の粘稠度の低下、痰の喀出を促す。 ●ケアによる苦痛や不安は啼泣による酸素消費量の増大と呼吸状態の悪化につながる。 ●湿度のある空気は、上気道の湿潤につながり、咳嗽を防ぐ。
教育計画 **E-P** ❶家族に、子どもの呼吸が苦しそうなときは看護師に知らせるよう説明する。 ❷細気管支炎の経過、治療について家族へ説明する。	●呼吸の異常に早期に対応できることを理解してもらう。 ●説明により治療経過の見通しが立ち、症状緩和への援助に参加しやすい。

#2　発熱・多呼吸、水分摂取不良に関連した体液量不足リスク状態

期待される成果 （長期目標）	●発熱や呼吸困難に伴う脱水の徴候がみられない。
期待される成果 （短期目標）	❶良好な水分出納が維持できる。 ──────────────── ❷哺乳力が改善し、必要量の水分が経口から摂取できる。

	看護計画	根拠・留意点
観察計画 O-P	**❶バイタルサイン** ●体温、呼吸、脈拍 **❷発熱に伴う随伴症状** ●呼吸状態、活気、機嫌、啼泣の強さ、皮膚の乾燥、口唇粘膜の乾燥状態、ツルゴール反応（**図6**） ●大泉門の状態 **❸水分出納** ●哺乳量・尿量 **❹体重減少** **❺検査データ：赤血球数、ヘマトクリット値、電解質**	●体温上昇は不感蒸泄を増加させ、水分不足を招く。 ●発熱に伴う多呼吸や啼泣は不感蒸泄を助長する。皮膚・粘膜の乾燥状態やツルゴール反応は脱水状態を示す指標となる。 ●大泉門の陥没は、脱水の指標である。 ●水分出納バランスは、脱水傾向の把握の指標となる。哺乳量の減少、尿量減少は体内水分の減少を示す。 ●体重減少は脱水症状の指標となる。 ●検査データは脱水の種類を見分ける指標となる。
ケア計画 C-P	**❶安静の保持** ●絵本の読み聞かせや「いないいないばぁ」などベッド上での静かな遊びを行う。 **❷クーリング** ●コールドパックなどを腋窩や鼠径部、後頸部など太い血管部分に貼付する。 **❸環境調整** ●室温は、熱の上昇時は高めに設定し、熱が上昇しきったら、低めに設定する。 ●体温の変化に応じて寝衣や寝具を調整する。 **❹持続点滴の管理** ●ラインの屈曲・閉塞や、引っ張りの有無に注意する。体動に合わせて、ラインの長さを調整する。 ●輸液量、輸液速度が指示通りか確認する。 **❺水分摂取の促進** ●少量ずつ頻回（5〜10mL/回を5〜10分おき程度）に、お茶や経口補水液の摂取を促す。 **❻解熱薬の投与（医師指示）** ●機嫌不良や眠れないなどの不快症状が強いときや39.0℃以上の発熱時に使用する。	●エネルギー消費を抑え、不感蒸泄を軽減する。 ●クーリングは、体表温度を下げ、発汗や不感蒸泄を軽減させる。太い血管を冷やすことで、血液が冷却され、体温上昇を緩和する。 ●過ごしやすい環境をつくることで、悪寒や発汗、多呼吸などの随伴症状を緩和する。 ●適切な輸液管理は体内水分の正常化を促す。 ●発熱や多呼吸により喪失する水分や電解質を補う。 ●解熱薬を使用することで、安楽を図り、水分摂取ができる状態にする。
教育計画 E-P	**❶家族に発熱で苦しそうなときは看護師に知らせるよう説明する。** **❷家族に発熱への対処として、水分摂取やクーリングについて説明する。**	●脱水の早期発見と対処につなげることができる。 ●家族の治療に対する理解は、安心して子どもを見守ることができ、治療への参加につながる。

図6　ツルゴール反応

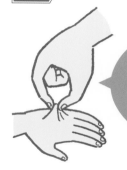

ツルゴール（Turgor）とは、皮膚に「張り」「緊張」がある状態のこと。引っ張り上げた皮膚を放したあと、元に戻るまでの時間で脱水の程度を判定する。ツルゴールの低下は脱水症全般で認められるが、低張性脱水（ナトリウム欠乏性脱水）では著しい。正常は2秒以内

#3 子どもの病状や苦痛、交代者の少ない付き添いに関連した介護者役割緊張

期待される成果 （長期目標）	●母親が心身ともに安定して子どもの援助に参加できる。

期待される成果 （短期目標）	❶母親は不安や気がかりなことについて表現できる。
	❷母親が休息をとることができる。
	❸家族が子どもの病態と治療内容について理解できる。

	看護計画	根拠・留意点
観察計画 O-P	❶母親の表情・訴え ❷母親の睡眠時間や深さ、途中覚醒の状況 ❸子どもとの接し方 ❹母親の食事・トイレ・清潔・身だしなみの状況	●母親の不安や心配の程度を把握できる。ネガティブな訴えや笑顔のなさは疲労感や負担の指標となる。 ●睡眠不足は、心身が休まらず、交感神経優位となり、イライラ感を増す。 ●子どもに対して共感的・受容的かかわりができないときは、母親のストレスが高い状況にあることが多い。 ●食事がとれない状況や、トイレや入浴をがまんしなければならない状況はイライラの要因となる。また、身だしなみの乱れは、疲労や負担の現れの指標の1つである。
ケア計画 C-P	❶母親が思いなどを訴えやすい環境調整を行う。 　●訪室時にはゆったりとした落ち着いた雰囲気で、母親に声かけを行う。 ❷訴えを傾聴する。 　●母親の言葉を遮らず、最後まで受容的態度で聴く。 ❸子どもの状態の変化をタイムリーに伝える。 ❹処置、検査は目的、方法について説明して納得を得て、実施する。 ❺援助スケジュールを調整し、母親の休息やリラックス時間を確保する。 　●子どもの入眠中は、処置や検査、援助を避ける。	●落ち着いた雰囲気や環境、訴えやすい環境は知的感情をプラスにはたらかせ、ポジティブ思考につながる。 ●傾聴は、母親が気持ちを楽にしたり、自分の思いが整理できたりと、前向きになれる。 ●子どもの病状の正しい理解が母親の不安の軽減につながる。 ●子どもへの治療やケアを理解することで見通しをもって子どもを見守ることができる。 ●子どもの休息に合わせて母親の休息が確保できることで、母親の身体的負担が軽減する。
教育計画 E-P	❶不安や心配などがあれば遠慮なく相談するよう説明する。 ❷子どもの病状や疾患についての説明を行う。 ❸母親ががんばっていることを認め、休んでもよいことを伝える。	●母親が思いを表出できることで、不安やストレス解消の支援につなげる。 ●子どもの状態の正しい把握は母親自身が見通しをもつことができ、安心感につながる。 ●母親が自身の休息の必要性を理解することで、母親としての役割が遂行できることを再認識できる。

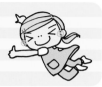

- Cさんが酸素吸入や吸引処置を必要とすることなく、呼吸音が正常化し、安定した呼吸が行えているかにより短期目標の達成度を評価する。短期目標の達成がされていない場合、合併症の発現があったか、もしくは看護計画が不十分であったのかを考察する。
- RSウイルス感染に伴う発熱、多呼吸や脱水徴候について、水分出納バランスの状況、哺乳力の改善状況について短期目標に沿って評価する。発熱の持続状況や哺乳力およ

び哺乳量、体重減少の有無などについて改善がみられない場合などは、医師と相談し、看護計画の見直しを行う。
- 母親自身の体調や休息の状況、医療者への訴え、子どもへのかかわり方や世話の状況などについて短期目標に沿って達成度評価を行う。子どもへのかかわりができない、母親が体調を崩しているなどの状況がみられた場合は、看護計画の見直しを行う。

評価の視点

- 呼吸が楽にできるようになり、酸素化が保たれているか。
- 月齢や年齢に応じて、哺乳や離乳食の経口摂取ができ、脱水徴候がみられないか。
- 気道粘膜からの分泌物の減少、咳嗽の軽減により十分な睡眠が確保されているか。
- 母親の子どもの病状や疾患に対する不安が軽減し、子どもへ安定的にかかわることができているか。母親の休息が確保されているか。

<引用文献>

1. 遠藤文夫 編：最新ガイドライン準拠 小児科診断・治療指針 改訂第2版. 中山書店, 東京, 2017：463-465, 516-519.
2. 森口直彦：特集 その症状は"かぜ"？まちがいやすい病気イロイロ かぜとまちがいやすい個々の病気 RSウイルス感染症. 小児看護2021；44(1)：31-34.
3. 山城雄一郎 監：ナースのための小児の病態生理事典. へるす出版, 東京, 2011：104-108.
4. 内山聖, 原寿郎, 高橋孝雄, 細井創 編：標準小児科学 第8版. 医学書院, 東京, 2020：338-339, 391-392.
5. 西田光宏, 吉原重美：特集 小児の呼吸器疾患 子どもの咳を見直そう 喘鳴を起こす疾患の特徴と看護のポイント RSウイルス感染症と喘息性気管支炎. 小児看護2014；37(1)：80-85.
6. 伊藤孝子：特集 病気の子どもに必要な検査と値のとらえ方 各疾患における検査 呼吸器感染症. 小児看護2021；44(3)：290-297.
7. 西田光宏 著, 『小児内科』『小児外科』編集委員会 編, 植松悟子 専門編集：急性細気管支炎. 小児の救急・搬送医療 小児内科増刊号2019；51：492-494.
8. 日本小児科学会ホームページ「日本におけるパリビズマブの使用に関するコンセンサスガイドライン」. https://www.jpeds.or.jp/uploads/files/20190402palivizumabGL.pdf(2021/11/18閲覧)
9. 清川浩, 高瀬眞人：特集 小児の呼吸器疾患 子どもの咳を見直そう 呼吸器疾患の観察とケアのポイントを理解しよう 肺聴診の基礎. 小児看護2014；37(1)：17-25.

肺 炎

［ は い え ん ］

執筆 今西誠子

ここで取り上げる
病期・発達段階・看護の
視点

◆病期・発達段階

急性期・学童期

◆看護の視点

●肺炎は、肺胞や肺胞壁に生じる炎症である。急性期は、鼻汁、発熱、咽頭痛、咳嗽、喘鳴、呼吸困難などの呼吸器症状を主体とする。不機嫌、食欲低下などの症状もみられるため、発熱や呼吸状態を中心に全身状態を観察することが大切である。

●発熱や多呼吸、咳嗽に伴う脱水、食欲不振や全身倦怠感などが生じる。とくに子どもは予備力が少ないため、悪化のスピードが速く、体力消耗が抑えられるよう安静保持や症状緩和が求められる。

●学童期は、身体生理的機能では、液性免疫機能が成人とほぼ同様になる。運動機能はより複雑な全身運動が可能となる。また、学校生活のなかで人間関係を広げ、勤勉性を獲得する時期である。入院による学業への影響に対する配慮、検査や処置について子どもの理解や協力が得られるように説明するなどのかかわりが必要である。

事例紹介・学生の受け持ち

◆患児紹介　Dさん、6歳、女児

【身長・体重】身長121.3cm、体重23.8kg
【役割・学校】小学校1年生、図書係
【家族背景】父親（38歳、会社員）、母親（34歳、パート勤務）、妹（3歳、幼稚園児）。母親の実家が自宅から徒歩5分の場所でパン屋を営んでいる。
【主要症状】発熱、激しい咳嗽、呼吸困難
【主病名】マイコプラズマ肺炎
【現病歴】5日前から咳嗽、食欲低下があった。2日前から咳嗽が増強し、鼻汁も認められ、体温が37.7℃となり、受診した。気管支炎と診断され、吸入を行い、抗菌薬が処方された。しかしその後夜間の咳き込み、息苦しさの増強、体温が38.8℃まで上昇したため再受診した。聴診で副雑音が聴取され、胸部X線検査で右肺に肺炎像があり、入院となった。
【既往歴】とくになし
【治療指針】抗菌薬の投与と持続点滴による脱水予防。呼吸器症状の緩和と安静保持を図る。
【治療内容】抗菌薬、鎮咳薬の服用。吸入3回/日の実施。SpO$_2$が95%以下で経鼻2L/分の酸素療法開始。持続点滴の実施。発熱時解熱薬の使用。
【看護方針】発熱、呼吸器症状の観察と症状緩和を実施する。慣れない入院や登校できないことによる不安の緩和を図る。

◆学生の受け持ち

入院2日目より受け持ち、3日目に看護計画を立案した。母親が付き添っている。
＜受け持ち時の状況＞

湿性咳嗽が強く、副雑音著明、体動時呼吸困難がある。右肺野の肺音が弱く、体動時呼吸困難があり、呼吸数は32回/分で、ルームエアでSpO$_2$ 96%を維持している。咳き込みがひどく、咳き込み時は、一時的にSpO$_2$が95%以下となる状況である。とくに夜間は咳き込みが強く、目を覚ましてしまう。そのため、十分な睡眠がとれていない。吸入は1日3回拒否なく上手にできている。痰の喀出は、咳き込み時に少し自分で喀出可能であり、痰の吸引はほとんどしていない。動作時の息苦しさがあり、普段はベッド上座位で静かに過ごしている。

体温は38℃台が持続し、心拍数も110回/分である。活気がなく、食事もほとんど摂取できていない。飲水はしているが、口唇はやや乾燥、発熱が持続している。持続点滴と内服薬が処方されている。内服薬の服薬拒否はなく、ゆっくりだが、確実に服用できている。

定義・疫学

- 感染性肺炎は、病原微生物が肺に侵入し、気管支粘膜、肺胞、肺実質を障害することによって生じた炎症が、発熱、咳嗽などの急性呼吸器症状をきたす病態をいう。胸部X線検査や胸部CT検査で、肺に新たな浸潤性病変が確認できる。
- 小児の肺炎は年齢によって原因微生物が異なる（**表1**）[1]。
- マイコプラズマ肺炎は、肺炎マイコプラズマ（*Mycoplasma pneumoniae*）による肺炎で、市中肺炎の代表的起因菌である。飛沫感染と接触感染による経気道感染で発症し、学校、幼稚園、保育所、家庭などの閉鎖環境で流行しやすい[1]。従来、4年ごとのオリンピック開催年に重なって流行していたが、近年では、毎年小流行を繰り返し、その様相

は変化しつつある。
- 国立感染症研究所（NIID）による過去10年のマイコプラズマ肺炎発症の比較グラフ（**図1**）[2]をみると、年間週単位での集計記載では2011年、2012年、2016年に流行があり、2017年以降は年間を通して感染者が認められる。
- マイコプラズマ肺炎は、菌そのものではなく、菌に反応した自身の免疫反応が肺炎を引き起こすため、感染時よりもその後の反応により症状が出やすく、免疫が未熟な乳幼児期より、ある程度免疫機能の発達した学童期のほうが重症化しやすい[3]。

表1 肺炎の原因微生物

年齢	起炎菌（病原微生物）
新生児	B群溶血性連鎖球菌（B群溶連菌[GBS]）、サイトメガロウイルス
生後1〜3か月	肺炎球菌、百日咳菌、クラミジア・トラコマチス（*Chlamydia trachomatis*）、RSウイルス
4か月〜4歳	肺炎球菌、インフルエンザ菌、RSウイルス、パラインフルエンザウイルス、インフルエンザウイルス、アデノウイルス、ヒトメタニューモウイルス
5歳〜	肺炎マイコプラズマ、肺炎クラミジア

遠藤文夫 編：最新ガイドライン準拠 小児科診断・治療指針 改訂第2版. 中山書店, 東京, 2017：520[1]より作成

図1 マイコプラズマ感染症の状況（2011年〜2021年の定点あたり報告数）

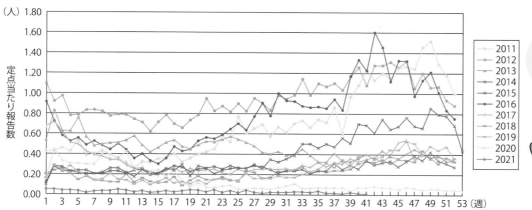

グラフは、年別に色分けされ、1週が1月から始まり、過去と現在の流行状況がわかります

厚生労働省／国立感染症研究所：感染症発生動向調査週報ダウンロード2021年第41週（第41号）https://www.niid.go.jp/niid/images/idsc/idwr/IDWR2021/idwr2021-41.pdf p.21[2]より引用

分類

● 肺炎には、肺実質である肺胞に炎症が起こる肺胞性肺炎、肺胞壁に炎症が起こる間質性肺炎、肺胞性肺炎と間質性肺炎を合併した混合型肺炎がある。また、病原体の種類によって、細菌性肺炎、ウイルス性肺炎、マイコプラズマ性肺炎に分けられる（**表2**）[1, 4]。

表2　肺炎の形態的分類

分類	病原体
細菌性肺炎	グラム陰性桿菌、A群溶血性連鎖球菌、B群溶血性連鎖球菌、黄色ブドウ球菌、肺炎桿菌、肺炎球菌、百日咳菌、結核菌、インフルエンザ菌など
ウイルス性肺炎	RSウイルス、インフルエンザウイルス、パラインフルエンザウイルス、アデノウイルス、麻疹、ヒトメタニューモウイルス、サイトメガロウイルス
マイコプラズマ性肺炎	マイコプラズマ

遠藤文夫 編：最新ガイドライン準拠 小児科診断・治療指針 改訂第2版. 中山書店, 東京, 2017：520. ⑯小児における肺炎の原因微生物の頻度. [1]と鴨下重彦, 柳澤正義 監：こどもの病気の地図帳. 講談社, 東京, 2017：64-65. [4]より作成

病態

● 肺炎は、肺の炎症である。肺実質である肺胞は、細気管支の末端にある房状になったポケット状のふくろ（嚢）で、肺胞壁を取り巻く毛細血管とのあいだでガス交換を行っている[4]。この肺胞が炎症を起こした場合、一般的に肺炎といわれる。肺胞ではなく肺の間質（肺胞隔壁や小葉間隔壁など）に炎症が起こる肺炎が間質性肺炎である[1]（**図2**）。

● 病原微生物の侵入は上気道から気管支、肺へと連続的に拡大する。侵入した病原体が、間質、肺胞に炎症を引き起こし、それぞれの部位に炎症細胞浸潤、浮腫、滲出液貯留、フィブリン析出などの病理的変化が生じる[1]。その結果、肺胞内への菌の侵入と免疫反応による滲出液などで肺胞内が満たされ、肺胞内へ空気が入りにくくなり、基本的なはたらきであるガス交換が障害される。ガス交換が障害され

ると、動脈血酸素分圧（PaO_2）が低くなり、動脈血二酸化炭素分圧（$PaCO_2$）が高くなることで、低換気となり、呼吸障害が生じる。

● 滲出液の貯留、分泌物増加による咳嗽・喘鳴が生じ、進行すると気道の狭窄、肺体積の減少、さらなるガス交換の障害につながり、呼吸困難やチアノーゼなどの呼吸障害が生じる。そのほか、炎症の全身反応として発熱も認められるようになる。

● マイコプラズマ肺炎は、間質性肺炎の病像を呈し、細気管支壁、血管周囲、肺胞間質にリンパ球の浸潤、肺胞内に上皮の剝脱がみられる[5]。それに伴う炎症反応により粘膜分泌物が増加し、呼吸器症状が出現する。

図2　一般的な肺炎と間質性肺炎の炎症の違い

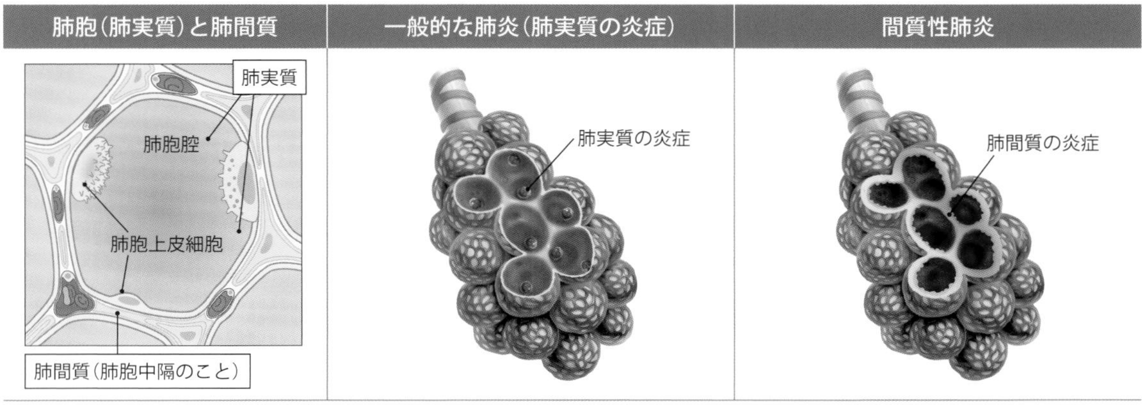

肺胞（肺実質）と肺間質	一般的な肺炎（肺実質の炎症）	間質性肺炎

肺実質／肺胞腔／肺胞上皮細胞／肺間質（肺胞中隔のこと）／肺実質の炎症／肺間質の炎症

検査・診断

- 検査は、PCR（ポリメラーゼ連鎖反応）や抗原抗体反応による迅速診断キットや胸部X線検査、血液検査が行われる。呼吸障害時には血液ガス分析の測定が行われる。
- 血液検査では、白血球数、好中球数、CRP（C反応性タンパク）などの急性炎症反応は弱く、白血球数減少を認めることも少ない[5]。確定診断法として遺伝子・抗原診断と血清診断があるが、一般臨床現場での急性期診断には、マイコプラズマ核酸同定検査（LAMP法）が最も優れている[6]。
- 胸部X線検査では、肺炎のさまざまな浸潤陰影が認められ、とくにマイコプラズマ肺炎では、区域分布に一致した均質の白濁陰影が多い[7]。胸部CT検査では、すりガラス様陰影や粒状影がみられることが多い[8]。
- マイコプラズマ肺炎では気管の狭小化をきたすため、完全閉塞では無気肺、エアトラッピング（Air Trapping：空気のとらえこみ現象）が起これば肺過膨張（hyperinflation）をきたし、X線写真では胸部膨張を示す樽状胸郭、明るい肺野、横隔膜の平低化を認める[9]。
- 診断は、症状と身体所見、検査所見で総合的に行われる。血清診断には、PA法、寒冷凝集素価、CF法、IHA法、EIA法などがあり、確定診断は急性期と回復期の血清抗体価の4倍以上の上昇を確認する[6]。

症状

- 肺炎は、発熱、咳嗽、多呼吸をはじめとする呼吸困難が主症状である。胸部聴診で断続性副雑音もしくは呼吸音の減弱を聴取する。また炎症性疾患の全身状態として活気の低下や不機嫌、食欲不振、全身倦怠感などの症状が認められる。
- マイコプラズマ肺炎では、通常2～3週間の潜伏期間で、鼻汁、咽頭痛、咳嗽、頭痛、倦怠感や発熱が出現する（**図3**）。これらの症状が数日以内に増悪し、咳嗽は、乾性から湿性に変化する。咳嗽は3～4週間持続することがある[7]。また発作性に夜間や早朝時に強く認められる[1]。聴診所見に異常を認めることは少ないが、注意深く聴診すると肺炎病巣に一致してかすかに断続性副雑音を聴取できることが多い[5]。発熱は、数日で解熱することが多く、全身状態は悪化しないことが多い。

図3 マイコプラズマ肺炎の症状

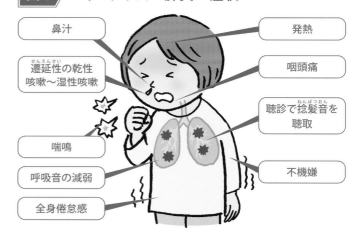

- 鼻汁
- 遷延性の乾性咳嗽～湿性咳嗽
- 喘鳴
- 呼吸音の減弱
- 全身倦怠感
- 発熱
- 咽頭痛
- 聴診で捻髪音を聴取
- 不機嫌

表3 小児肺炎の重症度分類

	軽症	中等症	重症
全身状態	良好	不良	不良
経口摂取	可能	不良	不可能
SpO_2低下	なし（≧96%）	90～95%	<90%
呼吸数	正常	異常	異常
無呼吸	なし	なし	あり
努力性呼吸（呻吟・鼻翼呼吸・陥没呼吸）	なし	あり	あり
循環不全	なし	なし	あり
意識障害	なし	なし	あり

年齢別呼吸数（回/分）　新生児<60、乳児<50、幼児<40、学童<20
中等症・重症においては1項目でも該当すれば、中等症・重症と判断する。

尾内一信, 岡田賢司, 黒崎知道 監：小児呼吸器感染症診療ガイドライン2017. 小児呼吸器感染症診療ガイドライン作成委員会, 東京, 2016：48. 表4-3 重症度分類. [6]より転載

経口抗菌薬か、点滴静注で入院となるか、重症度は治療法の選択のうえで重要です

治療

- 病態によって、輸液療法・酸素療法を行う。
- 初期治療の段階では、肺炎の原因菌の特定ができないため、患児の年齢や流行の状況を考慮し、抗菌薬による治療がなされる。抗菌薬治療以外の治療としては、酸素療法、体位ドレナージ、気管支拡張薬や鎮咳去痰薬の投与（内服・吸入・貼付）、輸液、人工換気療法などが行われる[10]。
- マイコプラズマ肺炎では、薬物療法として、タンパク合成阻害薬としてのマクロライド系やテトラサイクリン系の抗菌薬が選択される[1]。マクロライド系抗菌薬の効果は48〜72時間で評価できる。無効な場合はトスフロキサシンあるいはテトラサイクリン系抗菌薬の投与が考慮される[7]。テトラサイクリン系抗菌薬は、一過性骨発育不全、歯牙着色、エナメル質形成不全などの副反応を有するため、8歳未満には原則として禁忌である[7]。マイコプラズマ肺炎に対する治療薬とその投与期間を**表4**に示す。重症例にはステロイド薬の全身投与が考慮される。

表4 マイコプラズマ肺炎の治療薬と投与期間

抗菌薬		投与法	投与期間	禁忌
マクロライド系	エリスロマイシン	経口	14日間	
	クラリスロマイシン	経口	10日間	
	アジスロマイシン	経口	3日間	
キノロン系	トスフロキサシン	経口	7〜14日間	乳児
テトラサイクリン系	ミノサイクリン	経口、点滴静注	7〜14日間	8歳未満

尾内一信, 岡田賢司, 黒崎知道 監：小児呼吸器感染症診療ガイドライン2017. 小児呼吸器感染症診療ガイドライン作成委員会, 東京, 2016：75. 表4-8 マイコプラズマ肺炎の治療に使用する抗菌薬の用法・用量・投与期間.[6]を参考に作成

合併症・予後

- マイコプラズマ肺炎には、さまざまな合併症が生じる。
- 皮膚と神経に関する合併症がとくに多く、皮膚の発疹は全体の10〜20%に認められ、なかには、粘膜で炎症を引き起こすことがある。菌そのものの侵襲以外による自己免疫反応から、スティーブンス・ジョンソン症候群という重症型になることがある。神経では、脳炎を起こしたり、ギランバレー症候群という末梢神経障害である筋力低下やしびれを起こしたりする[3]。
- マイコプラズマ肺炎は、治療薬の耐性にかかわらず、発熱が長引き肺炎も悪化することがある[3]。
- 中耳炎、急性副鼻腔炎、胸膜炎、髄膜脳炎、心筋炎、心膜炎などの合併症がある。

予防

- マイコプラズマ肺炎には、有効なワクチンはない。飛沫感染および接触感染の予防のため、マスク着用、ソーシャルディスタンス（感染者との1〜2mの適当な距離を保つ）が有効となる。

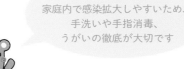

学校等の集団施設内や家庭内で感染拡大しやすいため、手洗いや手指消毒、うがいの徹底が大切です

1 呼吸状態の観察と検査

- 呼吸数・呼吸音（左右差、減弱の有無）、深さ（**図4**、**表5**）、喘鳴の有無・程度
- 肩呼吸、陥没呼吸、鼻翼呼吸などの有無、胸郭の動き
- 副雑音
- 経皮的動脈血酸素飽和度（SpO_2）、チアノーゼの有無・程度
- 喀痰の量、気道分泌物の増加の有無
- 咳嗽の種類・程度
- 鼻汁
- 胸部X線検査
- マイコプラズマ抗原抗体反応

根拠

マイコプラズマ肺炎では、咳嗽、呼吸困難を主症状とし、胸部聴診で断続性副雑音もしくは呼吸音の減弱が聴取される。肺胞でのガス交換が障害されるため、酸素化が妨げられ、SpO_2の低下が認められる。

聴診は、呼吸状態を知るうえで重要である。詳細に聴き分け、異常をキャッチすることが必要である。呼吸状態の変化や呼吸困難の状況を正確に把握し、酸素化を促進する援助が重要となる。酸素化に向けて、安静保持などにより酸素消費量を少なくすることが求められる。

酸素化が阻害されることで活動制限が生じ、睡眠・食事などに影響を及ぼす。活動制限は学童期にある子どもの身体的・心理的成長に影響を与える。学童期の子どもは自己の痰喀出、呼吸法の実施など医療者の指示に従うことや、主訴などの訴えができるような発達段階になってきている。訴えを確認し、気道内分泌物の喀出を促すなど安楽な呼吸を支援する必要がある。

2 全身状態の観察

- バイタルサインの測定：体温（発熱・微熱の状態など）、脈拍・呼吸数
- 下痢・嘔吐、腹痛
- 頭痛
- 発疹、蕁麻疹
- 経皮的動脈血酸素飽和度（SpO_2）
- 活気・機嫌
- 全身倦怠感（活動状況など）
- 水分摂取量
- 皮膚状態：発汗状態や皮膚の乾燥状態・ツルゴール反応（P.28**図6**参照）
- 検査データ：血液検査（CRP、白血球数[WBC]など）

根拠

マイコプラズマ感染症では、肺炎以外の症状も起こりうる。中枢神経系や循環器系、消化器系などの合併症もあり、諸臓器への直接感染も認められる。呼吸器症状以外の症状の確認は、全身状態への影響を確認するうえで重要である。

感染による発熱や気道内分泌物の増加は、体内水分を喪失させる。発熱や水分摂取不足の状態、皮膚の乾燥状態から脱水の有無や程度を判断する。発熱に伴う呼吸促迫が浅速呼吸となりやすく、換気量が減少しやすい。発

（P.38へ続く）

図4　呼吸音の聴取（胸部の聴診）について

● 聴診は、両肺野の肺実質の空気音だけでなく、空気が通る部分での聴診を行う。
● 乳幼児は末梢分岐部の肺音の聴き分けが困難なため、日常の意図的な聴診が必要である。
● 聴診部位は、左右対称に聴診し、肺野全体の音を聴取し、各部位において1〜2呼吸ずつ聴診する。前面頸部（図内①の部位）は息を吐き切るまで聴診するので、咳き込みやすい場合は、最後に聴診するとよい[11]。

〈聴診部位〉

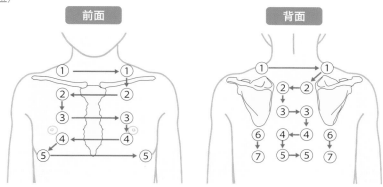

〈正常な呼吸音〉

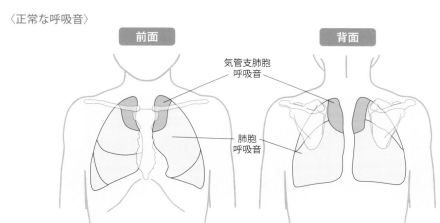

表5　小児の呼吸の特徴

発達段階	呼吸の型	呼吸数のめやす（回/分）	呼吸機能の発達
新生児期	腹式呼吸	30〜50	● 肺胞や胸郭が十分に拡大していない ● 6か月未満は鼻呼吸が主体、口呼吸は生後6か月以降に始まる ● 成長とともに肋骨が傾斜し、肋間筋や胸筋などが発達する ● 腹式呼吸に胸式呼吸が加わり、やがて胸式呼吸へと移行する
乳児期	腹式呼吸	30〜40	
幼児期	胸腹式呼吸	20〜30	
学童・思春期	胸式呼吸	18〜20	

筒井真優美 監, 飯村直子, 江本リナ, 西田志穂 編：パーフェクト臨床実習ガイド　小児看護　第2版. 照林社, 東京, 2017：82[12]より引用

熱に伴う末梢冷感状態もあり、酸素飽和度が低下することがある。酸素飽和度は、呼吸循環状態の管理に有効である。また、活気や機嫌、全身倦怠感などから生じる食欲低下や水分摂取不足は、発熱や脱水に対する援助の指標となる。検査データの確認により、体内の炎症度を確認するとともに、マイコプラズマ感染の状況と治療の効果を把握する指標となる。

③ 日常生活の観察

- 症状（咳嗽や発熱、倦怠感など）に伴う食欲不振
- 治療や処置に対する言動・反応
- 1日の過ごし方
- 睡眠状況
- 生活制限の状況（安静度の確認）
- 薬物療法の管理：持続点滴の管理（ルートの長さ・速度調節管理など）・内服の確認
- 酸素療法の管理：酸素流量や酸素濃度の確認など

根拠

　急性期においては、さまざまな症状に加えて、治療や処置に伴う行動制限がある。子どもの言動や反応、症状の変化を観察することで、子どもに生じている苦痛の把握と理解につながる。生活制限や安静保持などから、自立度が低下することも考えられるため、できる限り、入院前の生活習慣に沿った生活への援助が必要である。

　とくに学童期では、検査・治療の実施において、言葉による説明での理解が可能となる時期である。治療や処置に対する言動や反応を確認し、子どもが主体的に参加できるよう援助する。

④ 子どもと家族の心理・社会的側面について

- 子どもの不安：入院生活に対する不安や治療・検査に対する反応
- 活動制限に伴う子どもの反応
- 学校へ行けないことに対する子どもの思い、家族の心配
- 子どもの症状や入院に対する家族の思い
- 子どもの疾患の治療や予後に対する家族の心配
- きょうだいの世話や家事に対する母親の思い
- きょうだいの様子や発言
- 母親の仕事への不安

子どもと家族の立場に立って、それぞれの思いを傾聴し、ニーズを見きわめ、援助することが大切です

根拠

　急な入院によって、過ごす環境が変化することで、子どもは不安や混乱を生じる。学童期になると、プレパレーションの実施や理解度に応じた説明により、入院適応が早期にできるようになる。子どもの入院生活や治療に対する反応や生活状況を観察し、子どもの不安や精神的苦痛の把握と緩和を図る。学童期では、登校できない状況となることもあり、友人関係や学業の遅れに対する不安やストレスへの援助も必要である。

　子どもが入院することで母親をはじめ家族の動揺が大きい。子どもの状態の受け止め方や病状、治療に対する不安などについて把握し、家族が落ち着いた状態で子どもを見守ることができるように支援する。同時に、子どもの入院と母親の付き添いによる家族内役割の変化や家族全体の生活への影響についても理解し、援助につなげる。

Part 3 子どもと家族の全体像

アセスメント時点（現時点）での子どもと家族の全体像をまとめます。

1 子どもが感じていること（状態）

「咳が出てつらい。お熱もある。息も苦しい。『呼吸するところが弱っているから入院して治療しよう』と言われ、点滴も始まった。動くと息がしんどくてどうなるか心配。点滴がいつまで続くのかわからないけれど、なるべくベッドのなかで静かに過ごさないといけないみたい」

「入院になっちゃったから、学校に行けない。図書係の『学級文庫の整理』ができなくなった」

「ママがいるから病院でのお泊まりは大丈夫」

2 子どもの生活や発達に関すること

入院前は、小学校生活に慣れ、小学校の生活リズムに沿って元気に通学していた。宿題や図書係の役割の実施などから、自分の責任や役割を果たす力、みんなのための役割として公の感覚もつき始めている。母親の付き添いもあり、早く学校へ行きたい、という思いから、入院生活での安静保持や点滴治療をがんばることができている。生活習慣についてはすでに獲得しており、着替えや食事などは準備すれば自分でできている。母親はふだんパート勤務をしていることから、平日は近くの祖父母宅にいることが多い。

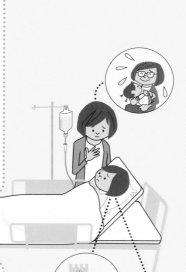

3 家族が思っていること（家族の状態）

「咳をしていたので風邪だと思っていたら、入院になってしまった。もっと早く受診させればよかった」と話している。また、「妹を実家の母に預けているので、赤ちゃん返りしないか心配」と、きょうだいのことを気にしている。

祖父母は、孫の入院に驚き、パン屋の営業を調整し、母親の代わりにきょうだい（妹）の世話を積極的にしている。きょうだい（妹）は、機嫌よく祖父母宅で過ごしている。父親は、休日の付き添いを母親と交代している。

4 病気や症状に関すること

入院時より、38℃台の発熱が持続している。湿性咳嗽がひどく、呼吸音も副雑音が聴かれる。右肺野の肺音がやや聴こえにくい感じがある。軽いチアノーゼがあり、呼吸数は32回/分と多呼吸状態にある。SpO_2は、安静にしていれば、ルームエアで96％以上を維持できている。そのため看護師の指示に従い、ベッド上で静かにファウラー位をとっている。食欲はなく、病院食はがんばっても1/3程度しか摂取できていない。水分は、1日800mL程度摂取できている。口唇粘膜の乾燥がみられる。持続点滴はトラブルなく実施できており、内服薬も服用できている。

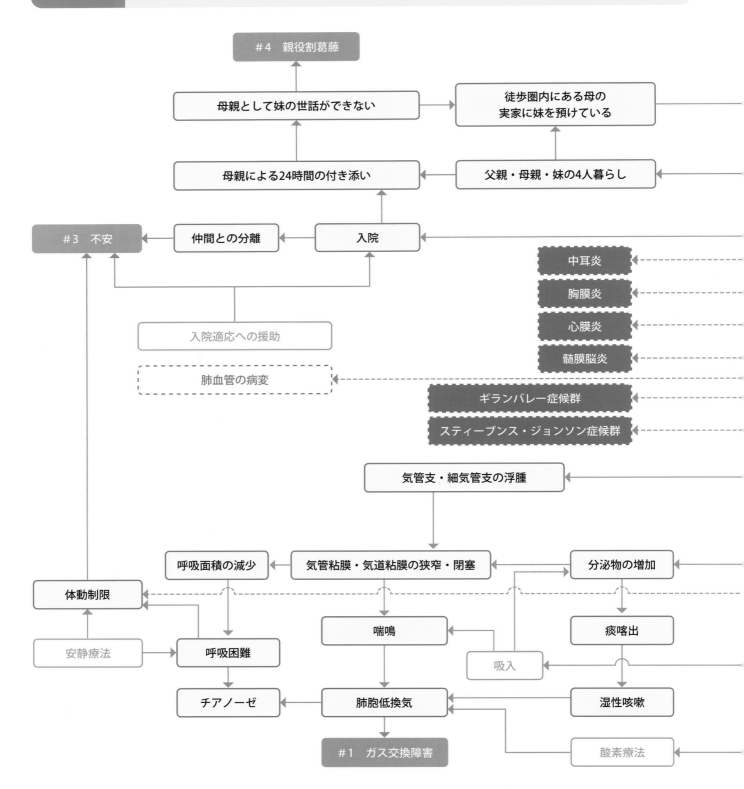

#4　親役割葛藤

母親として妹の世話ができない

徒歩圏内にある母の
実家に妹を預けている

母親による24時間の付き添い

父親・母親・妹の4人暮らし

#3　不安

仲間との分離

入院

入院適応への援助

肺血管の病変

中耳炎

胸膜炎

心膜炎

髄膜脳炎

ギランバレー症候群

スティーブンス・ジョンソン症候群

気管支・細気管支の浮腫

呼吸面積の減少

気管粘膜・気道粘膜の狭窄・閉塞

分泌物の増加

体動制限

安静療法

呼吸困難

喘鳴

吸入

痰喀出

チアノーゼ

肺胞低換気

湿性咳嗽

#1　ガス交換障害

酸素療法

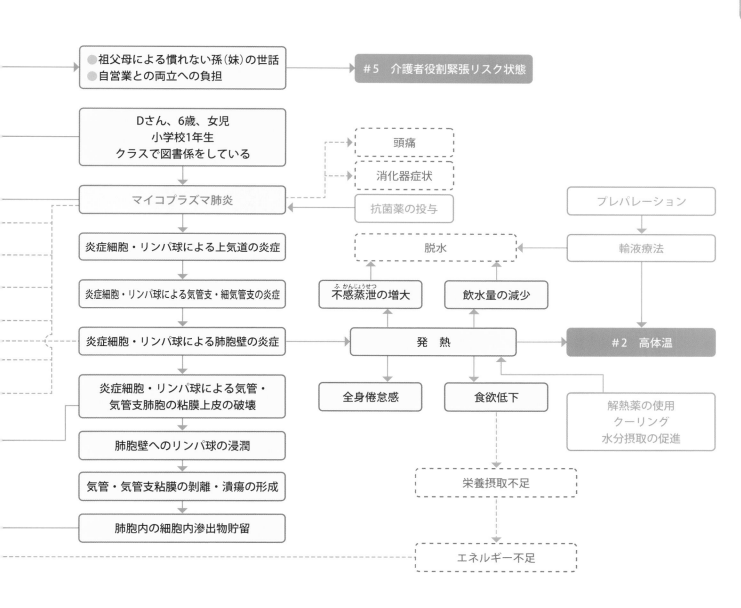

凡例　□ 実在する状態　┊┊ 潜在する状態　■ 看護診断　□ 治療・ケア　■ 合併症　→ 関連（実在）　--→ 関連（潜在）

●祖父母による慣れない孫（妹）の世話
●自営業との両立への負担

#5　介護者役割緊張リスク状態

Dさん、6歳、女児
小学校1年生
クラスで図書係をしている

頭痛

消化器症状

マイコプラズマ肺炎

抗菌薬の投与

プレパレーション

炎症細胞・リンパ球による上気道の炎症

脱水

輸液療法

炎症細胞・リンパ球による気管支・細気管支の炎症

不感蒸泄の増大

飲水量の減少

炎症細胞・リンパ球による肺胞壁の炎症

発　熱

#2　高体温

炎症細胞・リンパ球による気管・
気管支肺胞の粘膜上皮の破壊

全身倦怠感

食欲低下

解熱薬の使用
クーリング
水分摂取の促進

肺胞壁へのリンパ球の浸潤

気管・気管支粘膜の剥離・潰瘍の形成

栄養摂取不足

肺胞内の細胞内滲出物貯留

エネルギー不足

プレパレーション

Part 5　看護診断と根拠

明らかになった看護診断に優先順位と根拠を示します。

	看護診断	根拠
#1	持続性の湿性咳嗽、呼吸困難に関連したガス交換障害[※1]	湿性咳嗽が強く、息苦しさの訴え、SpO_2の低下により、体内に十分な酸素が取り込まれていない状態にあり、体内の酸素化を促す必要があるため#1をガス交換障害とした。
#2	マイコプラズマ感染、不感蒸泄の増加に関連した高体温[※2]	マイコプラズマ感染に伴う38℃台の発熱の持続、咳嗽の持続による不感蒸泄の増加に伴う体内水分量の喪失から、体温の平常化に向けた援助が必要である。そのため、#2を高体温とした。
#3	慣れない入院や呼吸困難に関連した不安[※3]	慣れない入院や呼吸困難に伴う制限、登校できないことなどに対する心配や気がかりがあり、#3を不安とした。
#4	母親として妹の世話が十分にできないことに関連した親役割葛藤[※4]	子どもの入院により、きょうだいの世話が十分にできないことに対する母親の気がかりから#4を親役割葛藤とした。
#5	子どもの入院に対する家族の介護者役割緊張リスク状態[※5]	幼い孫（妹）を預かる祖父母の負担や疲労が生じるおそれから#5を介護者役割緊張リスク状態とした。

※1 定義：酸素化と二酸化炭素排出の両方またはいずれか一方が、過剰または不足した状態
※2 定義：体温調節障害により、深部体温が日内の正常範囲を上回っている状態
※3 定義：漠然とした差し迫った危険・大惨事・不運を予期するような、広範な脅威に対する情動反応
※4 定義：親が経験する、危機に反応した役割の混乱と葛藤状態
※5 定義：家族や大切な人のために、ケアの責任を果たすこと、期待に応えること、あるいは行動することが困難になりやすく、健康を損なうおそれのある状態

Part 6　根拠に基づいた看護計画

看護診断の優先度の高い#1、#3〜4の期待される成果、看護計画と根拠を示します。

#1　持続性の湿性咳嗽、呼吸困難に関連したガス交換障害

期待される成果 （長期目標）	●呼吸困難の改善により呼吸状態が安定する。
期待される成果 （短期目標）	❶低酸素状態が改善する。 ❷咳嗽が改善し、夜間の睡眠や食事をとることができる。

看護計画	根拠・留意点

観察計画 O-P

❶バイタルサイン
- 体温・呼吸・脈拍

❷呼吸状態の観察
- 呼吸数、呼吸様式、呼吸困難感の有無・程度、喘鳴の有無
- 胸郭の動き、動きの左右差
- 努力呼吸の有無(多呼吸、陥没呼吸、鼻翼呼吸、肩呼吸など)

❸喀痰の有無、色、粘稠度(ねんちゅうど)、量

❹SpO_2、チアノーゼの有無・程度・部位、末梢冷感
❺活気・機嫌
❻睡眠状況、食事摂取状況
❼検査データ
- 血液検査(CRP、WBC)、動脈血ガス分析、胸部X線検査

根拠・留意点:
- 呼吸器症状、咳嗽、発熱による酸素消費量の増大は脈拍数を増加させる。
- 呼吸状態の観察は、肺炎症状、肺胞のガス交換の状況把握の指標となる。
- 痰は異物を取り込み排出する作用があり、痰の性状の観察や咳嗽の観察は肺炎状況の変化を把握する指標となる。
- SpO_2の値、チアノーゼはガス交換の状態を示し、呼吸援助の指標となる。
- 活気の有無や機嫌のよし悪しは、体調を表す指標となる。
- 血液検査による炎症所見や感染徴候、胸部X線検査による肺の陰影から肺炎の状態が把握できる。

ケア計画 C-P

❶呼吸しやすい安楽な体位の調整
- ファウラー位や座位など上体の挙上を行う。
- ときどき深呼吸を促す。

❷排痰法の実施
- 体位ドレナージやスクイージングなどにより排痰を促す。
- 咳嗽時は小さな咳を続けたのち大きな咳が出せるよう、声かけをする。途中で深呼吸の実施を促す。

❸酸素投与の実施(医師指示)
- SpO_2が95%以下で経鼻2L/分で開始する。
- 酸素流量・濃度の設定、経鼻カニューラの装着状況、チューブの屈曲、閉塞、漏れの有無などを確認する。
- 経鼻カニューラの固定テープにキャラクターのシールを貼るなど、治療への緊張を緩和する。

❹水分摂取の促進
- 頻回に少量(50mL程度/回)ずつ、お茶や経口補水液などの摂取を促す。
- 食事やおやつ、服薬、吸入前後、清拭後などタイミングをみて飲水を促す。

❺ネブライザー吸入の実施(医師指示)
- 噴霧薬剤が吸入できるよう、マウスピースをしっかりくわえるよう促す。途中、深呼吸を取り入れ、肺内まで薬液浸透を促す。
- 吸入中は一緒に本を読むなどして治療に対する緊張を緩和する。

❻必要時、上気道内(口腔内、鼻腔内)の吸引
- 吸引圧は10〜13Kpa(80〜100mmHg)以下とし、吸引時間は10秒以内で行う。

❼安静保持
- ベッド上での静かな遊び(本読みやお絵かき、工作など)を支援する。

❽寝衣はゆったりしたものとする。
❾環境調整を行う。
- 室温は20〜24℃(夏)、18〜22℃(冬)、湿度は45〜65%(夏)、40〜60%(冬)とする。

根拠・留意点:
- 上体の挙上によって胸郭が広がり、横隔膜が下がるので、肺の容量が増え、呼吸しやすくなる。深呼吸により肺を広げることで、空気の取り込みを促す。
- 痰喀出の促進は、気道内の空気の通りをよくし、ガス交換を助ける。痰を排出することで異物や菌を排出でき、肺内の菌の増殖を抑制できる。効果的な咳嗽促進は、自力排痰につながる。
- 適切な酸素投与は肺胞内のガス交換を助ける。
- 水分摂取は痰の粘稠度を下げ、痰の喀出を促す。
- ネブライザー吸入は、最微粒子化した薬液を肺胞まで浸透させ、気道内の線毛運動を促す。同時に分泌物の粘稠度を下げ、痰を喀出しやすくする。
- 吸引により気道内分泌物を除去でき、空気の通りをよくすることができる。
- 安静にすることで、酸素消費量が減少し、肺負担を軽減し呼吸が楽になる。
- 寝衣による胸部圧迫は呼吸を妨げる。
- 適切な温度・湿度は吸気の加温や加湿を助け、呼吸しやすくする。

看護計画	根拠・留意点
教育計画 **E-P** ❶安静や酸素、ネブライザー吸入など治療の必要性を説明する。 ❷「息苦しい」などの体調不良時はすぐに看護師に連絡するよう指導する。 ❸水分摂取について説明する。 　●方法、摂取のタイミング、1日の摂取量など。	●治療への理解により、適切な治療効果を得られる。 ●症状悪化を早期に医療者に知らせることができれば、早期に対処できる。 ●効果的な水分摂取が負担なくできれば、痰の粘稠度が下がり、痰喀出が促進できる。

#3 慣れない入院や呼吸困難に関連した不安

期待される成果 （長期目標）	●身体的・精神的苦痛の緩和により、穏やかに過ごすことができる。
期待される成果 （短期目標）	❶ベッド上安静を保ちながら、笑顔で、好きな遊びができる。 ❷身体的・精神的苦痛について、表現することができる。

看護計画	根拠・留意点
観察計画 **O-P** ❶バイタルサイン 　●体温・呼吸・脈拍 ❷症状・一般状態の観察 　●呼吸状態 　●倦怠感 　●食欲・食事摂取量 ❸子どもの言動・表情・反応 　●活気・機嫌 　●治療・看護援助に対する反応：笑顔の有無、言動、緊張感 　●1日の過ごし方：睡眠・休息の状況・ベッド上での遊びの様子 　●家族や医療者に対する言動や反応	●発熱および発熱に伴う随伴症状は、身体的苦痛を増強し、不安を増強する要因の1つとなる。 ●夜間咳嗽や呼吸困難などで夜間の睡眠が妨げられると、日中睡眠が必要となるため、適切な休息への援助指標となる。機嫌よく活気があることや笑顔は、精神的安定やリラックスを示唆し、緊張や疲労は不安を増強する要因となる。
ケア計画 **C-P** ❶安静保持ができるための体位の工夫を行う。 　●ベッド挙上やクッションなどを活用し、胸郭が広がるよう上体挙上を保つ（座位や半座位など）。 ❷安静保持しながらできる遊びの援助を行う。 　●ベッド上座位や半座位で静かにできる遊びを提供する（塗り絵や折り紙など）。 　●好きな音楽をかけるなどして気持ちをやわらげる。 ❸症状の緩和 　●気道への刺激を避け、咳嗽の軽減を図る。 　●室内の温度・湿度を調整する。 　●発熱時は解熱の援助を行う。	●上体を挙上することで、胸郭が広がり呼吸しやすくなるため、呼吸困難に対する不安が軽減できる。 ●静かな遊びは、酸素消費量を抑制し、呼吸困難を引き起こしにくい。好きな遊びや音楽での気分転換は、脳内物質のエンドルフィン分泌量を増し、交感神経を鎮め、多幸感を感じさせるため、入院による不安などを軽減できる。 ●気道刺激の軽減を図ることで、呼吸困難や咳嗽を緩和する。

＜引用文献＞
1. 遠藤文夫 編：最新ガイドライン準拠 小児科診断・治療指針 改訂第2版. 中山書店, 東京, 2017：502-503, 519-529.
2. 厚生労働省／国立感染症研究所：Infectious Diseases Weekly Report JAPAN iDWR 2021年第41週（10月11日〜10月17日）：通巻第23巻第41号 感染症の予防及び感染症の患者に対する医療に関する法律 感染症発生動向調査 感染症週報 グラフ総覧（第41週）p.21. https://www.niid.go.jp/niid/images/idsc/idwr/IDWR2021/idwr2021-41.pdf(2021/11/3閲覧)
3. 大石智洋：特集 その症状は"かぜ"？ まちがいやすい病気イロイロ かぜとまちがいやすい個々の病気 マイコプラズマ肺炎. 小児看護2021；44(1)：50-53.

看護計画	根拠・留意点
ケア計画 **C-P** 	❹**食事摂取の支援** ●口当たりや消化のよいものを促す。 ●子どもが食べたいもので、食べられるものを促す。 ❺**処置やケアの前にはプレパレーションを実施し、不安や恐怖を取り除く。処置中にはディストラクションを実施する。** ❻**子どもが1人でいるときは、訪室を心がけ、子どもと一緒に遊ぶ時間を確保するなど配慮する。** ❼**学校の友だちとオンライン面会や手紙のやり取りができるよう支援する。**	●栄養補給は、炎症疾患によるエネルギー消費を補い、身体的苦痛の軽減につながる。また口から食べられることで子どもの安心につながる。 ●プレパレーションやディストラクションの実施により、慣れない処置や治療を乗り越えることで自信がもて、治療や処置に対する不安を緩和できる。 ●医療者の訪室により、孤独感を軽減でき、不安の緩和につながる。 ●学校の友だちとつながる機会は、登校できないことの孤立や取り残され感を減らし、不安を軽減する。
教育計画 **E-P**	❶**治療や検査処置などについて、子どもにわかりやすく説明する。** ●治療の方法や子どもができそうで、協力してほしいことや、処置の方法やかかる時間、がんばれる方法などについて、絵本などで説明する。 ●説明するタイミングは子どもの状態を確認して話が聞けそうなときを選択する。 ❷**家族に子どもの入院生活を支援できる方法を説明する。** ●家族がそばにいることや一緒に遊んだりすることは、子どもの大きな安心につながることを伝える。 ●子どもにとって、家族はさまざまな訴えを最もしやすい存在であることを伝える。	●わかりやすい説明をすることで、子ども自らが処置や治療に前向きに取り組むことができ、不安の軽減につながる。 ●子どもが聞きやすいタイミングで説明することは、子どもの理解を助ける。 ●家族からの支援は、子どもの安心につながる。

 #4 **母親としてきょうだい（妹）の世話が十分にできないことに関連した親役割葛藤**

期待される成果 （長期目標）	●母親の不安や心配が軽減される。
期待される成果 （短期目標）	●母親が不安や心配を表出できる。

看護計画	根拠・留意点
観察計画 **O-P**	❶**母親の言動** ❷**入院後のきょうだいの生活の変化に対する母親の思い** ❸**きょうだいの世話に対する思いや心配** ❹**家族の協力の状況**	●母親の訴えや行動は、母親の心情を表し、心理的葛藤や苦痛を把握する指標となる。 ●子どものきょうだいの生活の変化に対する母親の気がかりを把握でき、援助指標とすることができる。 ●母親が考えているきょうだいへの母親役割の把握ができる。 ●家族の協力体制やサポートの有無は、きょうだいにかかわる時間の確保やかかわり方への判断指標となる。

4. 鴨下重彦，柳澤正義 監：こどもの病気の地図帳．講談社，東京，2017：64-65.
5. 内山聖 監：標準小児科学 第8版．医学書院，東京，2020：392-399.
6. 尾内一信，岡田賢司，黒崎知道 監：日本小児呼吸感染症診療ガイドライン2017．小児呼吸器感染症診療ガイドライン作成委員会，東京，2016：48，75，187-188.

7. 伊藤孝子：特集 病気の子どもに必要な検査と値のとらえ方　各疾患における検査　呼吸器感染症．小児看護2021；44（3）：290-297.
8. 池西静江，小山敦代，西山ゆかり：プチナースBOOKS　アセスメントに使える疾患と看護の知識．照林社，東京，2016：4-7.

看護計画	根拠・留意点

	看護計画	根拠・留意点
ケア計画 C-P	❶母親の話を傾聴する。 ●訪室時は、ゆったりした雰囲気で、椅子に座るなどして母親に接する。 ●総室（大部屋）の場合はカーテンを閉める、別室の準備をする、など話ができる環境を整える。 ●訪室時は母親自身のことについて声をかける。 ●母親自身の訴えを、最後まで聴く。 ❷子どもの状態が落ち着いていれば、母親が自宅に戻る時間を確保する。 ❸母親が行っている親役割を具体化し認める声かけを行う。 ❹家族と付き添いの協力体制について相談する。 ●父親や祖父母との付き添い交代や、きょうだいへのかかわり方について相談する。	●ゆったりした空間、医療者からの声かけは、伝えにくいことを伝えやすくする。プライバシーの確保は、医療者との信頼関係の維持・構築となり、援助につなげやすい。母親自身が話すことで、母親の考えや思いを整理でき、母親役割の遂行について、自らの解決策を見出す一助となる。 ●自宅に戻りきょうだいの世話をする時間を確保することで、母親役割が遂行でき、葛藤の緩和につながる。 ●母親の実践を客観化することで、母親役割が果たせているとの理解ができ、葛藤の軽減につながる。 ●家族のそれぞれが協力することで、きょうだいへの母親役割が遂行でき、葛藤の軽減につながる。
教育計画 E-P	❶母親が身体的・心理的に安定していることの重要性を説明する。 ❷家族にきょうだいの様子を知らせてもらえるようにする。	●母親自身の健康管理ができることで、母親役割の遂行につながり、葛藤を軽減できる。 ●きょうだいの様子を詳しく知ることで母親が安心を得ることができる。

Part 7 評価

実施した看護計画を評価する際の視点を解説します。

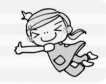

●Dさんの呼吸困難や低酸素状態が改善されているかどうかで短期目標の達成度を評価する。短期目標の達成ができていない場合、合併症の発現の有無、あるいは看護計画が不十分であったのかを考察する。
●マイコプラズマ感染による発熱、発熱に伴う脱水徴候について短期目標に沿って評価する。平熱の持続、感染徴候を示す血液検査データについて評価する。発熱の持続や感染徴候の持続がある場合は、医師に相談し、看護計画の見直しを行う。
●学童期は、慣れない環境への不安に加え、登校できないことへの心配がある。症状の改善状況と合わせて入院に対する思い、登校できないことに対する思いについて短期目標に沿って評価する。
●子どもの入院による家族の生活の変化について、きょうだいやきょうだいを世話する祖父母の状況、母親の身体的・精神的疲労について、短期目標の達成度評価を行う。

評価の視点

●咳嗽、呼吸困難がなくなり、呼吸状態が安定しているか。
●平熱が維持でき、脱水徴候がなく水分出納が維持できているか。
●子どもの身体的症状が改善し、身体的苦痛が最小限となっているか。
●慣れない入院生活や登校できないことの精神的ストレスが最小限となっているか。
●母親の不安や心配が軽減され、心身ともに落ち着いて子どもの世話ができているか。

9. 山城雄一郎 監：ナースのための小児の病態生理事典．へるす出版，東京，2011：109-114.
10. 山口桂子，柴邦代，服部淳子：エビデンスに基づく小児看護ケア関連図．中央法規出版，東京，2016：66-70.
11. 清川浩，高瀬眞人：特集 小児の呼吸器疾患 子どもの咳を見直そう 呼吸器疾患の観察とケアのポイントを理解しよう 肺聴診の基礎．小児看護 2014：37(1)：17-25.
12. 筒井真優美 監：パーフェクト臨床実習ガイド 小児看護 第2版．照林社，2017：81-84.

先天性心疾患：ファロー四徴症

[せんてんせいしんしっかん：ふぁろーしちょうしょう]

執筆 宮谷 恵

ここで取り上げる病期・発達段階・看護の視点

◆病期・発達段階
急性期・乳児期

◆看護の視点

● ファロー四徴症は小児期の主要な先天性のチアノーゼ性心疾患である。チアノーゼが強い場合や無酸素発作を起こす事例では、根治手術（心内修復術）前に姑息手術（ブラロック-タウシッヒ：Blalock-Taussig手術［B-Tシャント術］）が行われる。

● チアノーゼが強くない場合や無酸素発作をβ遮断薬でコントロールできる事例では、姑息手術を行わず根治手術のみを行う。事例は無酸素発作を繰り返すことによる入院であり、発作の予防と発作時の対応への看護が重要である。

● 乳児期から幼児期は成長・発達が著しい時期である。心臓の疾患による身体への負担、慣れない入院生活で処置・検査を受ける影響は大きい。

● 両親も大きな不安を抱えている。子ども本人だけでなく、両親の心理面への看護が必要となる。

事例紹介・学生の受け持ち

◆患児紹介　Eさん、6か月、女児

【身長・体重】63.3cm、6.6kg
【役割・学校】両親の第1子
【家族背景】父親（35歳、会社員）、母親（31歳、会社員）との3人家族。共働きだが母親は1歳頃までの予定で育児休業中である。出生直後は父親も2週間の育児休業を取得しており、Eさんをとてもかわいがっている。両親の父母にとっては初めての孫。父方の祖父母は近隣に住んでおり、育児や病気のことにも協力的である。
【主要症状】心雑音、啼泣時チアノーゼ、無酸素発作
【主病名】ファロー四徴症
【現病歴】生後1か月で心雑音があり、ファロー四徴症と診断され外来通院していた。姑息手術は行わず1歳ごろに根治手術の予定であったが、半月ほど前から啼泣時に無酸素発作を起こすようになり、そのコントロールのため入院となった。体は小さめだが、成長・発達には今まで大きな問題はみられなかった。首のすわりは生後4か月でみられ、寝返りは最近できそうになることもあるがまだできない。さかんに喃語を話す。お気に入りのガラガラのおもちゃを握って振るのが好き。睡眠時間は夜間は10時間ほどで、昼間は午前と午後に約2時間ずつ昼寝をする。離乳食は1日1回で米がゆから始めたところで食べる量は少ない。母乳を1日5回程度飲んでいる。
【既往歴】なし
【治療指針】無酸素発作のコントロール
【治療内容】β遮断薬の増量、心臓カテーテル検査による手術方針・手術時期の再評価
【看護方針】β遮断薬の増量による無酸素発作の変化の観察、両親への無酸素発作時の対応方法の指導と、子どもの病状への不安に対する心理面のケアを行う。

◆学生の受け持ち

入院2日目から受け持ちとなり、その日に看護計画立案を開始した。母親が入院に付き添っている。

＜受け持ち時の状況＞

母親に抱っこされて入院してきた。入院後は、無酸素発作はなく体調はよかったが、病院に慣れない様子がある。医療者が近づくと啼泣してチアノーゼが増強する。両親は無酸素発作に対する不安が大きく、表情が硬く暗い様子であり、あまり積極的に質問をしてくる感じではない。医療者の問いかけに対しても言葉少なに答える。Eさんが泣くことに対して、医療者・学生、同室者に「すみません」と申し訳なさそうに言うことが多い。

Part 1 看護に必要な 疾患の基礎知識

疾患の定義、分類、病態、症状、検査・診断、治療、合併症などについて解説します。

定義・疫学

- ファロー四徴症（TOF：tetralogy of Fallot）は、1888年にフランスの医師ファローによって初めて報告されたチアノーゼを伴う代表的な先天性心疾患である。以下の特徴がある（**図1**）。
  ①心臓から肺へ血液を送る肺動脈の右心室の出口（漏斗部）と、肺動脈弁が狭い（漏斗部狭窄・肺動脈狭窄＝PS）。
  ②左右の心室を分ける心室中隔という仕切りの壁に大きな穴（心室中隔欠損＝VSD）がある。
  ③①の漏斗部狭窄・肺動脈狭窄があるため右心室から肺への血液がスムーズに流れず、また②の心室中隔欠損により左心室から右心室へ血液が流れ込む。そのため、右心室に高い血圧の負担がかかり、その結果として右心室の壁が厚くなり、右心室肥厚（右室肥大）となる。
  ④左心室から全身へ血液を送る大動脈が、左右の心室の壁に馬乗りのような状態になっている（大動脈騎乗）。
- 出生数1万あたりのファロー四徴症の出生率は2.8～4.1人（3,600人に1人）、ファロー四徴症に肺動脈閉鎖を伴ったものは1.2人、合計して5.3人くらいといわれている。男女比はほぼ1：1で男女差はない[1]。
- 先天性心疾患の5～10％を占め、チアノーゼ性心疾患の60～70％と最も多い。そのほか、18トリソミー、13トリソミー、21トリソミー、CHARGE症候群[※1]、VATER連合[※2]などでファロー四徴症の合併がみられる[2]。

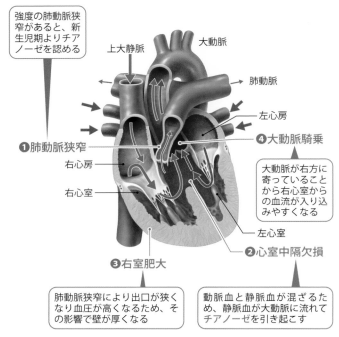

図1 ファロー四徴症の特徴

強度の肺動脈狭窄があると、新生児期よりチアノーゼを認める

大動脈
上大静脈
肺動脈
左心房
❹大動脈騎乗
❶肺動脈狭窄
右心房
右心室
左心室
❷心室中隔欠損
❸右室肥大

大動脈が右方に寄っていることから右心室からの血流が入り込みやすくなる

肺動脈狭窄により出口が狭くなり血圧が高くなるため、その影響で壁が厚くなる

動脈血と静脈血が混ざるため、静脈血が大動脈に流れてチアノーゼを引き起こす

※1 CHARGE症候群：C＝眼の異常、H＝心臓の異常、A＝口腔と鼻腔のつながりの異常、R＝成長や発達が遅いこと、G＝性ホルモンが不十分であること、E＝耳の異常の頭文字より名付けられる症候群
※2 VATER連合（症候群）：V＝椎体異常、A＝肛門奇形、TE＝気管食道瘻、R＝橈骨奇形及び腎奇形の頭文字より名付けられる症候群

病態・分類

- 胎芽期に心臓がつくられる段階で、肺動脈と大動脈の2つの大きな血管を分ける仕切りの壁が体の前方（肺動脈側）にずれたことが原因といわれているが、その原因は解明されていない。
- 一部の症例では先天的な遺伝的要因の関連が考えられている。とくに染色体22番の長腕のq11.2領域の欠失を示す22q11.2欠失症候群での合併が多いといわれ、ファロー四徴症の15％程度に合併するという報告がある[1]。
- 全身から心臓の右心室に戻った酸素量の少ない静脈血は、

正常な心臓であれば右心室から肺動脈へと流れる。しかし漏斗部狭窄・肺動脈狭窄と心室中隔欠損のため一部が右心室から左心室を通り（右左短絡）大動脈に流れ込むため、全身に送られる動脈血中の酸素量が低下してチアノーゼが生じる。
- 全身に十分な酸素が供給されないことで慢性的な低酸素状態となり、日常の活動や成長発達に影響を及ぼす。
- 漏斗部狭窄・肺動脈狭窄の程度と肺血流量によって、症状の出方や手術の種類・時期が異なる。肺動脈が少し細い場

合はあまり症状がなく1歳ごろまでに根治手術のみ受ければよい。しかし肺動脈が細い場合はチアノーゼや無酸素発作の症状がある。

●肺動脈が非常に細い場合は生後すぐからチアノーゼが出現

するため、早期に姑息手術（B-Tシャント術）を受け、その後、根治手術（心内修復術）を受けることになるため、複数回の手術が必要になる。

検査・診断

●心臓超音波検査（心エコー検査）を行う。ほかに胸部X線検査、心電図検査が行われる。根治手術の前には心臓カテーテル検査が行われる（**表1**）。

●一般にファロー四徴症は、病歴聴取と診察から疑われる。

胸部X線および心電図により確証を得て、カラードプラー法を用いた2次元心エコー検査によって確定診断される[3]。

●近年は胎児エコーの普及により、胎児期に診断される例も増加している。

表1	ファロー四徴症の検査
心臓超音波検査	●右室流出路の狭窄（漏斗部狭窄・肺動脈狭窄）、心室中隔欠損、大動脈騎乗などを診断する
胸部X線検査	●木靴型の心臓（肺動脈低形成と心尖部挙上により木靴型となる）と肺血管影の減少、心電図では右室肥大の徴候がみられる
心臓カテーテル検査	●心室や肺動脈の大きさと発育程度などを調べ、根治手術が可能かどうかを判断する
血液検査	●ファロー四徴症では体の慢性的な低酸素を補うために多血症（高ヘモグロビン血症）になることがあり、その場合、血液検査で赤血球数、ヘモグロビン量・ヘマトクリット値の上昇を調べる ●貧血があると無酸素発作を起こしやすくなるため、血清鉄も注目すべき血液検査の項目である
血液ガス	●低酸素血症の程度などをみるために、動脈血ガス分析が行われることもある ●日常的にはパルスオキシメーターを用いて経皮的動脈血酸素飽和度（SpO_2）を測定する

症状

●出生直後から肺動脈狭窄による心雑音があり、狭窄の程度によってさまざまなチアノーゼがみられる。

◆心雑音

●心雑音は、聴診において胸骨左縁中部～上部で粗い収縮期駆出性雑音が聴取される。ファロー四徴症の心雑音は肺動脈弁狭窄によるもので、心室中隔欠損は大きいため通常その部位では心雑音は聴かれない。著明な右室拍動と収縮期振戦が触知されることもある[3]。

◆チアノーゼ

●チアノーゼは肺動脈狭窄の程度によって出現の時期と程度が変わる。約1/3は生後1か月以内に、約1/3は1か月から1年以内の乳児期に、残り約1/3は生後1年以後の幼児期に現れる。はじめは、泣いたあとや運動時にチアノーゼがみられ、成長に伴い常時みられるようになる[1]。

●ファロー四徴症では、心室中隔欠損を通って通常、圧の高い左心室から圧の低い右心室へ血液が流れ込む左右短絡がまず存在する。その圧の高い血液に右心室の壁が対抗する

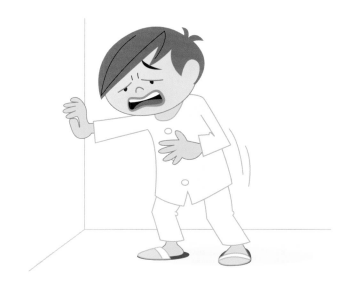

ことで右心室肥厚（右室肥大）の一因となる。

● 左右短絡だけの段階では酸素量の少ない静脈血が心室中隔欠損を通って全身を回るわけではないので、この場合はチアノーゼを生じない。

● ファロー四徴症では漏斗部狭窄・肺動脈狭窄があるため、その程度が大きいほど右心室から肺への血液が流れにくくなる。そのため、通常なら圧の低い右心室の圧が上がり、心室中隔欠損から左心室に血液が流れ込むこと（右左短絡）になる。

● 右左短絡になると酸素量の少ない静脈血が心室中隔欠損を通って全身を回るようになるので、低酸素血症となりチアノーゼが出現する。

◆ばち指

● 低酸素血症・チアノーゼが持続すると、手足の指先が円く変形して、太鼓のばちのような形になるばち指が出現する（**図2**）。

◆無酸素発作

● 自覚症状として動作により呼吸困難感も出現する。また無酸素発作（低酸素発作、チアノーゼ発作＝hypoxic spell）を起こすことがある。

● 無酸素発作は、啼泣、運動、排便などにより右心室から肺への流出路狭窄（漏斗部狭窄・肺動脈狭窄）が悪化し、肺血流量が減少して肺による血液のガス交換（酸素化）が減るた

め、チアノーゼの増強・不機嫌・呼吸困難・意識消失などを起こす。通常は10分程度で自然に改善することが多いが、長時間続く場合は生命にかかわることもある。

● 貧血があると、チアノーゼが目立たなくなる。また無酸素発作を起こしやすくなる。

● 発作時に肺血流を増加させるため、乳児期の子どもは膝胸位にするが、幼児期の子どもでは自分から蹲踞の姿勢（しゃがむ姿勢）をとることがある（**図3**）。

● 膝胸位や蹲踞の姿勢は、下肢を曲げて全身の血管抵抗を増やすことで左心室から全身に流れる動脈の血液量を減らし、左心室から心室中隔欠損を通って右心室へ流れる血液量（左右短絡）を増やして右心室の血圧を高くすることで、肺血流量を増やす効果があるとされている。

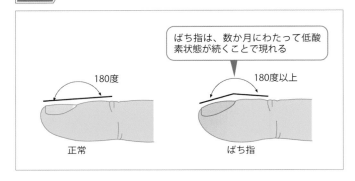

図2 ばち指

ばち指は、数か月にわたって低酸素状態が続くことで現れる

180度　　　180度以上

正常　　　ばち指

図3 乳児期の膝胸位・幼児期の蹲踞

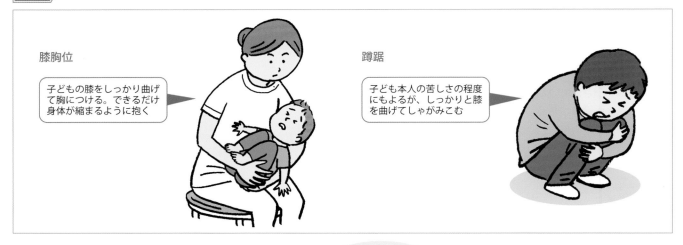

膝胸位

子どもの膝をしっかり曲げて胸につける。できるだけ身体が縮まるように抱く

蹲踞

子ども本人の苦しさの程度にもよるが、しっかりと膝を曲げてしゃがみこむ

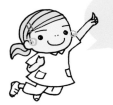

膝胸位や蹲踞の姿勢をとることで肺血流を増やすことができます

◆薬物療法

● 出生直後に肺血流量が少なく、それを増やすために動脈管を使うことで肺血流量を増やしている症例では、プロスタグランジンE_1を投与し動脈管が閉じないようにして、肺血流を確保する必要がある。

● 右室流出路の狭窄が高度で、無酸素発作を起こしやすい場合はβ遮断薬の内服が有効であり、同時に鎮静薬を使用することもある。

◆手術療法

● すべての症例において手術は必要であり、姑息手術と根治手術がある。

姑息手術

● 代表的な姑息手術は、人工血管を用いて鎖骨下動脈と肺動脈との間にシャント（交通路）を作成するブラロック-トーシック手術（ブラロック-タウシッヒ手術、B-Tシャント術）である（**図4**）。新生児や乳児早期で体重が小さい場合や、無酸素発作の改善のため、または心内修復術が難しい場合に行われる。

● シャントを造設することで肺血流量を増加させてチアノーゼを改善し、肺動脈や心室の発育を促し、体重を増加させて根治手術が可能となるために行われる。

根治手術

● 根治手術である心内修復術は、人工心肺装置を用いて心停止させて心室中隔欠損を閉鎖し、また肺動脈狭窄を改善さ

図4 B-Tシャント術

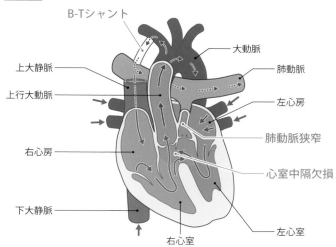

せる。

● 狭い右室流出路を改善する手術法には、自分の肺動脈弁を残す方法（自己肺動脈弁温存法）、右室流出路にパッチと呼ばれる膜を当てて拡大形成する方法（右室流出路パッチ拡大術）、人工血管を使って右心室から肺動脈へ通路を作成する方法（ラステリ手術）などがある（**図5**）。

● 近年、手術成績の向上とともに根治手術の対象も低年齢化し、1歳前後やそれ以下の年齢でも根治手術が行われることが増えてきた。一般に、手術例の長期予後は良好で術後30年の生存率は98%と報告されている[2]。

図5 ファロー四徴症の手術方法（心内修復術）

自己肺動脈弁温存法	右室流出路パッチ拡大術	ラステリ手術
 縦切開した主肺動脈から肺動脈弁交連切開を行う。肺動脈弁輪径が正常の80%以上ならば、自己の肺動脈弁を温存できる	肺動脈弁輪径が不足する場合は肺動脈弁輪まで切開を延長し、パッチを用いて再建を行う	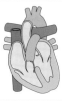 人工血管を用いて、右室から肺動脈への通路を作成する

難病情報センター　http://www.nanbyou.or.jp/entry/4741（2021/8/19閲覧）を参考に作成

ヘルスアセスメント

子どもと家族の身体面・生活面・心理面・社会面のアセスメント項目と根拠を解説します。

◆身体面のアセスメント：心臓を中心とした全身状態と無酸素発作について

1 心臓を中心とした全身状態

- バイタルサイン：体温、血圧、脈拍数、心雑音、呼吸数、呼吸様式（努力呼吸の有無）、SpO_2
- 一般状態：チアノーゼ（強さ、部位）、機嫌、活動性、食欲、哺乳・食事量（水分摂取量）、体重
- 検査データ
  - ▶血液検査：赤血球数、ヘモグロビン値、ヘマトクリット値、動脈血ガス分析、血小板数、CRP（C反応性タンパク）、出血時間、電解質、血液型、血糖値など
  - ▶心臓超音波検査、胸部X線検査、心電図検査、心臓カテーテル検査

根拠

　ファロー四徴症は、肺動脈狭窄による肺血流量の減少で肺における血液のガス交換が少ないこと、また心室中隔欠損のため右左短絡から酸素量の少ない静脈血が大動脈に流れ込み、全身に送られる動脈血中の酸素量が低下して低酸素血症となりチアノーゼを生じる状態である。

　影響は全身に及び、日常生活に必要な通常の動作・運動が、ときに体への負担となる。とくに乳幼児であれば普通に泣くことや哺乳などが体の酸素必要量を増加させ、さらにチアノーゼが悪化し呼吸困難につながる。そのため日常生活のなかで、循環器系・呼吸器系を中心とした全身のアセスメントが重要である。

　今回は手術方針・手術時期を再評価するために、現在の心臓の状態を確認する検査が含まれる。

2 無酸素発作

- 無酸素発作
  - ▶発作前：機嫌・行動の変化（ぐずる、活力が低下するなど）、啼泣、排便（いきみ）、哺乳時の様子、起床時の様子
  - ▶発作時：チアノーゼの増強、不機嫌、呼吸困難、頻脈、多呼吸、けいれん、意識消失
- 心不全徴候
  - ▶多呼吸・努力呼吸、不機嫌、活力の低下、哺乳・食欲の低下、発汗、四肢冷感、尿量減少、ばち指

根拠

　ファロー四徴症では、低酸素による症状や心不全の症状の観察と、とくに無酸素発作の観察と予防が重要となる。

　全身状態の観察を継続して、低酸素血症から無酸素発作につながらないように十分注意する必要がある。

　無酸素発作はとくに啼泣、排便時のいきみ、哺乳時、起床時など起こりやすい状況があるため、予防にはその状況を予測して観察し、アセスメントすることが欠かせない。

　無酸素発作はときに脳血流の減少につながり意識を失ったり、命にかかわることもある。低酸素になる理由は全身状態のところに述べたとおりである。

　肺動脈狭窄があるため右心室から心臓への血液が流れにくいことから、右心室に高い血圧の負担がかかり心不全（右心不全）につながることもある。そのため、これらの合併症（無酸素発作・心不全徴候）の早期発見のためのアセスメントを、必ず行っていく必要がある。

◆生活面のアセスメント：成長・発達に関すること

③ 成長・発達

- ●成長
  - ▶身長・体重・頭囲・胸囲の値・パーセンタイル値（**表2**）、身長・体重から計算されるカウプ指数（**表3**）
  - ▶身長・体重（頭囲・胸囲）について出生時から現在までの発育曲線（**表4**）
- ●発達
  - ▶運動機能・言語・社会性の発達（P.54**表5**）、基本的生活習慣（睡眠、食事、排泄、清潔、衣服の着脱、遊び）の自立度など
    （遠城寺式乳幼児分析的発達検査法や、日本版デンバー式発達スクリーニング検査などの項目のように年齢の発達の指標になるものを使用するとよい）

> **根拠**
>
> 　ファロー四徴症では、慢性的な低酸素状態であることから日常生活に必要な動作・行為をすることに酸素が使われてしまい、成長のための酸素が体に行きわたらないことがある。また、低酸素状態で疲れやすいことから、哺乳・食事摂取の行為が負担になり成長に十分な哺乳量・食事量が得られないことがある。それらが身体面の成長の遅れにつながることが多い。
>
> 　発達面においても動作をすることが体の負担になりやすいことから、歩行の開始などの遅れにつながる場合がある。
>
> 　情緒面でも、ときに家族が心臓の負担や感染症などを心配するあまり過保護になることがあり、発達が妨げられることにつながりやすい。
>
> 　Eさんは病院の慣れない環境のなかで処置・検査を受けるという状況にあり、精神的に大きなストレスがかかることが予測される。そのため、発達において今までできていたことができなくなる退行現象が出現することも考えられる。
>
> 　それぞれの子どもに合った看護実践を行うためには、成長・発達に関するアセスメントをすることが、小児看護では大切である。

表2 パーセンタイル値

50パーセンタイル	中央値（平均値と一致しないこともある）
10〜90パーセンタイル	中央値も含め、約80%の子どもが含まれる（正常な範囲）
10パーセンタイル未満および90パーセンタイルを超える場合	今後の経過を観察する必要がある
3パーセンタイル未満および97パーセンタイルを超える場合	発育に何らかの偏りがあると評価し、精密検査を実施する

表3 カウプ指数

●乳幼児の発育をみる指数

$$\langle 体重[g] \div (身長[cm])^2 \rangle \times 10$$

10未満	消耗症（高度な栄養失調）
10〜13	栄養失調
13〜15	やせ
15〜19	標準
19〜22	優良、肥満傾向
22以上	肥満

表4 体重、身長、胸囲、頭囲の月齢・年齢によるめやす

	体重	身長	胸囲	頭囲
出生時	3kg	50cm	32cm	33cm
生後3か月	6kg（2倍）	―	―	―
1歳	9kg（3倍）	75cm（1.5倍）	胸囲≒頭囲 男子46cm	女子45cm
4〜5歳	15kg（5倍）	100cm（2倍）	胸囲＞頭囲	

（倍数は出生時を基準としている）

表5 発達のめやす

	機能的発達		心理・社会的発達	
生後1か月	●注視が認められる		●快・不快を表現する	
3か月	●正中を超えた追視が認められる		●あやすと笑う	●喃語を話す
4か月	●首がすわる	●180度の追視が認められる	●声を立てて笑う	●母親の顔・声を意識する
5か月	●寝返りをうつ		●音の方向を向く	
6か月	●手を伸ばして物をつかむ		●恐れの感情が現れる	●自分から人に接しようとする
7か月	●支えなしでお座りができる			
8か月			●人見知りをする	
9〜10か月	●はいはいをする	●つかまり立ちをする	●バイバイをするとまねる	
1歳	●1人立ちをする		●単語中心の一語文を話す	
1歳〜1歳6か月	●1人歩きをする	●コップを持って飲む	●第一次反抗期	●便意を教えられる
2歳	●その場飛びをする ●スプーンを使う ●走る		●二語文を話す	●尿意を教えられる
3歳	●片足立ちをする ●ボールを蹴る ●丸を描く ●ボタンを外す		●自分の名前を言う	
4歳	●衣服を自分で着る			
5歳	●スキップをする		●泣くことが少なくなる	

◆心理社会的側面：子どもと家族について

4 子どもについて

●医師や看護師等の医療者・病棟の環境・医療機器などに対する反応（表情、啼泣の様子）
●機嫌・活力・食欲・睡眠状況の変化

根拠

子どもは、病院・病室という見知らぬ環境、医師や看護師等見知らぬ人たちのなかにいること、痛みを伴う検査や痛くない検査において、バイタルサインの測定だけでも不安で怖い思いをしている。

ファロー四徴症では泣くことが症状を悪化させるため、子どもの心理面のアセスメントを行い、不安や恐怖心を軽減するように対応・援助をしていくことが重要となる。

5 家族について

●家族の言動・表情
●子どもへの接し方
●疾患（無酸素発作）・予後・今後の手術についての家族の受け止め・理解度

根拠

家族（両親）は無酸素発作が命にかかわるのではないかという不安が大きい。また先天性の疾患であり診断後から長期にわたり子どもへの罪悪感をもっている場合がある。

診断されてから約半年のなかで疾患に対する理解はある程度できたことが予測される。しかし複雑な心臓の状態や無酸素発作などについて十分理解できていないことも考えられる。退院後の生活のために子ども・家族それぞれの心理社会的側面について、十分なアセスメントが必要である。

Part 3 子どもと家族の全体像

アセスメント時点（現時点）での子どもと家族の全体像をまとめます。

1 子どもが感じていること（状態）

病院という慣れない環境で、見知らぬ医療者に囲まれ、処置や検査を受ける状況である。そのため、子どもは常に不安であり、医療者に何をされるかわからないという恐怖がある。医療者が近づくと啼泣してチアノーゼが増強する。

2 子どもの生活や成長・発達に関すること

入院といういつもと違う場で生活に制約があり、処置や検査が行われるなか、体が自由に動かせないなど、痛みや不快なことが多い状態でしばらく生活しなければならない。体調により必要な栄養摂取量が不足することや、子どもにストレスの高い状態が続くことで、成長・発達が一時的に停滞したり退行する可能性もある。

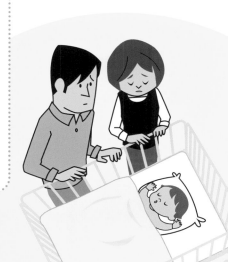

3 家族が思っていること（家族の状態）

子どもの病気が診断されてから、命にかかわるのではないかという不安をずっともっている。疾患、症状についてはある程度理解しているが、無酸素発作や今後の手術のこと、またその後の生活については理解しきれていないところがある。今回無酸素発作が増えたことで、さらに不安と恐れを抱いている。できることなら子どもと代わってやりたいと思っている。

母親が子どもに付き添って入院するため、母親の生活の場が変化している。付き添いによって、母親の睡眠や食事などがままならない状況になる可能性がある。1人自宅で暮らす父親の生活にも影響がある。

家族は子どもの病気への罪悪感や不安を抱え続け、記憶のない病気や手術のことを、将来いつ子どもに話すか、どう話せばいいのか悩むことが考えられる。

4 病気や症状に関すること

ファロー四徴症の無酸素発作のコントロールのための入院。啼泣するとチアノーゼが増強するため、無酸素発作につながらないように予防する必要がある。

無酸素発作のコントロール後、いずれは根治手術によって症状の改善は見込まれるが、その後、長期にわたる通院が必要である。手術の傷跡も体に残るため、自分はほかの子どもとは違うと思い劣等感を抱く可能性がある。幼少期に心臓の手術をしたことが、将来的に進学・就職・結婚等に影響する場合もある。

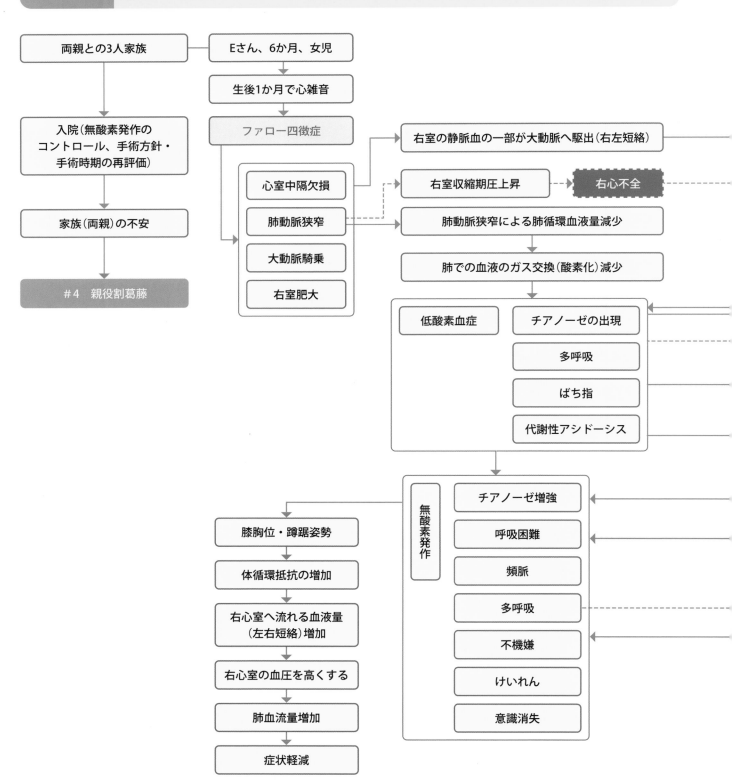

両親との3人家族 — Eさん、6か月、女児

生後1か月で心雑音

ファロー四徴症 → 右室の静脈血の一部が大動脈へ駆出（右左短絡）

心室中隔欠損 → 右室収縮期圧上昇 ⤏ 右心不全

肺動脈狭窄 ⤏ 肺動脈狭窄による肺循環血液量減少

大動脈騎乗

右室肥大

肺での血液のガス交換（酸素化）減少

低酸素血症　チアノーゼの出現

多呼吸

ばち指

代謝性アシドーシス

入院（無酸素発作の
コントロール、手術方針・
手術時期の再評価）

家族（両親）の不安

#4　親役割葛藤

無酸素発作

チアノーゼ増強

呼吸困難

頻脈

多呼吸

不機嫌

けいれん

意識消失

膝胸位・蹲踞姿勢

体循環抵抗の増加

右心室へ流れる血液量
（左右短絡）増加

右心室の血圧を高くする

肺血流量増加

症状軽減

凡例　　実在する状態　　潜在する状態　　看護診断　　治療・ケア　　合併症　　——→ 関連（実在）　- -→ 関連（潜在）

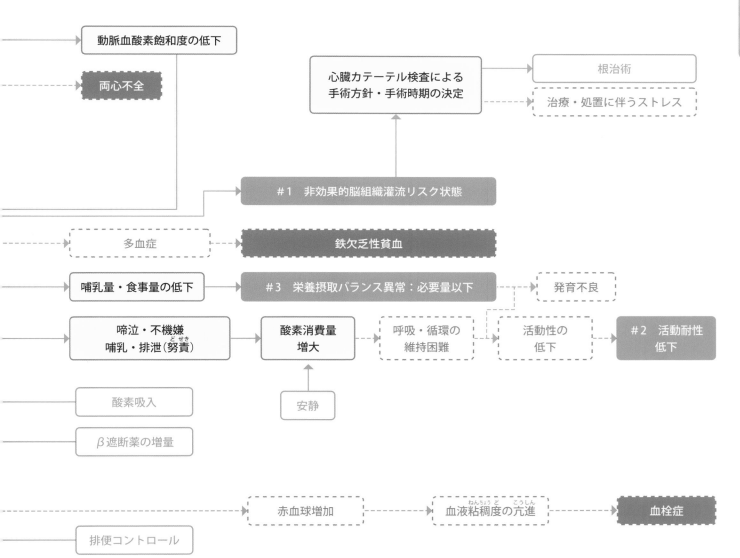

動脈血酸素飽和度の低下

両心不全

心臓カテーテル検査による
手術方針・手術時期の決定

根治術

治療・処置に伴うストレス

#1　非効果的脳組織灌流リスク状態

多血症

鉄欠乏性貧血

哺乳量・食事量の低下

#3　栄養摂取バランス異常：必要量以下

発育不良

啼泣・不機嫌
哺乳・排泄（努責）

酸素消費量
増大

呼吸・循環の
維持困難

活動性の
低下

#2　活動耐性
低下

酸素吸入

安静

β遮断薬の増量

赤血球増加

血液粘稠度の亢進

血栓症

排便コントロール

看護診断と根拠

明らかになった看護診断に優先順位と根拠を示します。

看護診断	根拠
#1	無酸素発作に関連した非効果的脳組織灌流リスク状態※1	無酸素発作はチアノーゼの増強・呼吸困難・意識消失などを起こす。頻回に起こしたり重篤化すれば脳にダメージを与え命にかかわることもあるため、#1とした。
#2	酸素消費量の増加に関連した活動耐性低下※2	子どもは心臓の形態異常から常に低酸素状態になるおそれがある。啼泣・不機嫌、哺乳・排泄などによって酸素消費量が増加し、良好な呼吸・循環が維持できず日常生活の動作に困難をきたすため、#2とした。
#3	哺乳・食事摂取量不足に関連した栄養摂取バランス異常：必要量以下※3	子どもは哺乳（食事摂取）により酸素消費量が増える。そして、呼吸困難感などの症状が出現すれば十分な量の栄養摂取ができないことになる。
#4	子どもの疾患に関連した親役割葛藤※4	先天性の疾患をもって生まれた子どもに対する罪悪感や何もしてやれないといった無力感、今後の子どもの養育・ケア方法に関連した両親の不安や自信のなさがある。

※1 定義：脳組織の血液循環が減少しやすく、健康を損なうおそれのある状態
※2 定義：必要な、あるいは希望する日常活動を完了するには、持久力が不十分な状態
※3 定義：栄養摂取が代謝ニーズを満たすには不十分な状態
※4 定義：親が経験する、危機に反応した役割の混乱と葛藤状態

根拠に基づいた看護計画

看護診断の優先度の高い#1〜2の期待される成果、看護計画と根拠を示します。

#1 無酸素発作に関連した非効果的脳組織灌流リスク状態

期待される成果 （長期目標）	●無酸素発作による脳ダメージが生じない。
期待される成果 （短期目標）	●無酸素発作が悪化しないよう予防・対処がされる。
	●日常生活のなかでチアノーゼが悪化しない。
	●両親が無酸素発作について理解できる。

看護計画	根拠・留意点

観察計画 O-P

❶バイタルサイン（とくに心拍数、呼吸数）
❷発作の前徴
　●機嫌・行動の変化（ぐずる、活力が低下するなど）

❸発作時の症状
　●チアノーゼ（部位・持続時間）、不機嫌、呼吸状態（呼吸困難・努力呼吸）、けいれん（部位・持続時間）、意識状態（乳幼児用JCS・GCSなどの使用）
❹無酸素発作の誘因となる状況
　●とくに覚醒時、啼泣時、哺乳・食事時、運動時、排便時の様子、環境温度の変化
　●6か月児は母乳やミルクによる乳汁栄養から幼児食に移行するための離乳食の開始時期であり、次第に乳汁の摂取量が減ってくるが、離乳食の進みが悪いと、必要な栄養が不足することがある。

❺検査データ
　●赤血球数、ヘモグロビン量、ヘマトクリット値、動脈血ガス分析値、SpO₂など
　●血清鉄：食事量が少ないと食事から十分な鉄分が摂取できないため、通常でも離乳期の貧血を起こしやすい時期になる。そのため、血清鉄の値の観察が重要となってくる。貧血の程度によっては鉄剤の内服が必要になる場合もある。

根拠・留意点（O-P）

●ファロー四徴症における重篤な症状は無酸素発作である。無酸素発作の重症化による脳ダメージ（脳梗塞や麻痺（まひ）など）を防ぐため、無酸素発作の予防と対応が最も重要である。
●無酸素発作は一般的に朝などの覚醒時にみられることが多く、また啼泣・哺乳や食事・運動・排便で誘発される。寒冷刺激（低温の環境）で誘発されることもある。
●もともと啼泣することの多い月齢である6か月児においては、日常生活の多くの場面で無酸素発作の発生リスクがあるといえる。
●子どもが起きて活動しているすべての場面において、症状の前徴・発現を継続的に観察し、早期発見と対応につなげ重症化を予防する必要がある。
●ファロー四徴症では貧血があるとチアノーゼが目立たなくなり、また無酸素発作を起こしやすくなるとされている。
●ファロー四徴症では動脈血酸素分圧の低下により造血機能が刺激され、赤血球増多となりやすい。
●動脈血酸素飽和度の低下が顕著になると、代謝性アシドーシスになる。そのためSpO₂を含めたこれらの検査データの継続的観察が大切である。

ケア計画 C-P

❶無酸素発作の誘因となる啼泣を減らす。
　●子どもにとっての不快な状況を長引かせない（空腹、おむつの汚れ、寂しさなどが継続しないようにする）。
❷哺乳・食事は子どものペースに合わせて、急がせずにゆっくり行う。
❸子どもの日常生活に必要なケア（バイタルサイン測定、清潔ケアなど）は、準備をしっかり整えてから少しでも短時間で終わらせるようにする。可能であれば家族に協力を依頼する。
❹啼泣時は抱っこやおんぶをするか、ベビーラックなどに乗せて揺らす。

❺啼泣が続くときやチアノーゼ増強時は、すばやく膝胸位にして抱いてあやす。
❻β遮断薬の確実な内服
　●与薬量、与薬時間を厳守する。
❻啼泣が予測される処置等を行う際は、酸素投与の準備をしてから行う。
❼便通のコントロールをする（必要時薬剤使用）。

根拠・留意点（C-P）

●無酸素発作の誘因となる状況を減らすことが第一であり、そのための日常生活上のケアを行う。
●6か月児では日常生活に必要なバイタルサイン測定、清潔ケアなどでも嫌がり啼泣の原因になり得る。
●家族の協力も得ながら子どもにとっての不快な状況をできるだけ減らす。

●抱っこやベビーラックに乗せて揺らす時間を多くもつことなどにより、啼泣をできるだけさせない状況をつくることが重要になる。
●おんぶをする場合は顔色が見えなくなる点に注意して行う。
●無酸素発作時にはすばやい対応が必要であり、6か月児ではすぐ膝胸位にすることが最も重要である。
●無酸素発作の予防のためには処方薬の内服が不可欠であるが、6か月児ではときに嫌がり内服困難なことがある。飲ませる方法を工夫し、量・時間ともに確実に内服できるようにする。
●排便時の努責（いきみ）は、息を止めたり酸素消費量が増加することと、いきみが肺動脈狭窄を悪化させ肺血流量が減ることで無酸素発作を誘発する。普段から便秘にさせないよう便通のコントロールをしておくことが必要である。

| 教育計画
E-P | ❶両親の無酸素発作についての理解度を確認し、不足があれば指導する。 | ●両親はファロー四徴症の子どもを6か月まで家庭で養育しており、ある程度の知識はあることが考えられる。
●医療者からの一方的な指導にならないよう、指導に入る前にまず両親の理解の程度を確認する。そのうえで、わかっていることやできていることを認め、不足している点を補うようにする。 |
| | ❷両親が無酸素発作の発見と対処ができるように指導する。 | ●両親は子どもの無酸素発作を見た経験が少なく、また発作への恐怖心もあり、とっさに対応できない可能性がある。そのため、起こりやすい状況を理解し、前徴となる徴候の発見の仕方・症状の見方や、子どもへの膝胸位を確実にできるようになってもらうことが必要である。 |

#2 酸素消費量の増加に関連した活動耐性低下

期待される成果 （長期目標）	●安定した身体状態で日常生活を送ることができる。
期待される成果 （短期目標）	●チアノーゼが増強せず入院生活を送ることができる。 ------ ●両親が子どもの日常生活における適切なケアを理解できる。

看護計画	根拠・留意点
観察計画 O-P	❶バイタルサイン 　●体温 　●心拍・脈拍：頻脈・不整脈・心雑音 　●血圧 　●呼吸状態：呼吸困難・努力呼吸 ❷チアノーゼ（部位、持続時間）、SpO_2 ❸機嫌、活動性（遊びの様子） ❹食欲、哺乳・食事量（水分摂取量） ❺検査データ 　●赤血球数、白血球数、ヘモグロビン量、動脈血ガス分析値、CRP、SpO_2など	●ファロー四徴症では、子どもの日常生活における通常の動作でも酸素消費量が増加し低酸素血症となるリスクがある。 ●体調が変動しやすいのでこまめに観察する必要がある。とくに心臓への負荷がわかる心拍や呼吸状態の観察が重要となる。 ●子どもの体調の変化は機嫌や活動性に現れ、また哺乳・食事量の変化などからも知ることができる。言葉で自分の体調を伝えられない子どもだからこそ、バイタルサインに加えて注意して観察するポイントである。 ●入院前の普段の様子を両親から聞き取っておくことも、大切になってくる。 ●検査データから、低酸素血症の状態やそれにつながるリスク因子（感染など）を知ることができるため、継続的に観察する。
ケア計画 C-P	❶酸素消費量が増加する啼泣を減らす。 　●子どもにとっての不快な状況を長引かせない（空腹、おむつの汚れ、寂しさなどが継続しないようにする）。	●子どもの体の酸素消費量を増加させない方法は、無酸素発作を起こさないためのケアと共通するところが多いので、それに準じたケアを行う。

| ケア計画 C-P | ❷哺乳・食事は子どものペースに合わせて、急がせずにゆっくり行う。
❸子どもの日常生活に必要なケア（バイタルサイン測定、清潔ケアなど）は、準備をしっかり整えてから少しでも短時間で終わらせるようにする。可能であれば家族に協力をお願いする。
❹啼泣時は抱っこやおんぶをするか、ベビーラックに乗せて揺らす。
❺啼泣が続くときやチアノーゼ増強時は、すばやく膝胸位にして抱いてあやす。
❻遊びは子どもの発達段階に合った、体への負荷が大きくならない種類のものを提供する（**表6**）。
　●例：抱っこして揺らす、おもちゃのガラガラを持たせて遊ばせる、歌を歌って聞かせるなど。
　●疲労に注意する。
❼家族に家で使っていた子どものお気に入りのおもちゃ、子ども好きなキャラクターのおもちゃ・絵本を持って来てもらい使用する。
❽便通のコントロールをする（必要時薬剤使用）。 | ●遊びは入院中に限らず子どもの発達のために欠かせない活動である。遊びにより不機嫌（啼泣）を減らすことにもつながるが、激しい動きは酸素消費量を増加させるリスクがある。
●子どもの疲労の程度を呼吸状態やチアノーゼなどを観察しながら、負担にならないような遊びを提供することが大切である。
●6か月という発達段階に合った遊びは、感覚運動遊びである。感覚機能を刺激することを喜ぶ遊び、声かけやスキンシップにより五感を刺激する遊びである。
●具体的には抱っこで揺らされることやベビーマッサージ、音のするガラガラを持って遊ぶなどがある。子どもの好きなリズムの歌を聞かせるのもよい（**表6**）。
●6か月児はおもちゃに自分の好みが出てくることがある。病室への持ち込みが可能な限り持ち込むとよい。家で好んでいたおもちゃがあることで子どもが喜び、慣れない場所でも安心感につながる。
●見せると喜ぶキャラクターがある場合は、そのキャラクターの絵を点滴のバッグなどに描いて見せることでも、子どもを喜ばせることができる。 |
| 教育計画 E-P | ❶両親の子どもの病状についての理解度を確認し、不足があればわかりやすく説明する。

❷子どもへの体への負担が少なくなるような日常のケア方法を、両親とともに考える。
　●普段の子どものことを知っているのは両親であるため、日常のケア方法は医療者だけで考えるのではなく両親も一緒に考えてもらう。
　●両親が今まで家庭でやってきた方法を尊重し、その方法に基づいて一緒に考えていくことが大切である。それが両親と医療者の信頼関係づくりにつながることになる。 | ●両親はファロー四徴症の子どもを6か月まで家庭で養育しており、ある程度の知識はあることが考えられる。
●医療者からの一方的な指導にならないよう、指導に入る前にまず両親の理解の程度を確認する。そのうえでわかっていることやできていることを認め、不足な点を補うようにする。
●両親と考えることでその子により合ったケアになるだけでなく、子どもにしてやれることがあることは、子どもの病気に対して罪悪感や無力感を感じやすい両親にとって、精神的なケアにつながる。
●子どもへの日常のケア方法を考えるにあたっては、医療者の意見を押しつけないように注意する。 |

表6　発達段階に応じた遊びの種類

遊びの種類	おもに対象となる発達段階	遊びの特徴	遊びの内容
感覚運動遊び	乳児期 （1人または大人と一緒に遊ぶ）	●感覚機能を刺激することを喜ぶ遊び ●声かけやスキンシップを多くとり、五感を刺激する遊び	●スキンシップ（抱っこ、ベビーマッサージ） ●ガラガラ、オルゴール、メリー ●手遊び（いないいないばあなど） ●歌遊び　●絵本（乳児用）
象徴遊び	幼児期前期 （自分以外の子どもに興味を示すようになる）	●イメージをつくり出し、それを追ったり表現したりする遊び	●ままごと、ごっこ遊び、人形遊び
受容遊び	幼児期後期〜学童期 （仲間との遊びを通して協調性・社会性を身につけるようになる）	●話を聞いたりビデオを見たりするなど、受け身の遊び	●紙芝居　●絵本 ●お話　●テレビ、DVD
構成遊び	幼児期後期 （集団で遊ぶようになる）	●何かをつくるなど、創造的な遊び ●ルールのある遊び	●積み木、ブロック　●粘土 ●折り紙、工作　●お絵かき ●ゲーム、オセロ、トランプ

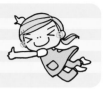

Part 7 評価

実施した看護計画を評価する際の視点を解説します。

● 子どもについては、短期目標である無酸素発作が悪化しないよう予防・対処がされたか、および、チアノーゼが増強せず入院中過ごすことができたかを評価する。家族（両親）とともに、子どもの無酸素発作を予防し体調を良好に維持するためのケアができ、必要な処置・検査を受け退院に向かうことができたかが最も重要である。

● 家族（両親）については、看護援助により子どもの無酸素発作について理解し、対応に自信がついたか、子どもの病気についての不安や無力感、児の養育に自信がないと感じる思いがあればそれを医療者に表出することができ、表情が少しでも明るくなったか、退院に向けて前向きな発言が聞かれるようになったかが重要である。

評価の視点

〈子どもについて〉

● 啼泣が長引くことなく無酸素発作を起こさず過ごすことができたか。

● チアノーゼが増強せず体調よく過ごすことができたか。

● 機嫌よく遊ぶ時間を少しでももつことができたか。

〈家族（両親）について〉

● 子どもの無酸素発作への対応について理解できたか。

● 子どものことについてわからないことがあれば、そのつど医療者に質問することができたか。

● 子どもの養育に自信がないと感じる思いがあれば、それを医療者に表出することができたか。

● 表情が硬く暗かった様子が、少しでも改善したか。

● 不安などが軽減したという発言があったか。

＜引用文献＞
1. 難病情報センター：ファロー四徴症（指定難病215）.
   http://www.nanbyou.or.jp/entry/4741（2021/6/4閲覧）
2. 小児慢性特定疾患情報センター. ファロー（Fallot）四徴症.
   http://www.shouman.jp/details/4_32_40.html（2021/6/4閲覧）
3. MSDマニュアル プロフェッショナル版 ファロー四徴症.
   https://www.msdmanuals.com/ja-jp/プロフェッショナル/19-小児科/心血管系の先天異常/ファロー四徴症（2021/6/4閲覧）

＜参考文献＞
1. 山口桂子, 柴邦代, 服部淳子：エビデンスに基づく小児看護ケア関連図. 中央法規出版, 東京, 2016：66-70.
2. 浅野みどり：発達段階からみた 小児看護過程＋病態関連図 第3版. 医学書院, 東京, 2017：115-126.
3. 山口求 編：小児看護過程＆関連図—発達段階の特徴と疾患の理解から看護過程の展開を学ぶ. 日総研出版, 1999.
4. 市江和子, 古川亮子 編著：母性・小児看護ぜんぶガイド 第2版. 照林社, 東京, 2021：110-111.

川崎病

[かわさきびょう]

執筆 小出扶美子

ここで取り上げる病期・発達段階・看護の視点

◆病期・発達段階
急性期・幼児期

◆看護の視点

● 川崎病は冠動脈瘤を合併し、狭心症や心筋梗塞による突然死を起こすこともある疾患である。

● 早期に炎症反応を鎮め冠動脈瘤の発生を防ぐことを目的とした抗炎症療法が確実に行われるように援助する。全身状態を観察し、異常や薬物療法の副作用の早期発見を行っていく。

● 川崎病の急性期は高熱が持続し、口唇の亀裂やいちご舌などの主要症状による身体的苦痛が大きい。それらの症状による苦痛を軽減し安楽に過ごすことができるように援助する。

● 受け持ち患児は2歳である。2歳という年齢は、家族、とくに母親との分離不安が強く、入院や治療、検査など自分に起こるできごとを正しく理解していくことが難しい時期である。子どもと家族が入院という新しい環境に適応し、ストレスが増強しないように看護していくことも大切である。

事例紹介・学生の受け持ち

◆患児紹介　Fさん、2歳0か月、男児

【身長・体重】86.6cm、11.7kg（発症前12.5kg）
【役割・学校】こども園1歳児クラス
【家族背景】父親（38歳）と母親（33歳）、5歳の姉（こども園5歳児クラス）の4人暮らし。父親は高齢者施設の介護職員で夜勤勤務が月8日間程度ある。母親は事務職で8時半から17時半までの勤務、土日休み。同じ市内に母方の祖父母が住んでいる。父方の祖父母は隣の市に住んでいる。
【主要症状】38～39℃台の発熱。左側の頸部リンパ節の軽度腫脹。両側の眼球結膜充血、いちご舌、口唇の亀裂、腹部の不定形発疹
【主病名】川崎病
【現病歴】入院4日前の夜38℃の発熱がみられ、機嫌が悪くぐずることが多くなった。入院3日前から、38.7℃と熱の上昇がみられた。かかりつけのクリニック（開業医院）を受診、上気道炎を疑われ、去痰薬（カルボシステイン）と解熱薬（アセトアミノフェン）の座薬が処方された。その後も38～39℃台の発熱が持続、入院1日前に眼球結膜の充血が出現し食事が摂取できなくなったため、入院当日にかかりつけのクリニックを再度受診、川崎病の疑いでG総合病院小児科を紹介され入院となった。
【既往歴】とくになし

【治療指針】急性期の炎症反応を早期に抑え、冠動脈瘤の発症を防ぐ。
【治療内容】免疫グロブリンの静注と経口アスピリン製剤を併用した抗炎症療法。輸液製剤による水分・電解質の補給を行う。
【看護方針】免疫グロブリン、アスピリンによる抗炎症療法が確実に行われるように援助する。全身状態を観察し、異常の早期発見に努める。川崎病の症状による苦痛を緩和し、安楽に過ごすことができるように援助する。

◆学生の受け持ち　入院2日目（川崎病6病日目）より受け持つ。母親が入院に付き添っている。入院3日目（川崎病7病日目）に計画を立案した。

<受け持ち時の状況>

● 体温38.7℃、両側眼球結膜の充血、口唇の発赤もみられていた。左手背に点滴のルート確保、ソルデム3Aの輸液製剤を20mL/時で持続点滴中である。口唇の腫脹・亀裂、いちご舌、腹部に不定形の発疹が出現、左頸部のリンパ節部位に軽度の腫脹、足背に軽度の硬性浮腫があり、川崎病と診断された。14時から免疫グロブリン（2g/kg）の投与（24時間）の指示が出された。

● 受け持ちのあいさつで訪室すると、母親に抱っこされ不機嫌にぐずっていた。

看護に必要な 疾患の基礎知識

疾患の定義、分類、病態、症状、検査・診断、治療、合併症などについて解説します。

定義・疫学

- 1967年、日本の川崎富作博士によって初めて報告された急性熱性疾患である。現在は、世界的にも「Kawasaki Disease」と呼ばれている。
- 4歳以下の子どもに好発し、とくに1歳前後の子どもに最も多く発症する疾患である。
- 全身の血管炎を特徴とし、経過中に冠動脈の拡大、冠動脈瘤、狭心症、心筋梗塞など心臓の合併症を発症することがある。

- 発生要因として、非感染説や細菌、ウイルス、真菌、リケッチアなどのさまざまな病因が考えられ研究が続けられているが、いまだ原因は不明である。
- 近年、川崎病の新規発症数は増加しており、診断基準を満たさない不全型の川崎病が増えてきている。免疫グロブリン（IVIG）を用いた抗炎症療法により、冠動脈瘤の発生率、心筋梗塞による死亡率は著しく改善された（**図1**）[1]。

図1 わが国における川崎病の症例数の増加と、死亡率・不全型（容疑例）罹患率の推移

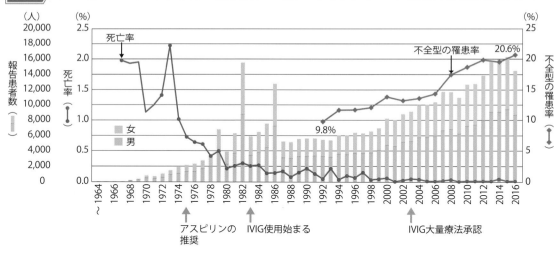

（自治医科大学地域医療学センター
公衆衛生部門より作図）

小林順二郎, 深澤隆治 班長：日本循環器学会/日本心臓血管外科学会合同ガイドライン　2020年改訂版　川崎病心臓血管後遺症の診断と治療に関するガイドライン. P.8. より転載
https://www.j-circ.or.jp/cms/wp-content/uploads/2020/02/JCS2020_Fukazawa_Kobayashi.pdf（2021/8/3閲覧）

病態

- 何らかの原因で起こる過剰な免疫反応によって、白血球が活性化し、炎症反応を増強させる炎症性サイトカインが大量に産生される。
- 大量に産生された炎症性サイトカインより全身に炎症反応が起こり、全身の中・小動脈の血管炎や川崎病の主要症状（**表1**を参照）が出現する。
- とくに冠動脈に強い炎症性血管炎が起こる。発症後6〜8日ごろに動脈の内膜と外膜の炎症から始まる。第10病日ごろには動脈壁全層の炎症となり、その結果、第12病日ごろに冠動脈の血管壁が脆弱化し血管内圧により冠動脈が拡大、瘤（血管の一部が膨らんだもの）が形成されていくことがある。

図2 動脈壁の構造

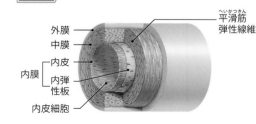

平滑筋
弾性線維
外膜
中膜
内皮
内膜
内弾性板
内皮細胞

診断

● 川崎病の診断は「川崎病の診断の手引き　改訂第6版」（**表1**、**表2**）を用いて行われる。

● 改訂第6版（2019年5月）より『主要症状の発熱に関して、「5日以上続く」と「（ただし、治療により5日未満で解熱した場合も含む）」を削除し、発熱の日数は問わないことになった』[2]。

● 主要症状が3つまたは4つしか認められなくても、他の疾患が否定され冠動脈の病変や参考条項（**表3**）から不全型川崎病と診断される場合もある。

表1 川崎病の主要症状

1. 発熱
2. 両側眼球結膜の充血
3. 口唇、口腔所見：口唇の紅潮、いちご舌、口腔咽頭粘膜のびまん性発赤
4. 発疹（BCG接種痕の発赤を含む）
5. 四肢末端の変化：（急性期）手足の硬性浮腫、手掌足底または指趾先端の紅斑
　　　　　　　　　（回復期）指先からの膜様落屑
6. 急性期における非化膿性頸部リンパ節腫脹

日本川崎病学会，特定非営利活動法人日本川崎病研究センター，厚生労働科学研究 難治性血管炎に関する調査研究班：川崎病診断の手引き　改訂第6版. 2019年5月. より転載　http://www.jskd.jp/info/pdf/tebiki201906.pdf（2021/8/4閲覧）

表2 川崎病の診断基準

a. 6つの主要症状のうち、経過中に5症状以上を呈する場合は、川崎病と診断する。
b. 4主要症状しか認められなくても、他の疾患が否定され、経過中に断層心エコー法で冠動脈病変（内径のZスコア+2.5以上、または実測値で5歳未満3.0mm以上、5歳以上4.0mm以上）を呈する場合は、川崎病と診断する。
c. 3主要症状しか認められなくても、他の疾患が否定され、冠動脈病変を呈する場合は、不全型川崎病と診断する。
d. 主要症状が3または4症状で冠動脈病変を呈さないが、他の疾患が否定され、参考条項から川崎病がもっとも考えられる場合は、不全型川崎病と診断する。
e. 2主要症状以下の場合には、特に十分な鑑別診断を行ったうえで、不全型川崎病の可能性を検討する。

日本川崎病学会，特定非営利活動法人日本川崎病研究センター，厚生労働科学研究 難治性血管炎に関する調査研究班：川崎病診断の手引き　改訂第6版. 2019年5月. より転載　http://www.jskd.jp/info/pdf/tebiki201906.pdf（2021/8/4閲覧）

表3 川崎病の参考条項

以下の症候および所見は、本症の臨床上、留意すべきものである。
1. 主要症状が4つ以下でも、以下の所見があるときは川崎病が疑われる。
　　1）病初期のトランスアミナーゼ値の上昇
　　2）乳児の尿中白血球増加
　　3）回復期の血小板増多
　　4）BNPまたはNT pro BNPの上昇
　　5）心臓超音波検査での僧帽弁閉鎖不全・心膜液貯留
　　6）胆嚢腫大
　　7）低アルブミン血症・低ナトリウム血症
2. 以下の所見がある時は危急度が高い。
　　1）心筋炎
　　2）血圧低下（ショック）
　　3）麻痺性イレウス
　　4）意識障害
3. 下記の要因は免疫グロブリン抵抗性に強く関連するとされ、不応例予測スコアを参考にすることが望ましい。
　　1）核の左方移動を伴う白血球増多
　　2）血小板数低値
　　3）低アルブミン血症
　　4）低ナトリウム血症
　　5）高ビリルビン血症（黄疸）
　　6）CRP高値
　　7）乳児
4. その他、特異的ではないが川崎病で見られることがある所見（川崎病を否定しない所見）
　　1）不機嫌
　　2）心血管：心音の異常、心電図変化、腋窩などの末梢動脈瘤
　　3）消化器：腹痛、嘔吐、下痢
　　4）血液：赤沈値の促進、軽度の貧血
　　5）皮膚：小膿疱、爪の横溝
　　6）呼吸器：咳嗽、鼻汁、咽後水腫、肺野の異常陰影
　　7）関節：疼痛、腫脹
　　8）神経：髄液の単核球増多、けいれん、顔面神経麻痺、四肢麻痺

日本川崎病学会，特定非営利活動法人日本川崎病研究センター，厚生労働科学研究 難治性血管炎に関する調査研究班：川崎病診断の手引き　改訂第6版. 2019年5月. より転載　http://www.jskd.jp/info/pdf/tebiki201906.pdf（2021/8/4閲覧）

検査

- 川崎病は全身の血管炎を特徴とした疾患であり、血液検査を行い、CRP（C反応性タンパク）や白血球数などの炎症反応を調べることによって、現在の炎症反応の強さや治療の効果をアセスメントする。
- 川崎病の診断の手引きの参考条項（P.65**表3**）にある血液検査データは、川崎病の診断や他の疾患との鑑別のため、注目すべき検査データである。
- 心エコー検査や心電図検査は、川崎病による心合併症を早期発見し、その経過を把握していくために定期的に行われる重要な検査である。

<table>
<tr><td colspan="2">表4 川崎病で行われる検査</td></tr>
<tr>
<td>血液検査</td>
<td>● 炎症反応として、CRPの上昇、白血球数の上昇、赤血球沈降速度の促進を確認する
● 病初期の赤血球数、ヘモグロビン量、ヘマトクリット値の軽度の低下、トランスアミナーゼ（AST、ALT）の上昇、ビリルビンの上昇、低アルブミン血症、低ナトリウム血症、BNP（脳性ナトリウム利尿ペプチド）の上昇に留意する
● 回復期は血小板増多、プロトロンビン時間など血液凝固のデータも確認する</td>
</tr>
<tr>
<td>心エコー検査</td>
<td>● 冠動脈瘤の病変、弁の機能、心膜液貯留の有無を調べる</td>
</tr>
<tr>
<td>心電図検査</td>
<td>● 心筋の虚血の有無、不整脈等を調べる</td>
</tr>
<tr>
<td>胸部X線検査</td>
<td>● 心拡大、冠動脈の石灰化、肺炎の有無等を調べる</td>
</tr>
</table>

症状と経過

- 症状は主要症状（P.65**表1**）と参考条項（P.65**表3**）に分けられ、その主要症状の臨床経過は**図3**のとおりである。

図3 川崎病の主要症状とその経過

1. 発熱

発症と同時に発熱する。通常5日以上続く。免疫グロブリン療法開始後、解熱する

3. 口唇、口腔所見

（口唇の腫脹・亀裂、いちご舌）
発熱後数日で、眼球結膜の充血と同時出現。解熱後1〜2週間続くこともある

5. 四肢末端の変化

（急性期）硬性浮腫と四肢末端の発赤
発症時から発症後5日以内に出現し、2〜3日で改善されることが多い
（回復期）指先の膜様落屑
発症後10〜15日目ごろに、手指と足趾の指先から皮膚が剥離する

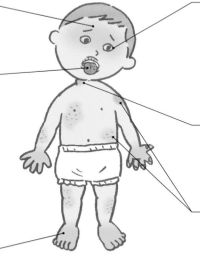
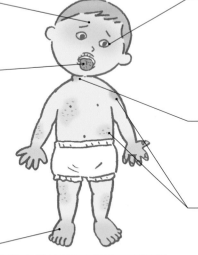
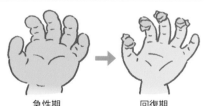
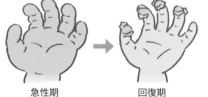

急性期　　　　回復期

2. 眼球結膜の充血

発熱後数日で出現する。左右差はあまりない

6. 非化膿性頸部リンパ節腫脹

通常片側性で、圧痛がある。3歳以上では約90%にみられるが、年少児では約65%で、初発症状になることも多い

4. 発疹

（BCG接種痕の発赤）
発症時から認める。水疱、潰瘍化する場合もある
（体幹から四肢の不定形発疹）
発症後3〜5日目ごろに体幹から四肢にかけて広がる。治療が効いてくると消退する。色素沈着はない

合併症

◆冠動脈の拡大・冠動脈瘤

● 冠動脈の病変は、冠動脈の内径の大きさにより、4〜6mmが小動脈瘤または拡大、6〜8mmが中等瘤、8mm以上が巨大瘤と分類されている。一過性の場合と後遺症として残る場合がある。

◆心筋梗塞

● 冠動脈瘤内に血栓ができ閉塞し発症する。第25回川崎病全国調査による報告では、心筋梗塞は初診時は0%、急性期は0.01%、後遺症は0.03%である[3]。

◆その他の循環器系合併症

● 冠動脈以外にも腋窩動脈、腸骨動脈などの末梢にも動脈瘤が発生することもある。また、心筋炎や心膜炎、弁膜症、不整脈など心血管系の異常がみられる場合がある。

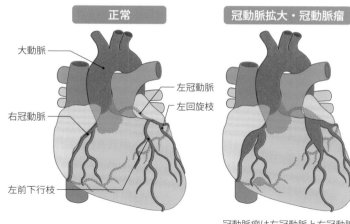

図4　正常の冠動脈と冠動脈瘤

正常　　冠動脈拡大・冠動脈瘤

大動脈
左冠動脈
左回旋枝
右冠動脈
左前下行枝

冠動脈瘤は左冠動脈と右冠動脈の起始部に発生しやすい

予後

● 川崎病における予後は冠動脈の拡大の程度や冠動脈瘤の大きさによる。

● 一過性拡大の場合は、血管壁の障害は軽く、炎症がおさまるとともに冠動脈の太さが元に戻る。子どもに冠動脈病変がない場合や早期にその病変が改善された場合の予後はよい。発症後5年間異常がなければ経過観察は終了となる[1]。

● 冠動脈瘤が残存するなど後遺症がある場合は、血管壁が肥厚し血管内腔が狭小化（**図5**）するため、定期的に診察と検査を行うなど、青年期、成人期も継続した長期管理が必要である。

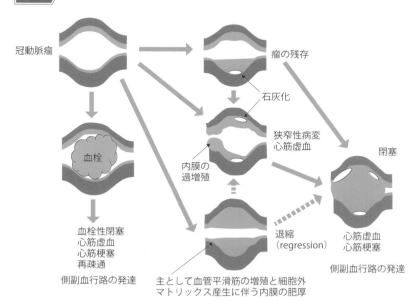

図5　川崎病の合併症としての冠動脈瘤の長期予後

冠動脈瘤
瘤の残存
石灰化
血栓
狭窄性病変
心筋虚血
閉塞
内膜の過増殖
血栓性閉塞
心筋虚血
心筋梗塞
再疎通
退縮（regression）
心筋虚血
心筋梗塞
側副血行路の発達
側副血行路の発達
主として血管平滑筋の増殖と細胞外マトリックス産生に伴う内膜の肥厚

小林順二郎，深澤隆治 班長：日本循環器学会/日本心臓血管外科学会合同ガイドライン　2020年改訂版　川崎病心臓血管後遺症の診断と治療に関するガイドライン．P.20図3より転載
https://www.j-circ.or.jp/cms/wp-content/uploads/2020/02/JCS2020_Fukazawa_Kobayashi.pdf（2021/11/11閲覧）

治療

◆急性期の治療

●川崎病の急性期の治療目標は、「炎症を早期に終息させ、CAA※の発生を抑制すること」[4]である（**図6**）。

※CAA(coronary artery aneurysm)：冠動脈瘤(拡大病変も含む)

●炎症反応を抑えるために、抗炎症療法として、免疫グロブリン投与、非ステロイド性抗炎症薬投与が行われる（**表5**）。

図6 川崎病急性期治療のアルゴリズム

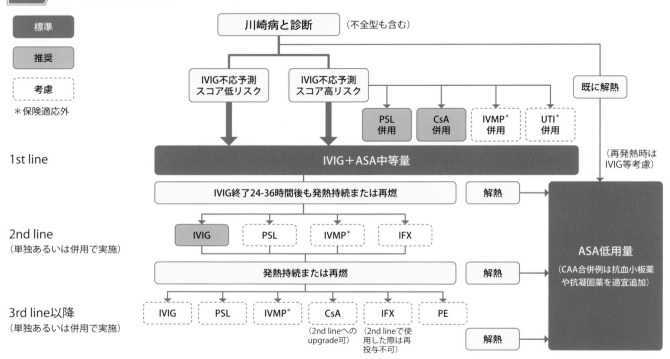

各時相(line)における標準的な治療、推奨する治療、考慮してもよい治療を示した。それぞれの治療のクラス分類とエビデンスレベルはガイドライン本文参照。

ASA：アスピリン，CsA：シクロスポリンA，IFX：インフリキシマブ，IVIG：免疫グロブリン療法，IVMP：ステロイドパルス，PE：血漿交換，PSL：プレドニゾロン，UTI：ウリナスタチン

三浦大，鮎澤衛 他：日本小児循環器学会川崎病急性期治療のガイドライン(2020年改訂版). 2020年10月1日，特定非営利活動法人日本小児循環器学会. より転載
http://jpccs.jp/10.9794/jspccs.36.S1.1/data/index.html(2021/8/19閲覧)

表5 抗炎症療法

免疫グロブリン投与	●第7病日以前に免疫グロブリンの投与（2g/kg）を開始する。冠動脈拡大病変が始まるとされる第12病日以前に治療を開始することで、発熱している期間を短縮させ、炎症反応の鎮静化を行う
非ステロイド性抗炎症薬投与	●急性期には抗炎症作用がある非ステロイド性の抗炎症薬であるアセチルサリチル酸（アスピリン）またはフルルビプロフェン（フロベン）の経口投与が行われる

免疫グロブリン不応例

●免疫グロブリンを投与しても解熱しない不応例が約15〜20％ある。初期治療の不応例は炎症反応が鎮静化せず、冠動脈病変が出現するリスクが高い。

●その場合、免疫グロブリン追加投与やステロイド療法（プレドニゾロン静注または経口療法、パルス療法）、好中球エスタラーゼ阻害薬（ウリナスタチン）静注療法、生物学的製剤（インフリキシマブ）、免疫抑制薬（シクロスポリン）、血漿交換などの追加の治療が行われる。

◆回復期の治療

●血小板は、発症直後は減少するが回復期には増加し第31～40病日でおおむね正常化する。血小板の活性化は発症後2～3か月以上持続し、冠動脈瘤が残存する場合は、血栓形成、虚血性心疾患の予防が必要であり、この期間は抗血栓療法を行う[1]。

抗血栓療法

●冠動脈の病変の程度によって、血小板凝集抑制作用があるアセチルサリチル酸（以下、アスピリン製剤とする）の経口投与を表6のとおりに行う。
●アスピリン製剤、フルルビプロフェン（フロベン）は急性期では抗炎症療法としても使用されている（表5）。

表6　アスピリン製剤の経口投与

①冠動脈病変がない～冠動脈拡大	冠動脈の病変がない場合は発症2～3か月間、拡大がある場合は退縮するまで、低容量のアスピリン製剤の経口投与を継続する
②冠動脈の病変が中等瘤、巨大瘤の場合	低容量アスピリン製剤に併用して、同じ血小板凝集抑制作用があるクロピドグレル硫酸塩（プラビックス）、ジピリダモール（ペルサンチン）、チクロピジン塩酸塩（パナルジン）などを経口投与する
③巨大瘤、急性心筋梗塞の既往、瘤内の血栓形成がある場合	低容量アスピリン製剤と併用して、ワルファリンカリウム（ワーファリン）を経口投与する（INR2.0～2.5を目標に投与量を調整）
アスピリン製剤投与上の注意	Reye症候群との関連性が示唆されているため、水痘・インフルエンザに罹患した際は中断する

資料　学校における川崎病の管理基準

CAL（冠動脈病変）	重症度分類	Zスコア分類	実測値	生活・運動管理	長期経過観察
1. 急性期にCALなし群（第30病日までの一過性拡張を含む）	Ⅰ、Ⅱ	Z<2.5	3mm未満 3mm未満の局所性拡張	E可	5年を目処に終了
2. 退縮群（Regression群）	Ⅲ	発症1か月において冠動脈拡張残存（発症1か月以降に正常化）		E可	（内科へ引き継ぎ）
3. 冠動脈拡張・瘤の残存群	Ⅳ	2.5≦Z<5	3mm以上、4mm未満	E可	内科へ引き継ぎ
		5≦Z<10	4mm以上、8mm未満	E可	内科へ引き継ぎ
		10≦Z	8mm以上	DまたはE禁	内科へ引き継ぎ
4. 狭窄性病変群	Ⅴ				
a. 心筋虚血の所見（－）	Ⅴ（a）				
巨大瘤（－）		Z<10	4mm以上、8mm未満	E禁	内科へ引き継ぎ
巨大瘤（＋）		10≦Z	8mm以上	DまたはE禁	内科へ引き継ぎ
b. 心筋虚血の所見（＋）	Ⅴ（b）			A～D 部活禁	内科へ引き継ぎ
c. 心筋梗塞の既往（＋）	Ⅴ（b）			A～E 部活禁	内科へ引き継ぎ

〈受診間隔は小児循環器専門医の判断〉

日本循環器学会／日本心臓血管外科学会：2020年改訂版 川崎病心臓血管後遺症の診断と治療に関するガイドライン. P.47. より一部改変して転載　https://www.j-circ.or.jp/cms/wp-content/uploads/2020/02/JCS2020_Fukazawa_Kobayashi.pdf(2021/8/19閲覧)

●指導区分は、A：在宅医療・入院が必要、B：登校はできるが運動は不可、C：軽い運動は可、
　D：中等度の運動まで可、E：強い運動も可となっている。

Fさんは、現在幼児ですが、長期的には合併症の有無などによって学童期以降は学校生活における管理指導が必要となります

ヘルスアセスメント

子どもと家族の身体面・生活面・心理面・社会的面のアセスメント項目と根拠を解説します。

1 入院までの経過

- ●川崎病の主要症状がいつから出現しているのか
  - ▶発熱、眼球結膜充血、口唇、口腔の所見（口唇の紅潮、いちご舌、口腔咽頭粘膜のびまん性発赤）、発疹（不定形発疹、BCG接種痕の発赤）、四肢末端の変化（手足の硬性浮腫、手掌足底または指趾先端の紅斑）、非化膿性頸部リンパ節腫脹
- ●入院にいたるまでの受診状況
- ●家庭で症状に対してどのような対処をしてきたか

根拠

川崎病は「川崎病の診断の手引き　改訂第6版」[2]にある主要症状と参考条項によって診断される（P.65**表1**、**表3**）。

全身の血管の炎症が心臓血管の病的変化を引き起こす前に、早期に診断され、治療につなげていくことが必要である。そのためには、入院前にいつからどのような症状が出現していたか、受診状況やそのときに処方された薬、解熱薬などの使用状況を把握しておく必要がある。

2 現在の状態

- ●川崎病の主要症状の有無と程度
- ●川崎病の症状に伴う苦痛の有無
  - ▶機嫌、表情
  - ▶口唇、口腔内の所見：食事や水分摂取時の疼痛、嚥下時痛
  - ▶頸部リンパ節腫脹部位の疼痛の有無（触ると痛がるか）
- ●脱水症状（口唇・口腔粘膜、皮膚の乾燥の有無、眼窩の陥没の有無、皮膚のツルゴール反応）の有無と程度
- ●その他
  - ▶不機嫌、腹痛、嘔吐、下痢などの消化器症状の有無、咳嗽、鼻汁などの呼吸器症状、けいれんの有無など神経症状、活気の有無、睡眠状態
  - ▶食事摂取量、水分摂取量、尿量、体重の変化

根拠

川崎病の主要症状の有無や程度を観察し、急性期の症状による炎症反応の大きさについてアセスメントする。また、その症状の変化によって回復期に入ってきているかについてもアセスメントできる。

川崎病の症状によって、痛みが出現し、食事が摂取できない、休息がとれないなど全身状態の悪化につながるおそれがあるため、症状の程度や疼痛の有無などを把握していく。また、発熱し、食事や水分が摂取できないと脱水となるおそれがあるため、脱水症状の有無を観察していく。その他の随伴症状の観察を行い、現在の全身状態をアセスメントする。

川崎病の主要症状や随伴症状を観察することで、異常の早期発見やFさんの苦痛の大きさを推察できるよ

③ 検査データ

- 血液検査データ
  - ▶ 炎症反応：CRP、白血球数（WBC）、赤血球沈降速度
  - ▶ 栄養状態：TP、Alb
  - ▶ 肝機能：AST、ALT、LDH、T-Bil
  - ▶ 電解質：Na、K、Cl
  - ▶ 腎機能：BUN、Cr
  - ▶ 出血傾向：血小板数、プロトロンビン時間
  - ▶ 貧血：赤血球数、ヘモグロビン量、ヘマトクリット値
  - ▶ 心機能：BNP
- 心エコー検査：冠動脈瘤の病変、弁の機能、心膜液貯留
- 心電図検査：心筋の虚血の有無、不整脈
- 胸部X線検査：心拡大、冠動脈の石灰化、肺炎の有無

根拠

　川崎病は全身の中・小動脈の血管に炎症を引き起こす疾患である。検査データによって、その炎症の強さを把握していく。また、川崎病の診断をしていくためには、検査データの所見も診断基準となる。参考条項の留意すべき検査データ（Alb、AST、ALT、LDH、T-Bilなど）の値にも注目していく。

　とくにAlb値は、川崎病では低アルブミン血症となるため注意する。食事摂取量が低下している場合は栄養状態の悪化にもつながるため、TPの値と併せて栄養状態のアセスメントを行う。また、発熱による不感蒸泄の増加や水分摂取ができないことにより脱水になりやすいため、電解質のバランスが崩れていないか把握する。

　回復期には血小板数の増加がみられる。冠動脈の病変がある場合は、血小板数が増加し、その病変部に血栓ができると心筋梗塞や突然死などにつながるリスクがある。そのため、血小板数、プロトロンビン時間など血液凝固データも確認していく必要がある。

　心エコー検査、心電図検査、胸部X線検査などの検査結果から、心臓の冠動脈の炎症による冠動脈拡大や冠動脈瘤の形成などのリスクをアセスメントする。

④ 治療と副作用

- 点滴：輸液製剤の種類、輸液速度、点滴刺入部の発赤、腫脹はないか
- 抗炎症療法
  - ▶ 免疫グロブリン療法：投与中ショック、アナフィラキシー様反応（血圧低下、呼吸困難、脈拍数の増加、チアノーゼ、悪心・嘔吐など）が出現していないか。指示どおりの速度で投与されているか
  - ▶ アスピリン療法：指示どおり内服できているか、おもな副作用（出血、喘息発作、肝機能障害、消化性潰瘍）が出現していないか

根拠

　川崎病の炎症反応を早期に終息させ、結果として合併症である冠動脈瘤の発症頻度を最小限にすることを目的に抗炎症療法が行われる。早期に炎症を鎮めていくためには免疫グロブリンを末梢静脈から確実に投与する必要がある。また、食事や水分の摂取不足による脱水のリスクもあり、水分・電解質の補正のため輸液製剤も確実に投与していく必要がある。

　点滴漏れがなく、免疫グロブリン製剤や輸液製剤が投与されているか、アスピリン製剤が内服できているかなど、指示どおり薬物療法が行われているかアセスメントする。

　それぞれの薬剤による副作用の有無を観察し、異常の早期発見につなげていく。

5 子どもの発達段階

- 身長・体重
- 運動機能
- 基本的生活習慣（食行動、睡眠習慣、清潔習慣、衣類の着脱、排泄行動）とその自立の程度
- 言語の発達
- 社会性の発達（医療者に対する反応）
- 子どもの好きな遊び（入院前）
- 入院前の生活リズム

根拠

　身長や体重を測定することで、年齢相応に発達しているか、疾患の急性期の症状による影響はないかをアセスメントしていく。とくに罹患前の体重と入院時の体重を比較することで、脱水の程度や栄養状態を評価できる。また、入院や疾患に罹患したことが成長発達に及ぼしている影響はないかアセスメントする。

　基本的生活習慣の自立については、介助が必要な部分、自立を促していく必要がある部分をアセスメントし、入院や疾患による成長発達への影響が最小限となるように看護していく。その他、生活リズムや好きな遊びを把握することにより、入院生活を家庭での生活リズムに近づけ、安楽な入院生活を送ることができるようにする。

6 入院による子どもの心理面

- 分離不安
- 医療者に対する反応
- 検査や処置に対する反応
- 機嫌、表情

根拠

　入院することで、子どもは家庭と離れ、見知らぬ環境や見知らぬ人に囲まれ精神的にもストレスが高い状況に置かれる。また、分離不安の強い発達段階にある子どもは、家族と離されることによる不安も増大しやすい。入院による精神面の影響についてアセスメントする。

7 家族の心理・社会的側面

- 家族構成、住環境
- 入院形態：家族の付き添いの有無
  - ▶付き添い入院の場合の付き添い者は誰か、残された家族の状況、きょうだいがいる場合は誰が世話をしているか、祖父母の協力状況
  - ▶付き添いなしの場合は面会の状況
- 家族の就労状況（経済状態）
- 家族の疾患の受け止め、入院や治療についての思い
- 家族の子育てに関する考え方
- 付き添っている家族が内服させることや、ベッド柵の管理ができているか
- 付き添っている家族の健康状態、夜間の睡眠状況

根拠

　子どもが入院することは家族にとって大きなできごとである。付き添い入院の場合は、付き添いは誰が行うか、残されたきょうだいの世話などを家族間で話し合い、調整を行っていく必要がある。父親や祖父母の協力状況、職場との調整など、家族負担が最小限で安心して付き添いができる状況であるかについてアセスメントする。

　川崎病は急性症状が強く、入院までの経過が長いこともある。子どもの看病で家族も休息がとれず体調を崩すおそれがある。母親が付き添う場合、母親1人に負担はかかっていないか健康状態も含めてアセスメントする。

　川崎病は、心筋梗塞や突然死などのリスクがあり、家族の不安は大きいと推測される。家族の疾患の受け止め、入院や治療についての思いについて話を聞き、家族の不安をアセスメントする。また、疾患の早期回復に向けて、家族が子どもの内服を援助できているか、ベッドからの転落予防など安全管理ができているかなどもアセスメントする。

Part

3

子どもと家族の全体像

アセスメント時点（現時点）での子どもと家族の全体像をまとめます。

1

子どもが
感じていること（状態）

　苦痛様の表情で、不機嫌にぐずる。訪室すると「いやー」と言い母親にしがみつく。バイタルサインの測定も「いやー」と拒否する。
　点滴部位のシーネ固定を指し、「とって、いや」と母親に訴えている。

2

子どもの生活や
成長・発達に関すること

　2歳0か月。男児。1歳からこども園に入園し、楽しそうに通園している。知らない場所では人見知りがある。
　発症前は朝の7時に起床、21時には就寝。平日は8時から18時まで子ども園の日課に沿って過ごしていた。夜中は一度も覚醒なし。熱が出てからは夜中に何回か目を覚まし泣く。発症前は、食事はスプーンを使って自分で食べることや日中は誘導してトイレで排尿できていたが、現在は自分で食べようとせず、紙パンツを使用して排泄している。衣服の着脱は全介助。

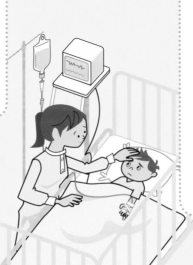

3

家族が思っていること
（家族の状態）

　「熱が高く、いろいろな症状が出ていてつらそうでかわいそう。自分が代わってあげたい。子どもに苦しい思いをさせて申し訳ない」。心臓の合併症が出現した場合は突然死もある病気と説明を受け、心配している。今は子どもと一緒にがんばるしかないと話す。
　父親は高齢者施設の介護職員で8日間/月程度の夜間勤務がある。休みのときは育児や家事に協力的である。
　母親はフルタイムの事務員で仕事と子育ての両立で困ったときは、実家の祖母（実母）を頼りにしている。子どもの急な入院で有休をとり、職場に迷惑をかけたことを申し訳なく思っている。母親は最近、熟睡できていない。
　きょうだい（姉）には弟と一緒に病院にお泊まりすることを伝えている。姉は「おばあちゃん家にお泊まりして待っているね」という。

4

病気や症状に関すること

　子どもは、川崎病と診断され、免疫グロブリン療法が開始となり、心電図モニターが装着されている。アスピリン製剤（散剤）の内服が開始になり、シロップ剤と一緒に内服できている。口唇の亀裂、いちご舌もあり、食事や水分は「痛い、いや」と言い、ほしがらず、ほとんど摂取できていない。左頸部を触れると痛がる。活気がなく、ベッド上で横になっていることが多い。

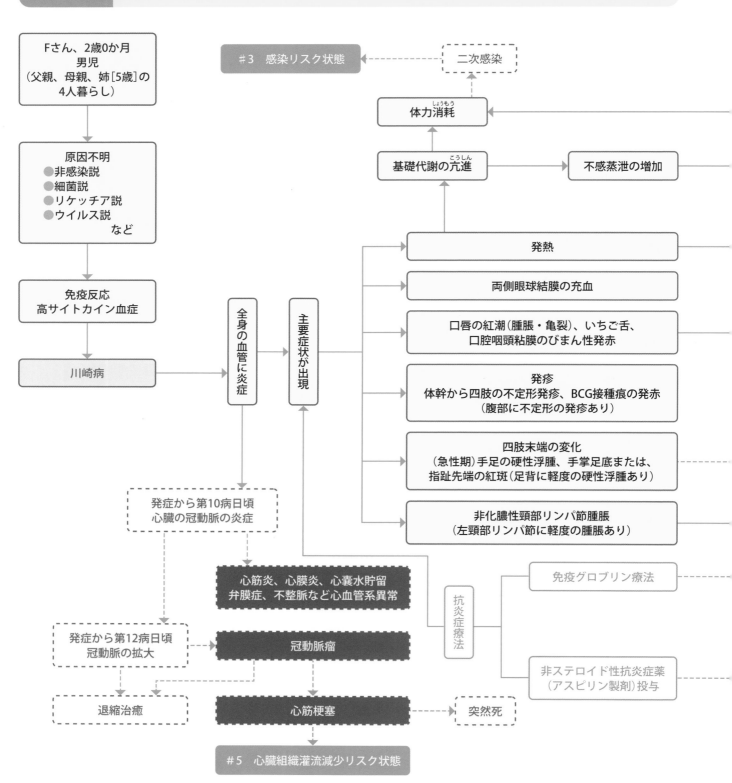

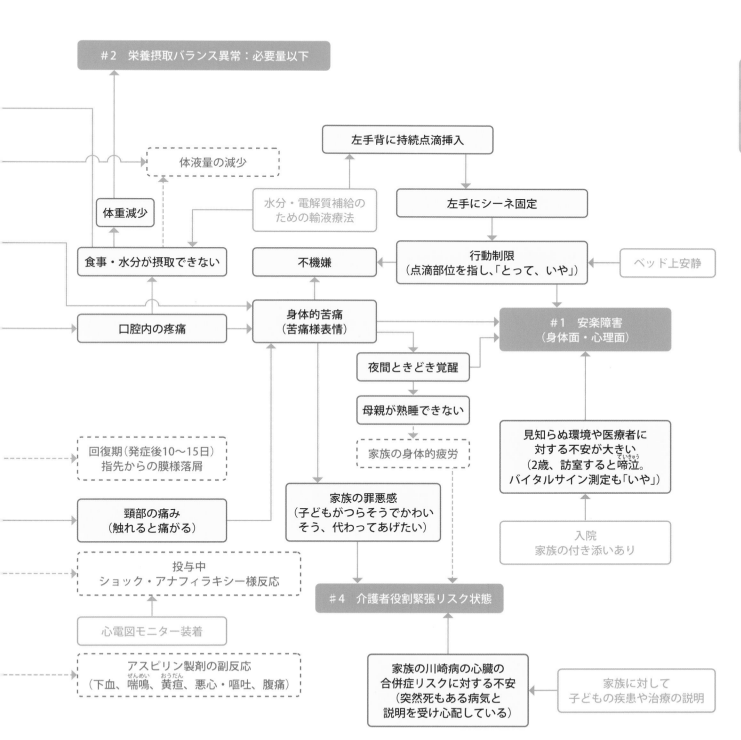

凡例　[　]実在する状態　[┈]潜在する状態　▨看護診断　[　]治療・ケア　■合併症　━▶関連（実在）　┈▶関連（潜在）

#2　栄養摂取バランス異常：必要量以下

左手背に持続点滴挿入

体液量の減少

体重減少

水分・電解質補給の
ための輸液療法

左手にシーネ固定

食事・水分が摂取できない

不機嫌

行動制限
（点滴部位を指し、「とって、いや」）

ベッド上安静

口腔内の疼痛

身体的苦痛
（苦痛様表情）

#1　安楽障害
（身体面・心理面）

夜間ときどき覚醒

母親が熟睡できない

見知らぬ環境や医療者に
対する不安が大きい
（2歳、訪室すると啼泣。
バイタルサイン測定も「いや」）

回復期（発症後10〜15日）
指先からの膜様落屑

家族の身体的疲労

頸部の痛み
（触れると痛がる）

家族の罪悪感
（子どもがつらそうでかわい
そう、代わってあげたい）

入院
家族の付き添いあり

投与中
ショック・アナフィラキシー様反応

心電図モニター装着

#4　介護者役割緊張リスク状態

アスピリン製剤の副反応
（下血、喘鳴、黄疸、悪心・嘔吐、腹痛）

家族の川崎病の心臓の
合併症リスクに対する不安
（突然死もある病気と
説明を受け心配している）

家族に対して
子どもの疾患や治療の説明

看護診断と根拠

明らかになった看護診断に優先順位と根拠を示します。

看護診断	根拠
#1 入院や治療、川崎病の症状に伴う安楽障害※1（身体面・心理面）	川崎病の急性期は、さまざまな特有の症状が出現し、発熱やその症状による痛みなどで主観的な苦痛が大きい。また、家とは異なる環境で、見知らぬ医療者が頻回に訪室するなど環境の変化に適応できない状態であり、安楽に過ごすことができない。さらに持続点滴シーネ固定やベッド上安静により行動が制限され精神的なストレスも大きい。
#2 川崎病の口腔内の症状に伴う栄養摂取バランス異常：必要量以下※2	口腔内の症状に伴う痛みによって食事が摂取できず必要量が低下している状態は生命維持に影響を及ぼすが、輸液による栄養補給も可能であるため、症状に伴う安楽障害を上位にした。
#3 発熱や食事が摂取できないことに関連した感染リスク状態※3	発熱が持続し食事が摂取できないことにより体力が消耗し、免疫力低下による二次感染を起こしやすい状態である。二次感染により全身状態がさらに悪化していくおそれがあるため、清潔保持により感染を予防していくことが必要である。
#4 子どもの疾患に関連した家族の介護者役割緊張リスク状態※4	川崎病は冠動脈に強い炎症性の血管炎を引き起こすことにより、発症第12病日頃から冠動脈の拡大など心臓の合併症のおそれがあるが、第5病日から治療が開始されており、発症するリスクは低いと考える。そのため、家族の状態は子どもの精神面や回復過程に影響を及ぼすことを考慮し、子どもの疾患に関連した家族の役割緊張リスク状態のほうを#4とした。
#5 川崎病による冠状動脈の炎症に伴う心臓組織灌流減少リスク状態※5	

※1 定義：身体的・心理スピリチュアル的・環境的・文化的・社会的側面における、安心・緩和・超越が欠如していると認識している状態
※2 定義：栄養摂取が代謝ニーズを満たすには不十分な状態
※3 定義：病原体が侵入して増殖しやすく、健康を損なうおそれのある状態
※4 定義：家族や大切な人のために、ケアの責任を果たすこと、期待に応えること、あるいは行動することが困難になりやすく、健康を損なうおそれのある状態
※5 定義：心臓（冠動脈）の血液循環が減少しやすく、健康を損なうおそれのある状態

根拠に基づいた看護計画

看護診断の優先度の高い#1〜2の期待される成果、看護計画と根拠を示します。

#1 入院や治療、川崎病の症状に伴う安楽障害（身体面・心理面）

期待される成果（長期目標）	●川崎病による急性期の疼痛が緩和され、活動量が増え、穏やかに過ごすことができる。
期待される成果（短期目標）	❶川崎病の苦痛様の症状がみられない。
	❷訪室時、啼泣することが少なくなり、笑顔がみられるようになる。
	❸夜間覚醒することがなくなり、日中はベッド上で遊ぶことができる。

看護計画	根拠・留意点
観察計画 O-P	
❶バイタルサイン 　●体温、脈拍数、呼吸数、血圧 ❷口唇の腫脹、亀裂、いちご舌、咽頭粘膜の発赤の有無と程度 ❸頸部リンパ節の腫脹の有無と程度 ❹手と足の硬性浮腫の有無 ❺眼球結膜の充血 ❻発疹の有無 ❼検査データ 　●血液検査：CRP、WBC、赤血球沈降速度 　●心電図検査：不整脈など異常の有無 　●心エコー検査：冠動脈の病変（拡大・瘤）の有無 ❽点滴の刺入部の発赤、腫脹の有無、速度は指示どおりか ❾アスピリン製剤が指示どおり内服できているか ❿アスピリン製剤の副作用の有無 　●悪心、嘔吐、下痢、鼻出血、下血、喘息発作、食欲など ⓫機嫌、活気、夜間の睡眠状況 ⓬疼痛の有無、程度 　●子どもの表情を観察 ⓭医療者に対する反応 ⓮1日の過ごし方、遊びに対して関心を示すか	●川崎病の主要症状の程度を把握し、検査データなどから炎症の程度をアセスメントしていくことで、苦痛の大きさや急性期の反応は治まってきているのかについて推察することができる。 ●子どもはまだ2歳であり、言語の発達上、痛みの程度、苦痛の大きさを言葉で上手に表現することは困難である。そのため、子どもの表情・機嫌や活気、過ごし方などを観察することで苦痛の程度を推察していくことができる。また、心拍数や呼吸数を参考にする。 ●川崎病の症状による苦痛を軽減するためには、免疫グロブリンやアスピリン製剤による抗炎症療法を確実に行うことも必要である。そのため、輸液が血管外に漏れていないか、アスピリン製剤が確実に内服できているか、副作用の出現の有無も含めた観察を行っていく。
ケア計画 C-P	
❶安楽な体位を工夫する。 ❷クーリング（冷却枕または氷枕）を行う。 ❸口唇にワセリンを塗布し、亀裂が生じている部分を保護する。 ❹食事や飲み物は子どもが好むものを与える（#2　C-P参照）。 ❺治療により早く熱が下がり、症状が改善していくことに伴い、苦痛も軽減していくことを家族に伝える。 ❻アスピリン製剤は一口で内服できる量のシロップ剤にまぜ、内服させる。 ❼アスピリン製剤を内服できたときは、「おくすりのめたね」の表（P.78図7）にシールを貼ってほめる。 ❽バイタルサインの測定、清潔ケアは子どもの生活リズムに合わせて計画をする。 　●睡眠時は訪室を控えるなど安心して休める環境を整える。 ❾ケアを行うときは、安心できるように笑顔で言葉がけを行う（例：「今からもしもしするね」などこれから行うケアの説明を行う）。 　●名前を呼び、子どもがリラックスできる環境をつくる。 ❿ケアが終わった後は、「がんばったね」など子どもをねぎらう言葉をかける。 ⓫検温は家族に抱っこしてもらうなど協力を得る。 ⓬清潔ケアは家族と一緒に行う。	●症状による苦痛に対しては、対症看護を行う。 ●症状による苦痛が強い時期は付き添っている家族にとってもつらいと思われる。熱が高いからといってむやみに解熱を促すことは、川崎病の病状の評価に影響する。家族に治療によって熱が下がり、症状が改善すれば苦痛も軽減していくことを伝え、励ましていくとよい。 ●抗炎症療法で指示されているアスピリン製剤を確実に内服できるように与薬方法を工夫する。内服できたときにほめると次もがんばって飲もうという気持ちが生まれるので効果的である。 ●回復を促進するためには、休息をとることは必要である。ようやくお昼寝できたときにケアで起こすことがないように、子どもの生活リズムを把握して、バイタルサイン測定やケアを実施する時間を計画していくとよい。 ●知らない人に対する警戒心は強いが、名前を呼び、言葉をかけることで少しずつ医療者の存在に慣れてもらい、信頼関係をつくっていくことが必要である。 ●子どもは2歳であり、入院したばかりで新しい環境に適応できず、家族と離れることによる分離不安も大きい。そのため、ケアは子どもにとって最も安心できる家族にそばにいてもらい、協力してもらうと子どもの不安も軽減される。

教育計画 E-P	⓭子どもが好きなテレビ番組や動画の視聴、絵本の読み聞かせなど、ベッド上でできる受容的な遊びを提供する。 ⓮熱が下がり、症状が落ち着いたら病棟保育士による遊びを提供する。	●遊びは気分転換のほか、さまざまな不安や恐怖を軽減し、その気持ちの表出の手段にもなる。また、遊ぶことは病気からの回復の促進などの効果もある。子どもの状態に合わせて遊びの援助を行うことは、病気からの回復の促進だけでなく、入院によるストレスを緩和し、安楽にもつながる。
	❶家からお気に入りのおもちゃを持ってきてもよいことを説明する。 ❷昼間寝ているときには「お昼寝中です」の札をカーテンのところにつけておくように説明する。 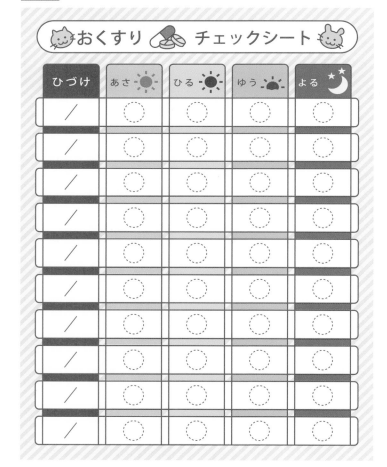	●自宅にあるおもちゃをそばに置き、少しでも家庭の環境に近づけることで子どもも安心できる。 ●子どもの休息を確保するために、不必要に起こさない。

図7 「おくすりのめたね」表（例）

🐱おくすり 💊チェックシート 🐭

ひづけ	あさ ☀	ひる ☀	ゆう 🌅	よる 🌙
/	○	○	○	○
/	○	○	○	○
/	○	○	○	○
/	○	○	○	○
/	○	○	○	○
/	○	○	○	○
/	○	○	○	○
/	○	○	○	○
/	○	○	○	○
/	○	○	○	○

#2 **川崎病の口腔内の症状に伴う栄養摂取バランス異常：必要量以下**

期待される成果 （長期目標）	●川崎病の口腔内の症状が軽快し、必要な栄養量が摂取できる。

期待される成果 （短期目標）	❶川崎病の口腔内の症状の改善とともに食事摂取量が増えてくる。
	❷体重が回復傾向となり、活気が出てくる。

看護計画	根拠・留意点
観察計画 **O-P** ❶口唇の腫脹、亀裂、いちご舌、口腔粘膜の状態 ❷水分や食物を口腔内に入れたときや嚥下時の痛みの有無と程度（摂取時の啼泣の仕方、表情） ❸水分摂取量（内容、量） ❹食欲の有無、食事摂取量（内容、量） ❺点滴の刺入部の腫脹の有無、速度は指示どおりか ❻尿量 ❼水分出納：in（飲水量と輸液量）とout（尿量）のバランス ❽体重の変化 ❾血液検査：TP、Alb、Na、K、Cl ❿機嫌、活気の有無 ⓫活動量や遊んでいるときの様子	●口唇や口腔内の痛みにより、食事や水分の摂取が困難な状況である。疼痛の原因となる口唇や口腔内の状態を把握していく。また、経口摂取時の状況を把握していくことで、経口摂取できそうな食べ物や飲み物の種類を検討するとよい。 ●経口摂取量、尿量、血液検査などの客観的データから脱水のリスクや栄養状態をアセスメントしていく。また、活気や活動量などからも栄養摂取できないことによる体力の消耗の程度も把握ができる。
ケア計画 **C-P** ❶管理栄養士と相談し、やわらかい本人の好む食事の形態に変更してもらう。 　●例）ご飯→うどんなどの麺類 ❷子どものほしがる食べ物や飲み物を少量ずつ与える。 　●アイス、ゼリー、酸味の少ないヨーグルト、プリンなど。 ❸コップやストロー、スプーンなど子どもが痛がらない食器を使用する。 ❹点滴管理を確実に行う。	●口腔内の炎症によって痛みがあるので、なるべく痛みが少ない食べやすい食事内容と摂取方法を検討していく。 ●必要量が摂取できないと脱水などのリスクにもつながるため、点滴管理は大切である。
教育計画 **E-P** ❶子どもがほしがる飲み物や食べ物をときどき勧め、与えるように説明する。 ❷酸味のあるジュースや刺激があるものは避け、アイスやゼリー、プリンなど子どもがほしがり、飲み込みやすい食べ物を一緒に考える。 ❸飲み物は冷たいほうが飲みやすいことを説明する。 ❹痛がる場合や吐き気があるときは、無理に与えなくてもよいことを説明する。	●どんな食事や飲み物なら摂取ができそうか、家族に任せるのではなく家族と一緒に考えていく姿勢が大切である。 ●口腔内に炎症がある場合、一般的に刺激の少ない摂取できそうな食べ物を提案する。 ●家族が子どもに食べさせよう、飲ませようとし、子どもだけでなく家族も苦しんでいることもある。家族に負担がかからない言葉がけも必要である。

循環器疾患

川崎病　根拠に基づいた看護計画

評価

実施した看護計画を評価する際の視点を解説します。

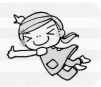

● 子どもの川崎病の症状によるさまざまな苦痛に対して、安楽に過ごせるように適切に対処できているか、睡眠状態や日中の過ごし方などを評価する。また、炎症が早期に終息に向かい症状による苦痛の軽減につながるように、抗炎症療法の薬剤を確実に内服できているかが評価の視点として大切になる。

● 症状の軽快に伴い、食事摂取量が増加することで栄養状態が改善し、活気が出てきているか、二次感染を起こしていないかを確認する。

● 精神的に安楽に過ごすことができているか、入院の経過に伴い環境の変化に適応でき、医療者にも慣れ笑顔がみられるようになり、安心して過ごすことができるか確認する。

● 急性期は子どもだけでなく家族も安楽が障害されている状態である。家族が川崎病の症状や経過などに対する不安や心配事を医療者に表出でき、体調を崩すことなく精神的に落ち着いた状態で付き添うことができているかを評価することが重要である。

評価の視点

● 急性期は症状による子どもの苦痛が増強しないように対処できたか。

● 抗炎症療法の薬剤が、確実に内服できているか。

● 症状が軽快することで苦痛様症状がみられず、夜間も睡眠が確保でき、日中も遊ぶ姿がみられているか。

● 入院環境にも適応し、医療者に対しても慣れ、訪室時に泣くことも少なくなり、笑顔がみられるようになってきているか。

● 症状が軽快することで、食事が食べられるようになり、栄養状態が改善し活気が出てきているか。

● 二次感染を起こしていないか。

● 家族が不安や心配事を医療者に表出でき、精神的にも落ち着いた状態で子どもに付き添うことができているか、また、体調を崩していないか。

<引用文献>
1. 小林順二郎, 深澤隆治 班長：日本循環器学会/日本心臓血管外科学会合同ガイドライン 2020年改訂版 川崎病心臓血管後遺症の診断と治療に関するガイドライン.
https://www.j-circ.or.jp/cms/wp-content/uploads/2020/05/JCS2020_Fukazawa_Kobayashi_0420.pdf (2021/7/6閲覧)
2. 日本川崎病学会編集：川崎病 診断の手引きガイドブック 2020. 診断と治療社, 東京, 2020：2.
3. 特定非営利活動法人日本川崎病研究センター川崎病全国調査グループ：第25回川崎病全国調査成績 (2019年9月).
https://www.jichi.ac.jp/dph/wp-dph/wp-content/uploads/2020/09/e2e27b17833a88e36bf2008d23c9e385.pdf (2021/7/7閲覧)
4. 三浦大, 鮎澤衛他：日本小児循環器学会／川崎病急性期治療のガイドライン 2020年改訂版.
http://jpccs.jp/10.9794/jspccs.36.S1.1/data/index.html (2021/10/28閲覧)

<参考文献>
1. 日本川崎病学会 編集：川崎病 診断の手引きガイドブック 2020. 診断と治療社, 東京, 2020.
2. 小林順二郎, 深澤隆治 班長：日本循環器学会/日本心臓血管外科学会合同ガイドライン 2020年改訂版 川崎病心臓血管後遺症の診断と治療に関するガイドライン.
https://www.j-circ.or.jp/cms/wp-content/uploads/2020/05/JCS2020_Fukazawa_Kobayashi_0420.pdf (2021/7/6閲覧)
3. 三浦大, 鮎澤衛他：日本小児循環器学会／川崎病急性期治療のガイドライン 2020年改訂版.
http://jpccs.jp/10.9794/jspccs.36.S1.1/data/index.html (2021/10/28閲覧)
4. 浅野みどり 編：発達段階からみた小児看護過程＋病態関連図 第3版. 医学書院, 東京, 2017.
5. 阿部俊子 監：エビデンスに基づく疾患別看護ケア関連図. 中央法規出版, 2007：220-229.
6. 大河美由紀：事例でわかる！ 疾患別看護過程 川崎病. プチナース 2020；29(10)：別冊1-19.
7. 瀬戸奈津子 編：事例で学ぶ疾患別看護過程 Vol.2. 学研メディカル秀潤社, 東京, 2020：161-190.

脳性麻痺

[の う せ い ま ひ]

執筆 真木 希

ここで取り上げる
病期・発達段階・看護の
視点

◆病期・発達段階

**慢性期（医療的ケア児、施設入所）・
学童期**

◆看護の視点

- 脳性麻痺の幼児期は「乳児初期には確定診断が困難であった軽症な例でも、幼児期になると病型や症状が明らかとなる」[1]時期である。成長・発達の遅れが生じやすく、原始反射の残存や姿勢反射の異常がみられる。

- わが国の重症心身障害児施設の歴史は、1961年に重症心身障害児のための民間の施設が設立されたことに始まり、1967年に児童福祉法に基づく施設（重症心身障害児施設）となった。

- 現在の障害児入所施設は、福祉型障害児入所施設と医療型障害児入所施設に区分される。

- 医療型障害児入所施設は、重症心身障害児の治療、日常生活の支援、療育、在宅支援などを行う。療育とは「医療と保育や教育の連携によって心身の発達を援助する」[2]ことである。

- 医療型障害児入所施設において看護職は、脳性麻痺の子ども自身が「できること」「わかること」を十分に理解し、家族や多職種とともに成長・発達を支援する。また基礎疾患や合併症の治療に対して、子どもの健康状態の維持への看護を担っている。

事例紹介・学生の受け持ち

◆患児紹介　Iさん、7歳、男児

【身長・体重】身長108cm、体重11kg

【役割・学校】特別支援学校小学部2年生、訪問学校（週に3回）

【家族背景】父親（44歳、会社員）、母親（40歳、会社員）、姉（11歳、小学校6年生）の4人家族である。入所施設がある同一市内に居住し、3人で暮らしている。祖父母は他県に居住しているため育児・在宅療養生活の協力が難しい。主介護者であった母親の就業によって在宅療養生活の維持が困難となり、Iさんが3歳のときに施設入所となった。

【主病名】脳性麻痺、四肢麻痺

【出生時の経過】在胎34週2日、体重1,600gで出生した。出生1分後のアプガースコアは3点の重症新生児仮死であった。NICUで治療を受けたが脳性麻痺の後遺症が残った。

【現病歴】てんかん、呼吸障害、嚥下障害、便秘、睡眠障害

【治療指針】筋緊張の緩和とてんかん発作予防を行い、症状の緩和を図る

【治療内容】筋弛緩薬、抗てんかん薬、去痰薬、緩下薬、催眠・鎮静薬、経腸栄養剤の使用

【看護方針】Iさんの身体的苦痛や不快につながる症状を取り除き、Iさんが笑顔で過ごすことができるようにケアを行う。Iさんが楽しい・面白い・もっとやってみたいと関心を向けることのできる遊びを提供し、Iさんなりの成長・発達を促進する。

◆学生の受け持ち

- 3歳から現在の7歳まで、施設入所である。学生が受け持つ前日の夜、22時に催眠・鎮静薬（トリクロホスナトリウムシロップ）を注入したが筋緊張亢進のため眠ることができなかった。朝から不機嫌で、抱っこをやめるとのけ反るような姿勢で泣き続け、ゴロゴロと痰が絡んだような呼吸をしている。

- バイタルサイン：SpO$_2$97%、脈拍118回/分、呼吸32回/分、体温37.8℃。

- ADL全介助：食事（経管栄養）、排泄（おむつ使用）、更衣・清潔・移動動作（全介助）

- 医療行為：パルスオキシメータ常時使用、経鼻胃管栄養、吸引（口鼻腔吸引）

Part 1 看護に必要な 疾患の基礎知識

疾患の定義、分類、病態、症状、検査・診断、治療、合併症などについて解説します。

定義・疫学

- 脳性麻痺は、出生前から新生児期における脳の障害が関連している。錐体路・大脳基底核・小脳などの損傷によって運動麻痺が生じる病態である。複数の合併症をきたす場合が多く、生じる症状は障害の部位や程度によって大きく異なる。脳性麻痺の子どもは、生理的機能の未熟さがあり、症状が重症化しやすい特徴がある。
- 脳性麻痺の医学的定義には、1968年に厚生省脳性麻痺研究班で定められた「受胎から新生児期（生後4週間以内）ま

での間に生じた脳の非進行性病変に基づく、永続的なしかし変化しうる運動および姿勢の異常である。その症状は満2歳までに発現する。進行性疾患や一過性運動障害または将来正常化するであろうと思われる運動発達遅延は除外する」[3]が用いられている。
- 脳性麻痺は脳の障害部位によって症状・重症度は異なる。
- 脳性麻痺の患者数は、「1,000人当たりおおよそ2人程度と予測される」[4]。

病態

- 脳性麻痺の発症は出生前・周産期・出生後から4週までのいずれでも起こり、周産期での発症割合が最も多い（**表1**）[5]。

表1 脳性麻痺の発症時期と原因

時期	出生前	周産期	出生後（〜4週）
割合	約20%	約70%	約10%
原因	●脳の形成異常（染色体異常、遺伝子異常） ●胎児期の低酸素・虚血、放射線被曝 ●胎内感染・中毒	●早産（脳室周囲白質軟化症） ●出生時仮死（O₂欠乏） ●頭蓋内出血 ●核黄疸 ●低血糖	●脳炎 ●髄膜炎 ●低酸素・虚血 ●頭蓋内出血

水口雅 監修：病気がみえる vol.7 脳・神経 第2版. メディックメディア, 2017, 東京：474[5]. より転載

脳室周囲白質軟化症（PVL）

- 脳室周囲白質軟化症（PVL）は、脳性麻痺の原因の1つである。
- 脳性麻痺は、大脳皮質の運動野から始まる運動神経の経路である皮質脊髄路（錐体路）の損傷により運動麻痺が起こる[6]。
- 脳損傷により、この神経線維が行き来する脳室周囲にある白質部位の血流が低下することで、細胞は壊死を起こし（脳室周囲白質軟化症）、運動障害・麻痺が起こる[6]。
- PVLの好発部位は大脳皮質の運動野からの錐体路にあたるため、PVLは脳性麻痺の原因となる[7]。

図1 脳室周囲白質軟化症の好発部位

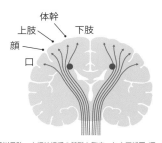

【●は脳室周囲白質軟化症の好発部位】
下肢を支配している皮質脊髄路を損傷すると、下肢に障害を生じる

早川昌弘：中枢神経系の基礎と臨床. 仁志田博司 編：新生児学入門 第5版. 医学書院, 東京, 2018：362. 図19-14. より転載

分類

● 脳性麻痺は、運動障害の病型と四肢の障害部位によって分類される（表2、図2、表3）。

表2 運動障害の病型による分類[1, 6, 8]

病型	運動障害の特徴
痙直型 けいちょくがた	●錐体路の損傷によって生じる ●筋緊張亢進、関節を他動的に動かそうとすると折りたたみナイフ様の抵抗がある（折りたたみナイフ現象） ●四肢麻痺、対麻痺、片麻痺、両麻痺、三肢麻痺に分類される（痙直型四肢麻痺のように示される）
アテトーゼ型	●大脳基底核を中心とした錐体外路の損傷によって生じる ●不随意運動が生じる ●原始反射や姿勢反射の異常がある（非対称性緊張性頸反射・モロー反射・把握反射などが消失しない） ●新生児期には低緊張であるが低緊張と筋緊張を変動するようになる ●四肢麻痺が多い
強剛型	●全身の筋緊張が強く、関節を他動的に動かそうとすると鉛管を曲げるような抵抗がある（鉛管現象） ●痙直型との混合型が多い
失調型	●小脳や小脳路の損傷によって生じる ●成長・発達が進むにつれ運動失調が明確になる
弛緩型	●筋肉が低緊張で蛙様肢位（上肢：外転・外旋位、下肢：屈曲・外転・外旋位）

図2 麻痺の度合い

色が濃いほど重度 | 重度 | 中等度 | 軽度 |

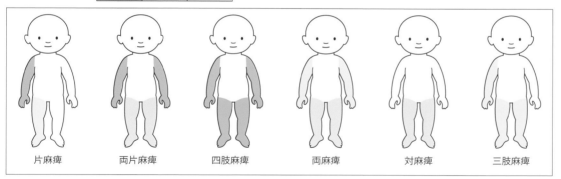

片麻痺　　両片麻痺　　四肢麻痺　　両麻痺　　対麻痺　　三肢麻痺

宮尾益知：脳性麻痺，鴨下重彦 監修：こどもの病気の地図帳．講談社，東京，2006：33[9]．より一部改変して転載

表3 四肢の障害の分類

片麻痺	上肢のほうが重度で片側の麻痺
両片麻痺	上肢のほうが重度で両側の麻痺
四肢麻痺	両上肢・両下肢ともに重度の麻痺
両麻痺	両下肢の麻痺が中程度で両上肢の麻痺は軽度
対麻痺	両下肢のみの麻痺
三肢麻痺	片手と両下肢の麻痺

宮尾益知：脳性麻痺，鴨下重彦 監修：こどもの病気の地図帳．講談社，東京，2006：33[9]．を参考に作成

診断

● 発達の遅れや筋緊張、原始反射などの所見による神経学的評価、画像診断、脳波所見など、総合的評価により診断を行う[6]。

重症心身障害児

● 重症心身障害児は児童福祉法によって「重度の知的障害及び重度の肢体不自由が重複している児童」[10]と定義され

る。脳性麻痺の子どもは重症心身障害の状態に該当することが多い。

● 重症心身障害児はおもに大島分類や横地分類を用いて分類される（**図3**、**図4**）。

図3 ▶ 大島分類[11]

				IQ 80
21	22	23	24	25
				70
20	13	14	15	16
				50
19	12	7	8	9
				35
18	11	6	3	4
				20
17	10	5	2	1
				0

身体機能　走れる　歩ける　歩行障害　座れる　寝たきり

重症心身障害児は分類 1〜4 に該当する

図4 ▶ 横地分類[12]

「移動機能」、「知的発達」、「特記事項」の3項目で分類し、以下のように表記する。

例；A1-C、B2、D2-U、B5-B、C4-D

〈知的発達〉

E6	E5	E4	E3	E2	E1	簡単な計算可
D6	D5	D4	D3	D2	D1	簡単な文字・数字の理解可
C6	C5	C4	C3	C2	C1	簡単な色・数の理解可
B6	B5	B4	B3	B2	B1	簡単な言語理解可
A6	A5	A4	A3	A2	A1	言語理解不可
戸外歩行可	室内歩行可	室内移動可	座位保持可	寝返り可	寝返り不可	

〈移動機能〉

〈特記事項〉
C：有意な眼瞼運動なし
B：盲
D：難聴
U：両上肢機能全廃
TLS：完全閉じ込め状態

医療的ケア児

● 医療・福祉・教育・地域のさまざまな場において、生命と健康を維持するために医療的ケアが欠かせない脳性麻痺の子どもが暮らしている。

● 医療的ケアとは「人工呼吸器による呼吸管理、喀痰吸引その他の医療行為」[13]、医療的ケア児とは「日常生活及び社会生活を営むために恒常的に医療的ケアを受けることが不可欠である児童」[13]と定義される。

● 医療的ケア児は、障害福祉サービス等利用において医療的ケア区分の判定を受ける。医療的ケアスコア（＝医療濃度）に応じて医療的ケアの区分が判定され、医療的ケア区分が大きいほど看護職員の手厚い配置が求められる[14]。

表4 ▶ 医療的ケア

1. 人工呼吸器の管理	8. 中心静脈カテーテルの管理
2. 気管切開の管理	9. 皮下注射
3. 鼻咽頭エアウェイの管理	10. 血糖測定
4. 酸素療法	11. 継続的な透析
5. 吸引（口鼻腔・気管内吸引）	12. 導尿
6. ネブライザーの管理	13. 排便管理
7. 経管栄養	14. 痙攣時の対応

令和3年度報酬改定における医療的ケア児に係る報酬（児童発達支援及び放課後等デイサービス）の取扱い等について　別紙1）福祉サービス等利用における医療的ケア判定スコア　https://www.mhlw.go.jp/content/000763142.pdf　（2021/11/5閲覧）より表を作成

症状・合併症

● 脳性麻痺は錐体路・大脳基底核・小脳などの損傷によって、運動障害と姿勢異常による複合的な症状、合併症を生じる（**表5**、**表6**）。

表5　脳性麻痺の症状

骨格	●成長・発達とともに筋緊張亢進や不随意運動などが強まり、筋骨格系に異常を生じやすい ●骨変形・関節拘縮・変形性関節症・股関節脱臼・脊柱側彎症などを生じ、骨折もしやすい
呼吸器	●拘束性換気障害、閉塞性換気障害、中枢性呼吸障害など呼吸障害を生じやすい ●拘束性換気障害は、筋緊張亢進による胸郭呼吸運動の制限、胸郭や脊柱の変形拘縮などによって胸郭が広がらず、空気が入りにくい状態になる ●閉塞性換気障害は、筋緊張亢進・低緊張による下顎後退・舌根沈下・扁桃・アデノイド肥大などが原因となり、気道が閉塞し空気が通りにくい状態になる
消化器	●筋緊張亢進によって腹圧が上昇し、胃食道逆流を生じやすい
神経	●脳性麻痺の多くは、知的障害やてんかんを合併する

山口桂子、柴邦代、服部淳子：エビデンスに基づく小児看護ケア関連図. 中央法規出版、東京、2016. より引用し一部改変し表を作成

表6　脳性麻痺に多い合併症例

消化器、栄養	●胃食道逆流 ●低栄養・発育不良 ●消化管通過障害・便秘 ●う歯	骨格	●関節拘縮 ●骨変形 ●股関節脱臼 ●脊柱側彎症 ●骨折
呼吸器	●誤嚥性肺炎 ●呼吸障害 ●気管支肺異形成(低出生体重児)	神経	●てんかん ●知的障害 ●睡眠障害 ●体温調節障害
皮膚	●褥瘡 ●おむつかぶれ	感覚器	●聴力障害 ●未熟児網膜症 ●斜視 ●白内障

内山聖 監修：標準小児科学. 医学書院、東京、2013：669. [15]より引用し一部改変し表を作成

治療

●筋緊張のコントロール(薬物療法、ボツリヌス毒素筋肉内注射療法、バクロフェン髄腔内投与など)、てんかんの治療(薬物療法など)、機能訓練、整形外科的治療などを行う。
●薬物療法では、抗けいれん薬、抗てんかん薬、催眠・鎮静薬を併用することが多い。

●嚥下障害のため経口摂取ができない場合には、経管栄養、呼吸困難や呼吸不全がある場合には経鼻エアウェイ・気管切開・人工呼吸器・酸素投与などの呼吸管理、腎・泌尿器に症状がある場合には導尿や膀胱瘻、腎瘻管理などを行う。

表7　脳性麻痺において処方されることの多い治療薬の例

	一般名	おもな商品名
末梢性筋弛緩薬	ダントロレンナトリウム水和物	ダントリウム
中枢性筋弛緩薬	エペリゾン塩酸塩	ミオナール
	バクロフェン	リオレサール
	チザンジン塩酸塩	テルネリン
抗てんかん薬	フェノバルビタール	フェノバール
	ジアゼパム	ダイアップ
催眠・鎮静薬	トリクロホスナトリウム	トリクロリールシロップ

アセスメント力がつく
ヘルスアセスメント

子どもと家族の身体面・生活面・心理面・社会面のアセスメント項目と根拠を解説します。

1 現在に至るまでの経過

- 出生時の状況
  - ▶ 在胎週数、出生体重、新生児仮死・周産期の異常の有無など
- 既往歴の有無と治療経過
- 成長・発達段階
- 予防接種歴
- 在宅療養生活時の状況
- 施設入所にいたった背景

根拠

成長・発達の経過は健康な子どもと異なることが多いが、現在の成長・発達段階を評価し、成長・発達に合わせた援助を行う。

在宅療養生活をしていたころの状況や施設入所にいたった背景を把握し、子どもと家族の関係性や家族の心理面・社会面の状況をふまえた支援を行う。

2 呼吸（身体面）

- 呼吸状態：自発呼吸の有無、呼吸数、呼吸音（呼吸音の減弱・副雑音の有無・喘鳴などの異常）、努力呼吸の有無、胸郭の動き、血中酸素飽和濃度、チアノーゼの有無
- 呼吸に関する既往：喘息、気管軟化症、肺炎、アデノイドなど
- 医療的ケア：吸引、吸入、酸素療法など
- 脊柱や胸郭の変形の有無
- 分泌物の性状：量、色、粘稠度、臭い
- 咳嗽の力：自己喀痰喀出の有無、むせの有無
- 肺理学療法：ポジショニング、排痰補助装置使用など
- 血液データ：白血球数（WBC）、赤血球数（RBC）、CRP（C反応性タンパク）、血液ガスなど

根拠

脳性麻痺の子どもは、脊柱や胸郭の変形、筋緊張亢進または低下などによって慢性的な呼吸障害を生じやすい。臥床中心の生活や自己喀痰喀出の難しさのため分泌物が貯留しやすいこと、気道閉塞や呼吸困難、無気肺など呼吸状態が悪化しやすいことを理解し、援助方法を検討する。

呼吸の苦しい状態は、
筋緊張亢進の増悪、不眠、
不機嫌などにつながり、
生活全般に影響するため、
呼吸状態の観察は
重要です

③　栄養（身体面）

- 身長体重（カウプ指数）の推移（P.53表3参照）
- 経管栄養の場合
  - ▶ 経腸栄養剤の種類と注入方法、注入速度、注入時の姿勢
  - ▶ 注入前の胃内容物（性状・量）
  - ▶ 注入中のむせや嘔気・嘔吐
  - ▶ 経鼻胃管のサイズと挿入の長さ
  - ▶ 経鼻胃管の固定部の皮膚状態、経鼻胃管の固定テープのずれの有無
  - ▶ 経鼻胃管の自己抜去のリスク有無
- 栄養状態：TP、Alb、RBC、Hb、Ht、電解質など

根拠

　筋緊張亢進によるエネルギー代謝増大は低栄養や脱水を生じやすく、嚥下障害、分泌物（唾液）の嚥下困難、経口摂取困難などは脱水や低栄養をまねくおそれがある。必要栄養摂取量の算出は、年齢や体重だけでなく、筋緊張の状態、移動機能、活動量など総合的な評価をもとに行う必要がある。

④　排泄（身体面）

- 排泄方法：排尿誘導の有無、尿器や便器の使用の有無、おむつの種類
- 排泄パターン：尿意や便意の有無、便秘時の対応、緩下薬の使用
- 腹部症状：腸蠕動音、腹部膨満・緊満の有無、便秘や下痢
- 尿や便性状
- 姿勢の異常

根拠

　経口摂取困難や筋緊張亢進などによる水分摂取量の不足、臥床中心の生活や内服薬の副作用は便秘や尿路尿管結石・慢性膀胱炎などをもたらしやすい。姿勢の異常や変形拘縮は消化管通過障害などの合併症を生じやすいため、腹部症状などの観察は重要である。

⑤　姿勢（身体面）

- 姿勢：身長体重の推移、変形拘縮・麻痺の状態、関節可動域・筋緊張の状態、補装具装着の有無
- 骨折や脱臼の既往
- 運動機能の発達：移動動作・把握動作

根拠

　子どもの安楽な姿勢を把握し、筋緊張亢進などから生じる不快感やストレスを取り除く。子どもの変形拘縮・麻痺の状態をふまえた遊び方や日常生活動作の工夫を行う。

⑥　視覚と聴覚（身体面）

- 視覚機能：視力・視野・追視・注視
- 聴覚機能：音や声に対する反応・呼びかけに対する反応

根拠

　低出生体重や先天性疾患、脳障害などによって視覚や聴覚に障害を生じる場合がある。遊びや日常生活のあらゆる場面で、子どもの障害を理解し、子どもにとって「見えやすい・聞こえやすい」かかわり方を検討する。

7 生活リズム（生活面）

- 日常生活パターン：学校、日中活動、リハビリテーション
- 睡眠パターン：睡眠導入の方法、睡眠導入薬の使用の有無、睡眠障害
- 日常生活習慣の自立度

根拠

午睡や眠気による不機嫌は学校生活や日常生活に影響する。成長・発達の機会を妨げないよう、生活リズムを整えることは大切である。日常生活動作（ADL）は全介助のことが多いが、子どもにできる動作を活かした援助方法を工夫する。

8 遊び・コミュニケーション（心理面）

- 遊び：音や声に対する反応、好む遊び、関心を向けやすいかかわり、苦手なかかわり
- 感情表出やコミュニケーション能力：発声の有無、快や不快の表現、喜怒哀楽の表情と様子、ことばの理解、他者への関心

根拠

子どもの認知機能や興味・関心を把握し、子どもが関心をもちやすい遊び方を工夫する。子どもの表情や様子から、子どもが何を感じているのか、何を伝えようとしているのかを考えたやり取りは、子どもの気持ちを理解することにつながる。

9 学校生活と施設入所での生活（社会面）

- 学校生活での目標や訪問学校の様子
- 施設での日常生活の様子

根拠

授業中の様子や学校生活での目標を把握し、学校関係者とともに子どもの成長・発達を促す。施設内での過ごし方や地域社会とのかかわり、非日常のイベントなど子どもと家族が体験する出来事を把握することは、子どもと家族の理解につながる。

10 家族の生活と心理状況

- 家族の面会状況の経過
- 家族の生活状況
- 家族やきょうだいの思い
- 施設スタッフと家族の関係性

根拠

施設入所にいたった背景には家族それぞれの状況があり、子どもと家族のつながりを支えるうえで大切である。施設入所の環境では、子どもと家族の関係性を維持していくことが求められる。

Part 3 子どもと家族の全体像

アセスメント時点（現時点）での子どもと家族の全体像をまとめます。

1 子どもが感じていること（状態）

脳性麻痺による四肢麻痺と筋緊張亢進の症状がある。痛み、呼吸困難、体調不良、疲労、暑さ、空腹・口渇、不眠などの身体症状、不快、不安、不機嫌、興奮、ストレスなどの情動変化は筋緊張亢進の症状を生じやすい。抱っこや座位保持装置での座位姿勢、扇風機や外気の風で涼むことで筋緊張を緩和しリラックスしている。

2 子どもの生活や成長・発達に関すること

朝は5時頃に目覚め、14時頃に30分程度の午睡をする。21時頃に催眠・鎮静薬を注入して睡眠を促しているが、入眠困難や中途覚醒を生じやすい。特別支援学校の小学部に在籍し、週に3回、入所施設内で訪問学校の授業を受けている。食事は経鼻経管栄養法で栄養摂取し、7時・12時・16時・20時に経腸栄養剤を200mLずつ注入している。入浴は週に3回、介護浴槽で入浴している。排泄は常時おむつを使用している。

成長・発達面では、首のすわりは不安定、寝返りはできず、2時間おきに体位変換が必要である。室内用座位保持装置を用いれば、座って過ごすことができる。名前を呼ばれたり話しかけられたりすると笑顔になり、人の声や物音、音楽などに反応している。

3 家族が思っていること（家族の状態）

両親と姉はIさんをかわいがり、施設入所当時は毎週日曜日に面会に訪れていた。姉が高学年になったころから面会頻度が減り始め、面会は数か月に一度のペースになった。母親は「お姉ちゃんの習いごとや学校行事でなかなか来られなくてごめんね」、父親は「パパたちに会えなくてさみしいよな、また来るからな」とIさんの面会時に話しかけている。姉はIさんに絵本の読み聞かせや、キーボードを弾いてあげるなどして過ごしている。

両親は共働きで忙しいため、Iさんの体調不良や病院受診などを伝えるための連絡がとりにくいことがある。現時点では、Iさんが施設を退所し、在宅療養生活に戻る予定はない。両親ともに医療的ケアを実施できるが、施設入所以降、Iさんの外出や外泊を希望したことはない。

4 病気や症状に関すること

脳性麻痺の合併症として、嚥下障害、睡眠障害、てんかん、知的障害などの診断を受けている。施設入所以降、筋弛緩薬、抗てんかん薬、去痰薬、緩下薬、催眠・鎮静薬を処方されている。てんかんの発作は施設入所以降一度もない。嚥下障害のため経鼻胃管を留置しているが、筋緊張亢進時に自己抜去してしまうことがある。

看護診断につなげる関連図

関連図を描くことで、アセスメントした内容を整理し、看護診断を明らかにします。

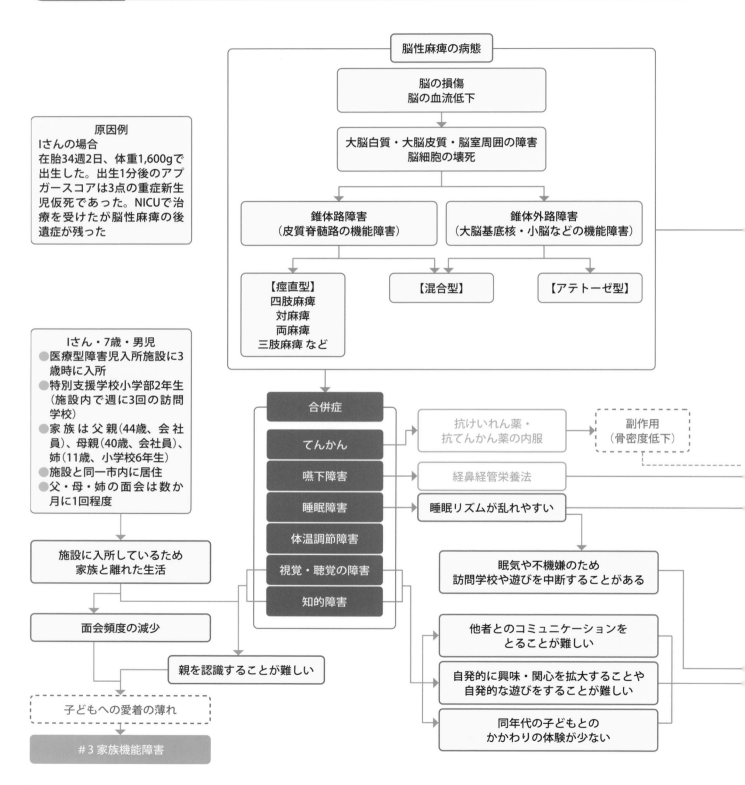

脳性麻痺の病態

脳の損傷
脳の血流低下

大脳白質・大脳皮質・脳室周囲の障害
脳細胞の壊死

錐体路障害
（皮質脊髄路の機能障害）

錐体外路障害
（大脳基底核・小脳などの機能障害）

【痙直型】
四肢麻痺
対麻痺
両麻痺
三肢麻痺 など

【混合型】

【アテトーゼ型】

原因例
Iさんの場合
在胎34週2日、体重1,600gで出生した。出生1分後のアプガースコアは3点の重症新生児仮死であった。NICUで治療を受けたが脳性麻痺の後遺症が残った

Iさん・7歳・男児
- 医療型障害児入所施設に3歳時に入所
- 特別支援学校小学部2年生（施設内で週に3回の訪問学校）
- 家族は父親（44歳、会社員）、母親（40歳、会社員）、姉（11歳、小学校6年生）
- 施設と同一市内に居住
- 父・母・姉の面会は数か月に1回程度

合併症

てんかん

嚥下障害

睡眠障害

体温調節障害

視覚・聴覚の障害

知的障害

抗けいれん薬・抗てんかん薬の内服

副作用
（骨密度低下）

経鼻経管栄養法

睡眠リズムが乱れやすい

施設に入所しているため家族と離れた生活

面会頻度の減少

親を認識することが難しい

子どもへの愛着の薄れ

#3 家族機能障害

眠気や不機嫌のため
訪問学校や遊びを中断することがある

他者とのコミュニケーションをとることが難しい

自発的に興味・関心を拡大することや自発的な遊びをすることが難しい

同年代の子どもとのかかわりの体験が少ない

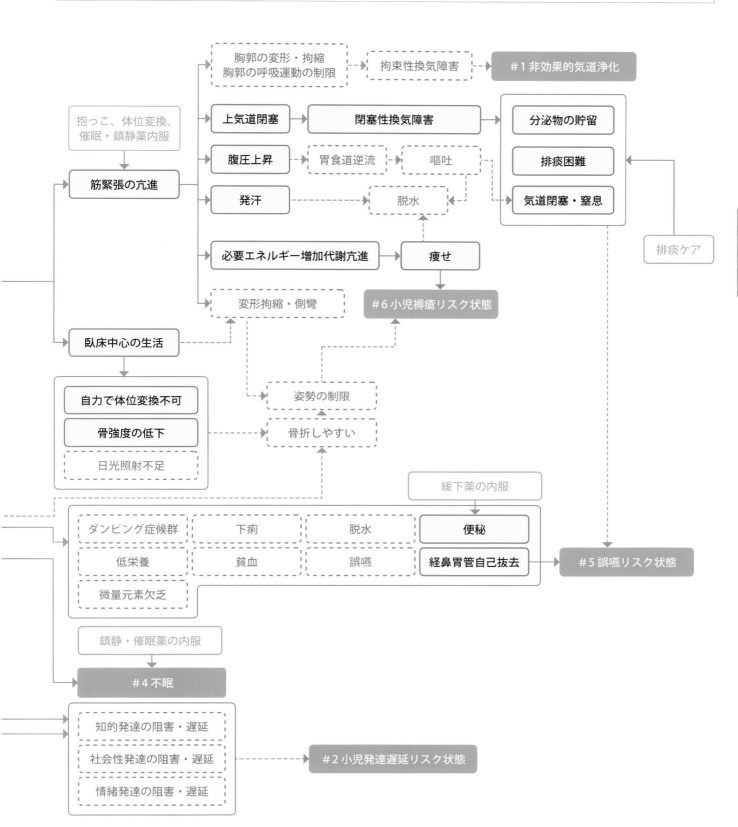

凡例　[　] 実在する状態　[┄] 潜在する状態　■ 看護診断　[　] 治療・ケア　■ 合併症　──→ 関連（実在）　┄→ 関連（潜在）

胸郭の変形・拘縮
胸郭の呼吸運動の制限 ┄→ 拘束性換気障害 ┄→ #1 非効果的気道浄化

抱っこ、体位変換、催眠・鎮静薬内服

筋緊張の亢進

上気道閉塞 →　閉塞性換気障害　→ 分泌物の貯留

腹圧上昇 ┄→ 胃食道逆流 ┄→ 嘔吐 ┄→ 排痰困難

発汗 ┄→ 脱水 ┄→ 気道閉塞・窒息

排痰ケア

必要エネルギー増加代謝亢進 → 痩せ

変形拘縮・側彎

#6 小児褥瘡リスク状態

臥床中心の生活

自力で体位変換不可

骨強度の低下 ┄→ 姿勢の制限

日光照射不足 ┄→ 骨折しやすい

緩下薬の内服

ダンピング症候群　下痢　脱水　便秘

低栄養　貧血　誤嚥　経鼻胃管自己抜去 → #5 誤嚥リスク状態

微量元素欠乏

鎮静・催眠薬の内服

#4 不眠

知的発達の阻害・遅延

社会性発達の阻害・遅延 ┄→ #2 小児発達遅延リスク状態

情緒発達の阻害・遅延

看護診断と根拠

明らかになった看護診断に優先順位と根拠を示します。

看護診断	根拠
#1 気道内の分泌物貯留に関連した非効果的気道浄化※1	ゴロゴロした痰の音から気道内の分泌物貯留がある。不機嫌によって筋緊張が亢進し、閉塞性換気障害と分泌物貯留による呼吸困難が生じると考える。呼吸状態の悪化は生命にかかわる問題であるため、#1を非効果的気道浄化とした。
#2 学習や遊びの機会の妨げによる小児発達遅延リスク状態※2	筋緊張亢進の持続は身体的・精神的苦痛を伴い、子どもが本来発揮できる運動機能や認知機能を妨げる要因になりやすい。筋緊張亢進や不機嫌の状態は訪問学校での学習や日中の遊びに影響し、成長・発達の機会を妨げるおそれがあるため、#2を小児発達遅延リスク状態とした。
#3 家族の分離による家族機能障害※3	施設に入所し家族と離れた生活をしていても、子どもと家族の関係性が途切れることのないようにかかわることが大切なため、#3を家族機能障害とした。
#4 睡眠障害による不眠※4	睡眠障害による入眠困難や中途覚醒があり、日中に眠気が残り不機嫌になりやすい。不機嫌は筋緊張を増悪させる要因の1つである。
#5 筋緊張亢進や嚥下障害に関連した誤嚥リスク状態※5	筋緊張亢進時に経鼻胃管を自己抜去してしまうことがある。経管栄養中の経鼻胃管自己抜去は誤嚥を生じるおそれがある。また嚥下障害による口腔分泌物の気管内流入や、筋緊張亢進に関連した分泌物の貯留は誤嚥性肺炎をひきおこす要因の1つである。
#6 姿勢の制限や痩せに関連した小児褥瘡リスク状態※6	臥床中心の生活と自力での体位変換の困難な状態は褥瘡発生のリスクが高い。

※1 定義：きれいな気道を維持するために、分泌物または閉塞物を気道から取り除く力が低下した状態
※2 定義：小児が発達のマイルストーン（目安）を、期待される時間枠では達成するのが困難になりやすい状態
※3 定義：家族機能が、家族メンバーのウェルビーイングを支えることができない状態
※4 定義：睡眠を開始または継続でき、機能が低下する状態
※5 定義：気管や気管支に消化管分泌物・口腔咽頭分泌物・固形物・液体が侵入しやすく、健康を損なうおそれのある状態
※6 定義：小児または青年期の若者の皮膚や下層組織に、圧迫または圧力と剪断力（ずれ力）が相まった結果、限局性の損傷が起こりやすく、健康を損なうおそれのある状態（出典：欧州褥瘡諮問学会、2019）

呼吸・消化吸収機能・循環など生命維持に影響する状態は、脳性麻痺の子どもの看護診断において重要です

根拠に基づいた看護計画

看護診断の優先度の高い#1〜2の期待される成果、看護計画と根拠を示します。

#1 気道内の分泌物貯留に関連した非効果的気道浄化

期待される成果 （長期目標）	●肺炎や無気肺など呼吸器の合併症を起こさない。

期待される成果 （短期目標）	●気道分泌物の貯留が改善する。 ●分泌物を自己喀出しやすい体位で過ごすことができる。

	看護計画	根拠・留意点
観察計画 **O-P**	❶情報収集 　●通常の健康状態について 　　▶バイタルサイン値、痰や鼻汁など分泌物の性状や量、咳嗽の有無 　●既往歴や内服薬について 　　▶呼吸器・循環器などの既往歴、治療中の疾患、アレルギーの有無、内服薬の種類、吸入・吸入薬の使用有無 　　▶検査結果（胸部X線所見、血液ガス分析、WBC、RBC、CRPなど） ❷視診・触診・聴診 　●呼吸状態に関する観察 　　▶呼吸数、呼吸の深さ、呼吸リズム、呼吸パターン、呼吸音、喘鳴、咳嗽 　●胸郭の観察 　　▶左右対称性、胸郭の形態、呼吸補助筋の有無、変形拘縮の有無 　●呼吸異常に伴う症状の観察 　　▶表情、発汗、努力呼吸（鼻翼呼吸、下顎呼吸、奇異呼吸、陥没呼吸など）、チアノーゼ、ばち指（P.50図2参照） 　●分泌物の観察 　　▶痰の量、色、臭い、粘稠度、混入物 ❸バイタルサイン 　●体温、脈拍、血圧、SpO₂、意識状態	●症状をうまく表現できない子どもの通常の呼吸状態を把握することによって、現在の症状が一時的な分泌物の貯留によるものか、気道感染や呼吸状態の悪化を生じていないかを予測することができる。 ●痰は気管・気管支粘膜の分泌物で、炎症・うっ血によって滲出液、細菌やほこりなどを含む。炎症が生じることから、色や性状が変化する。炎症が進行すると、濁ったような色の痰が多くなり、痰の粘稠度が高く、臭気も強くなる。粘稠度の高い痰の貯留は排痰困難から呼吸状態の悪化を生じるおそれがある。
ケア計画 **C-P**	❶排痰しやすい体位の工夫 　●側臥位、腹臥位、抱っこなど ❷呼吸リハビリテーション ❸吸入の実施 ❹口鼻腔吸引の実施 ❺筋緊張の緩和 　●抱っこ、室温・湿度の調整、音楽や揺れによるリラクセーション、絵本やおもちゃによる遊び ❻口鼻周囲、手、口腔内の清潔 ❼医師の指示による催眠・鎮静薬の投与 ❽医師の指示による酸素投与	●排痰しやすい体位は、医師や理学療法士など多職種を含めて話し合い検討する。 ●リラックスできる体位やかかわり方を工夫することによって、筋緊張の緩和を図り、安楽な呼吸状態を得ることができる。 ●分泌物の増加・流出によって顔や手、口腔内が汚染されやすい。
教育計画 **E-P**	❶筋緊張緩和や安楽な呼吸状態を維持できる体位やかかわり方を家族に説明する。	●家族に筋緊張緩和や呼吸状態が安楽になるケア方法を説明し、家族が子どものケアに参加できるように支援する。

期待される成果 （長期目標）	●学習や遊びの機会を通じて、成長・発達が促進する。
期待される成果 （短期目標）	●筋緊張が緩和している時間が増える。 ‐ ●興味関心を向けやすい学習や遊びが増える。

	看護計画	根拠・留意点
観察計画 O-P	❶筋緊張亢進 ●身体症状 ▶バイタルサイン、疼痛の有無、呼吸・消化吸収・循環の異常有無、感染徴候や炎症所見の有無、排泄状況、皮膚トラブルの有無 ●精神的要因 ▶表情や発声の様子、不快・不穏・興奮状態を示す表出の有無、ストレスの有無 ●生活リズム ▶睡眠状況、睡眠環境、1日のスケジュール ●環境要因 ▶生活環境、睡眠環境、空調や室温 ❷学習や遊びの内容 ●訪問学校 ▶学習内容や教材、学習の目標 ●遊び ▶好む遊びの内容や玩具、成長・発達支援の年間目標と計画	●筋緊張亢進は呼吸障害、消化吸収機能障害、循環障害、疼痛、発熱、不眠、啼泣などの症状を生じることがある。身体症状、精神的要因、環境要因を観察し、筋緊張亢進に影響している症状や状況を見きわめ、対応策を見出す。 ●学校や日常的に行っている、子どもの運動機能や知的・認知機能に応じた学習や遊びの内容を把握し、成長・発達促進につながる学習や遊びの提供を見出す。
ケア計画 C-P	❶子どもが好む体位で過ごす時間を設ける。 ❷筋緊張亢進の原因を取り除く。 ❸筋緊張時の効果的な対処についてスタッフと話し合う。 ❹日常的に用いている教材や玩具を使用した遊びを行う。 ❺関心を向けやすい学習内容や教材について訪問学校の担任教員やスタッフに確認する。 ❻運動機能、認知機能、感覚機能をふまえ、見える、聞こえる、触る、握る、揺れるなど五感で感じられる遊びを行う。 　●遊びの例：色合いのはっきりした絵本の読み聞かせ、手遊び歌や童謡の歌いかけ、粘土や液体を用いた感触遊び ❼学習や遊びでみられた反応や表情について訪問学校の教員やスタッフと共有する。	●筋緊張亢進の原因に対処し、筋緊張の緩和した心身状態で訪問学校の学習や遊びを行う。 ●運動機能、認知機能、知的機能など年齢相応の成長・発達段階とは異なる場合が多い。訪問学校の学習や施設で行っている遊びについて教員やスタッフから情報収集し、子どもの成長・発達段階に合う学習や遊びを検討する。
教育計画 E-P	❶訪問学校や遊びの様子を家族と共有し、学習や遊びの内容、教材や玩具の種類、遊び方の工夫について家族に説明する。	●家族は子どもが元気に楽しく過ごしているだろうかと心配している。家族が子どもにどのような生活を望んでいるのか、どのようなケアを受けたいと思っているのかを共有できる機会になる。

- 現在生じている症状が、感染症や肺炎など、新たに治療が必要な呼吸状態なのか、または普段から生じやすい症状であるのかを見きわめる必要がある。
- 呼吸障害、筋緊張亢進、不眠、不機嫌など、複数の症状が相互に影響し合っている状態である。生命維持に影響する呼吸状態を最優先の看護問題とし、呼吸状態の改善や呼吸困難の緩和に向けたケアが求められる。
- 筋緊張の緩和した状態は、呼吸状態の安定だけでなく、子どもの自発的な動きや和らいだ表情を引き出すことにつな

がる。訪問学校の授業や日中の遊びの機会において、子どもの成長・発達の促進につながるような環境調整が必要である。
- 施設入所の場合、家族は子どもに関する情報を十分に得られにくい。また、子どもと家族の関係が疎遠になりやすい。家族が子どもの様子を知ることができるように情報を共有することや、子どものケアに参加できるように支援することは、施設入所している子どもと家族の看護において重要な視点である。

評価の視点

- バイタルサインは通常の値から逸脱していないか。
- 気道感染や誤嚥性肺炎など炎症所見はみられないか。
- 痰や鼻汁などの分泌物が気道を閉塞していないか。
- 気道内の分泌物を排痰しやすい体位がとれているか。
- 口や顔周囲、手指が分泌物で汚れていないか。

- 必要な水分量・栄養量を摂取できているか。
- 筋緊張亢進の原因が明らかになっているか。
- 筋緊張亢進の対処ができているか。
- 訪問学校や遊びの時間を過ごすことができているか。
- 家族は子どもの様子を知る機会をもつことができているか。
- 家族の子どもに対する思い・考えを共有することができているか。

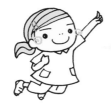

家族が子どもの健康状態について把握すること、日々の生活の様子を知ること、面会時に子どものケアに参加できるように支援することは、離れて生活している子どもと家族をつなぐ、大切なケアです

＜引用文献＞
1. 穐山富太郎，川口幸義，大城昌平 監修：脳性麻痺ハンドブック　第2版　一療育にたずさわる人のために一. 医歯薬出版，東京，2015.
2. 和田攻，南裕子，小峰光博 総編集：看護大辞典　第2版. 医学書院，東京，2010.
3. 厚生省特別研究：脳性小児麻痺の成因と治療に関する研究. 昭和43年度第2回班会議，1968.
4. 豊川智之：脳性麻痺の疫学. 公衆衛生2018：82(7)：510-516.
5. 医療情報科学研究所 編集：病気がみえる　vol.7　脳・神経　第2版. メディックメディア，東京，2017.
6. 山口桂子，柴邦代，服部淳子：エビデンスに基づく小児看護ケア関連図. 中央法規出版，東京，2016.
7. 仁志田博司 編集：新生児学入門. 医学書院，東京，2018.
8. 浅野みどり，杉浦太一，山田知子：発達段階からみた　小児看護過程＋病態関連図　第3版. 医学書院，東京，2017.
9. 鴨下重彦，柳澤正義 監修：こどもの病気の地図帳. 講談社，東京，2006.
10. 荘村明彦：児童福祉法 令和3年版. 中央法規出版，東京，2020.
11. 大島一良：重症心身障害の基本的問題. 公衆衛生1971；35(11)：648-655.

12. 聖隷三方原病院 聖隷おおぞら療育センター：「横地分類」記載マニュアル.
http://www.seirei.or.jp/mikatahara/oozora/policy/physical-mental-disorders/upload/20190318-142603-9428.pdf(2021/5/16閲覧)
13. 令和3年法律第81号　医療的ケア児及びその家族に対する支援に関する法律
https://www.mhlw.go.jp/content/00801675.pdf (2021/10/5 閲覧)
14. 厚生労働省：令和3年度報酬改定における医療的ケア児に係る報酬（児童発達支援及び放課後等デイサービス）の取扱い等について　別紙1)福祉サービス等利用における医療的ケア判定スコア.
https://www.mhlw.go.jp/content/000763142.pdf(2021/10/31閲覧)
15. 内山聖 監修：標準小児科学. 医学書院，東京，2013.

＜参考文献＞
1. 高久史麿，矢崎義雄 監修：治療薬マニュアル2021. 医学書院，東京，2021.
2. 上谷いつ子 編集：病態を見抜き、看護にいかすバイタルサイン. 中央法規出版，東京，2019.
3. T. ヘザー・ハードマン，上鶴重美 原著編集，上鶴重美 訳：NANDA-I看護診断　定義と分類　2021-2023. 医学書院，東京，2021.

資料　小児の検査基準値

血球検査

	新生児	乳児	幼児	学童以上
赤血球数($\times 10^4/\mu$L)	432±9	400±10	430±10	440±10
ヘモグロビン(g/dL)	15±0.3	12±0.2	12±0.2	14±1.0
ヘマトクリット値(%)	42±0.6	38±1.0	38±1.0	39±1.0
白血球数(/μL)	11,000	9,000〜11,000	8,000〜9,000	6,000〜7,000
血小板数($\times 10^4/\mu$L)	200±40	230±50	235±55	235±50

血液生化学検査

	新生児	乳児	幼児	学童以上
総タンパク(g/dL)	5.9±0.5	6.7±0.5	7.0±0.5	7.3±1.0
アルブミン(g/dL)	3.8	4.1±0.2	4.3±0.2	4.4±0.5
総コレステロール(mg/dL)	120±25	167±43	179±27	210.9±25
中性脂肪(mg/dL)		84.5±20	76.5±10	92.7±10
ナトリウム(mEq/L)	142±4	141±2.4	142±3	142±3
カリウム(mEq/L)	5±0.9	4.7±0.5	4.4±0.5	4.2±0.5
クロール(mEq/L)	108±1	104±2	104±2	103±2
カルシウム(mEq/L)		4.7±0.2	4.7±0.2	4.8±0.3
リン(mg/dL)	5.3±1	5.3±0.6	4.3±1	3.8±0.5
尿酸(mg/dL)	3.5±1	3.0±0.9	2.5±0.9	4.4±0.6
BUN(mg/dL)	20±4	11±2	10±2	11±3
クレアチン(mg/dL)			0.8±0.1	0.7±0.1
クレアチニン(mg/dL)			0.9±0.2	0.9±0.2
AST(U/L)		36.8±3.9	24.8±2.5	21.5±2
ALT(U/L)		13.6±1.8	8.8±0.8	7.2±1
LDH(U/L)		336±90	309±77	240±40

＊検査基準値は測定法によっても異なり、各施設でそれぞれ設定しているものも多くあります。本書を活用する際には、あくまでも参考になる値としてご利用ください。

市江和子 監修：小児看護実習POCKET BOOK. プチナース 2021；30(8)：別冊p.32より引用

乳幼児嘔吐下痢症(ロタウイルス感染症)

［にゅうようじおうとげりしょう（ろたういるすかんせんしょう）］

執筆 山本智子

執筆 山本智子

ここで取り上げる病期・発達段階・看護の視点

◆病期・発達段階

急性期・乳児期

◆看護の視点

● 乳幼児嘔吐下痢症(ロタウイルス感染症)は、発症初期の段階から、症状の悪化が進行している間、水分・電解質の異常や脱水の危険性が高い。早期に輸液療法を行いながら、症状の急激な変化の観察が重要である。

● 対症療法が基本であり、脱水の予防・改善のため、輸液療法・安静療法・食事療法を行う。子どもの身体的苦痛が大きく、ふだんの子どもの様子と違う場合、家族は非常に不安や心配を抱きやすい。そのため、子どもに対症療法を実施しながら、家族への心理的支援が重要となる。

● 乳児期の子どもは、身体的、心理社会的に成長・発達が著しい。母親との間に基本的信頼関係を築く時期である。身体的な不快や痛みを言語で表現することは困難であるため、家族から得たふだんの様子などの情報を大切にする必要がある。

事例紹介・学生の受け持ち

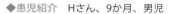

◆患児紹介　Hさん、9か月、男児

【身長・体重】身長70.9cm、体重7,650g（1週間前は8,400g）

【役割・通園】こども園0歳児クラス、入園1か月

【家族背景】両親と兄の4人暮らし。核家族：父方の祖父母は車で15分くらいのところに住んでいる。母方の祖父母は遠方に住んでいる。父親（34歳、会社員）、母親（32歳、会社員）、兄（2歳1か月、こども園通園中）、兄弟で風邪症状があった。

【主要症状】嘔吐・下痢・発熱

【主病名】乳幼児嘔吐下痢症(ロタウイルス感染症)

【現病歴】昨日の朝から、微熱、頻回の嘔吐・下痢があったが、活気があったため自宅で様子をみていた。水分・食事（離乳食後期）は、少しずつ摂取できていた。しかし、昨日の夕方から夜にかけ、嘔吐・下痢が継続し、活気が低下しぐったりしてきた。そのため、本日午前中、近医を受診した。検査の結果「ロタウイルス感染症」と診断された。中等度の脱水症状がみられ、総合病院小児科を紹介され、入院となった。

【既往歴】なし

【予防接種歴】B型肝炎ワクチン：3回接種済み。ヒブワクチン：3回接種済み。小児用肺炎球菌ワクチン：3回接種済み。四種混合ワクチン：3回接種済み。BCGワクチン：1回接種済み。ロタウイルスワクチン（ロタリックス1価）：2回接種済み。

【治療方針】輸液療法、安静療法、食事療法、薬物療法

【治療内容】輸液を行い、症状をみながら経口補液を行う。病状に応じて制吐薬・整腸薬を投与する。

【看護方針】脱水の重症化予防・改善。家族への心理的支援。

◆学生の受け持ち

入院1日目から受け持ちとなった。母親が入院に付き添っている。受け持ち1日目の時点で看護計画を立案した。

＜受け持ち時の状況＞

● 頻回の嘔吐・下痢があり、便検査の結果「ロタウイルス感染症」と診断された。嘔吐は1日に4～5回程度、下痢は1日に7～8回で、1週間前と比較すると9％程度の体重減少がみられ、中等度の脱水状態であった。きょうだいの育児もあり、Hさんの受診が遅れたことで、母親は自分を責めていた。母親は、Hさんのこと、家にいる兄に対しても心配している。

定義・疫学

◆乳幼児嘔吐下痢症とは

● 乳幼児嘔吐下痢症（ロタウイルス感染症）は、ロタウイルスによって引き起こされる急性胃腸炎である。

● 「ロタ」とは車輪を意味する。ロタウイルスを電子顕微鏡で観察すると、車輪のような形をしている。ロタウイルスは、感染力がきわめて高い。ロタウイルスが10〜100個程度で経口感染するとされている。ロタウイルスは、人と人との間で起こる糞口感染である。ロタウイルスに感染した感染者の便の処理後、十分に手洗いをした後でも、手や爪に数億個ものウイルスが残っていることがある。

● ロタウイルスは子どもの重症な下痢のおもな原因で、非常に感染力が強く、ごくわずかなウイルスが体内に入るだけで感染する。2歳くらいまでに多くの子どもが経験する疾患である。

● 適切な治療によって、1週間程度で回復する予後の良好な疾患であるが、まれに死亡例もある。おもに冬季に流行するので、冬季下痢症と呼ばれることもある。

◆疫学

● 感染性胃腸炎の流行をみると、毎年年末年始にピークがあり秋口にかけて減少するが、ロタウイルスだけをみると患児は年末から報告されるようになり、ピークは春先に認められる（**図1**）[1]。

● 5歳までの急性胃腸炎の入院患児のうち、40〜50％前後はロタウイルスが原因とされる。就学前の子どもの約半数がロタウイルス感染症で小児科外来を受診するとされている。この推計に基づいて人口統計から患児数を計算すると、日本の患児数は年間80万人ぐらいで、そのうち15〜43人に1人（2万6,500〜7万8,000人ほど）が入院していると推計されている[2]。

● 先進国の代表として、米国のデータを示すと、5歳未満のロタウイルス感染症者での年間の死亡例が20〜60人、入院が5.5〜7万人、救急外来受診者が約20〜27万人、外来受診者は41万人に上ると推計されている[1]。

● ロタウイルス感染症によって世界では5歳未満の子どもで約50万人の死亡があるとされ、その80％以上が発展途上国で起こっている。わが国におけるロタウイルス感染症による死亡者はまれだが、それでも感染者数は非常に多いため、小児感染症における重要な病原体の1つである[1]。

図1 感染症発生動向調査に報告された感染性胃腸炎・ロタウイルス胃腸炎の流行曲線

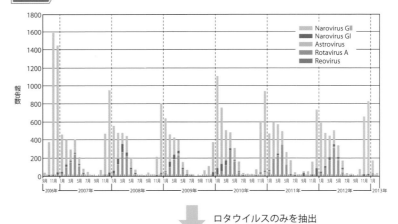

↓ ロタウイルスのみを抽出

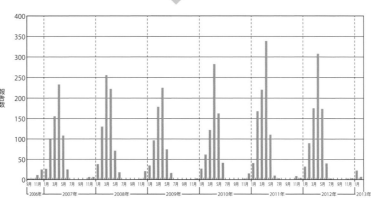

国立感染症研究所[1]より引用

原因・分類

- ロタウイルスは、レオウイルス科のロタウイルス属に属するRNAウイルスである。直径は約100nm（1万分の1mm）で、ノロウイルス（感染性胃腸炎や食中毒を引き起こすウイルス）の倍ぐらいの大きさである。ウイルスとして、感染力がきわめて高い。
- ロタウイルス感染者の便1gの中には10^{10}個を超える多量のウイルスが排泄されるといわれている。10個以下のウイルスが体内に入るだけでも感染は成立するとされている。
- ウイルスによる下痢症は、腸管の絨毛突起先端の上皮細胞の障害が原因である。ロタウイルスは小腸の腸管上皮細胞に感染し、絨毛の配列の乱れや欠落などの組織病変の変化を起こす[1]。このため上皮細胞での吸収面積が減り、食物からの二糖類の分解・吸収、塩類の吸収ができなくなる。吸収されない二糖類や塩類が腸管内に多量に存在することで浸透圧が上がり腸管内に水分を引き寄せるため、腸からの水分の吸収が阻害される。
- 腸管の炎症により腸間膜の透過性が亢進し、多量の滲出液が出る。これにより下痢症を発症する。それに加え、ロタウイルス感染症では、腸管毒素活性をもつNSP4により腸管粘膜の分泌の異常亢進も起こる。細胞性免疫のはたらき

- などでウイルスに感染した細胞が排除されることにより、絨毛上皮細胞が修復されると治癒する[3]。
- ロタウイルスにはさまざまな種類があり、A群、B群、C群、D群、E群、F群、G群の7つに分けられる。ヒトに感染するのは、A群、B群、C群の3つであり、日本でヒトに感染するロタウイルスのほとんどがA群とされている[1]。

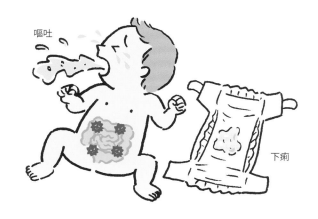

嘔吐

下痢

検査・診断

- 子どもの症状や家族など周囲の感染状況などを総合的に判断して、ロタウイルスを原因と推定して診療が行われることが多いが、症状だけではロタウイルスの確定診断はできない。
- 最も多く用いられているロタウイルス感染症の診断法は、便を用いて15〜20分程度で結果が判明する迅速診断検査

- （イムノクロマト法）である。
- 検査は健康保険が適応される。しかし、ロタウイルスに感染していても陽性とならない場合がある。検査の精度は確実ではないが、短時間で検査結果が判定されるため、診断の補助に用いられる。

症状

- ロタウイルスは遺伝子型が異なってもある程度の交差免疫（過去にある病原体に感染したことで、その病原体に似ている別の病原体に対してもはたらく免疫のこと）が成立するため、感染を繰り返すごとに症状は軽くなっていく。1度ロタウイルスに感染しただけでは免疫獲得は不完全であり、乳幼児以降も再感染を繰り返すが、感染を繰り返すと重症化しなくなる[1]。
- 一般的に新生児は、母体からの免疫により不顕性感染に終わることが多いと考えられているが、乳幼児期以降は顕性感染が多く、年長児期以降の再感染では再び不顕性感染が

多くなる。
- ロタウイルスに感染している子どもと接触した成人のうち30〜50％が感染するといわれているが、ほとんどの場合、それ以前の感染の影響で不顕性感染に終わることが多い[1]。
- 成人はロタウイルスの感染を何度も経験しているため、ほとんどの場合は症状が出ない。しかし、乳幼児は、激しい症状が出ることが多く、とくに初めて感染したときに症状が強く出る。
- ロタウイルスに感染すると、2〜4日の潜伏期間の後、水

- のような下痢や嘔吐が繰り返し起こり、その後、重い脱水症状が数日間続くことがある。
- 下痢便は、酸性臭を伴う白色または黄白色の水溶性下痢である（血便、粘血便は伴わない）。
- 通常は発熱（1/3の子どもに39℃以上の発熱を認める）と嘔吐から症状が始まり、24〜48時間後に頻繁な水様便を認める。咳、鼻汁などの感冒様症状、腹部の不快感などもよくみられる。
- 合併症としては、脱水症（表1）とそれに伴う各種の病態が主である。脱水の程度や臨床的重症度はほかのウイルス性胃腸炎より重いことが多く、おもに4〜23か月児に重度の脱水症を認める[1]。
- そのほかの合併症として、けいれん、肝機能異常（AST、ALT上昇）、急性腎不全、脳症、心筋炎などが起こることがあり、死にいたる場合もある[2]。
- 場合によっては、腸重積を起こすことがある。ロタウイルスによる胃腸炎の経過中に、突然泣いたり泣き止んだりを繰り返す場合や、イチゴゼリー状の血便がみられた場合は腸重積を疑う必要がある。

表1 ▷ 脱水の症状と程度

- 子どもの下痢は、基礎疾患の有無などによって影響を受ける。状態を観察・アセスメントし、早期に対処することが重要である。
- 子どもは、大人に比べ体液組織のうち水分の占める割合が高く、下痢のため水分や電解質を多量に喪失し、脱水をきたしていないか評価をする必要がある。
- 脱水とは、水分摂取が不足した状態、あるいは体から水分が失われた状態で、それにより体内の水分および電解質が不足した状態である。
- 体重の減少度が重症度を表す最も正確な指標となる。乳幼児では3%までの体重減少を極軽度または脱水なし、3〜9%以下を軽度〜中等度脱水、10%以上を重度脱水とする。脱水の程度が重度なほど緊急度は高くなる。
- 脱水時にみられる症状としては、子どもの活力の低下、不機嫌、大泉門や眼窩陥没、皮膚の弾力性（ツルゴール）の低下、口唇・口腔粘膜の乾燥、四肢の冷感、尿量減少などがある。

症状	極軽度または脱水なし	軽度〜中等度	重度
体重減少	3%未満	3〜9%以下	10%以上
皮膚の弾力性（ツルゴール）	良好	低下	かなり低下
四肢冷感	温かい	冷たい	冷たい・チアノーゼあり
口唇・舌	湿っている	乾燥している	カラカラに乾燥している
循環状態：脈　呼吸	正常　正常	正常より減少　正常または速い	弱い・または脈が触れない　深い
尿量	正常〜減少	減少	ほとんどない
口渇	飲水は正常	水分をほしがる	ほとんど水を飲まない　飲むことができない
啼泣時の涙	涙が出る	減少	出ない
大泉門（乳児）	平坦	陥没	著明に陥没
眼窩	正常	落ちくぼむ	深く落ちくぼむ

市川光太郎、天本正乃 編：内科医・小児科研修医のための小児救急治療ガイドライン　改訂第4版．診断と治療社，東京，2019：100．表14　脱水の重症度評価[4]を参考に作成

治療

- ロタウイルスに効果のある抗ウイルス薬はないため、臨床的にロタウイルス胃腸炎に特異的な治療法はなく、嘔吐、下痢、脱水に対する治療を行う。脱水を防ぐための水分補給や、体力を消耗しないように栄養補給することなどが治療の中心になる。
- 脱水症状が重篤な場合には医療機関での治療が必要となる。治療法としては輸液療法・安静療法・食事療法（経口補液）、薬物療法がある。
- 一般的には臨床的重症度が軽症の場合は経口補液、あるいは外来での静脈輸液を行う。中等症以上の場合は入院して輸液療法、食事療法を併用する。また、合併症があるときには合併症に準じた治療を行う。止痢薬は、病気の回復を遅らせることがあるので使用しないことが望ましい。適切な治療を行えば1週間ほどで回復し、予後は良好である[1, 2]。
- 子どもの場合、家庭では経口補水療法（塩分と糖分を混ぜて適切な濃度に調整した経口補水液を用いる）が推奨されている。これを口から飲ませることで、脱水状態からの回復や予防を図る。数種類が市販されているので薬局などで購入できる。家庭では、水1Lに塩3g、砂糖20〜40gを溶

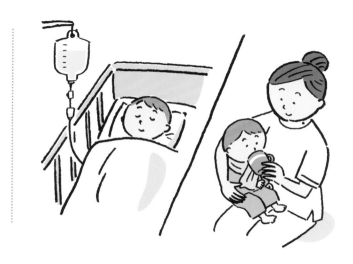

かすとつくることができる。

●最初は少量ずつ飲ませ、数分経って嘔吐がないことを確認したら、また少量を与えるようにする。水分を摂って数時間症状が落ち着いていれば、徐々にいつもの食事に戻していく（辛いもの・すっぱいもの・味の濃いものや、柑橘系_{かんきつけい}の果物・果汁や乳製品などは嘔吐を誘発しやすいので避け、消化のよいものにする）。母乳や粉ミルクは続けてよい。

予防

●ロタウイルスの予防接種について、経口生ワクチン（口から飲むタイプ）が、2020年10月から定期接種となった（**表2・図2**）。

●ロタテック5価、ロタリックス1価の2種類があるが、有効性に差はないとされている。

●両ワクチンともすべてのロタウイルス胃腸炎を約80%予防し、重症のロタウイルス胃腸炎に限ると、その予防効果は約90%とされる[5]。

表2　ロタウイルスワクチン

ロタテック5価 3回接種	●流行して重症化しやすいウイルスを含む5種類のロタウイルスを弱毒化したワクチンである ●4週間隔で3回接種する。遅くとも生後14週6日（生後3か月半過ぎ）までに1回目を受け、生後32週（224日）までに接種を完了する。生後32週以降は接種することができない
ロタリックス1価 2回接種	●一番流行して重症化しやすい1種類のロタウイルスを弱毒化したワクチンである。交差免疫によって他の種類のロタウイルスにも有効であることがわかっている ●4週間隔で2回接種する。遅くとも生後14週6日（生後3か月半過ぎ）までに1回目を受け、生後24週（168日）までに接種を完了する。生後24週以降は接種することができない

図2　ロタウイルスワクチン接種スケジュール

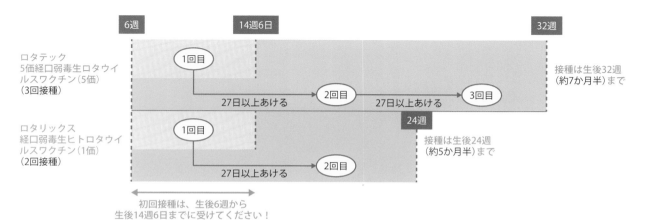

厚生労働省：ロタウイルス　ロタウイルスワクチン接種スケジュール[6]
https://www.mhlw.go.jp/stf/seisakunitsuite/bunya/kenkou_iryou/kenkou/kekkaku-kansenshou03/rota_index.html
（2021/10/15閲覧）

Part 2 アセスメント力がつく ヘルスアセスメント

子どもと家族の身体面・生活面・心理面・社会面のアセスメント項目と根拠を解説します。

1 現在にいたるまでの経過

- 現病歴：いつから、どのような症状が始まり、どのような経過・変化をたどってきたか、前医ではどのような治療を受けたのか
- 既往歴（アレルギーの有無、内服薬の服用の有無）
- バイタルサイン：脈拍・血圧・呼吸・体温
- 嘔吐：回数・量・性状、嘔気の有無、顔色、気分が悪そうな顔をしているか
- 下痢：回数・量・性状・色・臭い
- 腹部状況：腹痛の有無（おなかを痛がる様子があるか）、腹部膨満・緊満、腸蠕動音
- 水分出納：輸液量、経口水分量・尿量（色）最終排尿時刻
- 脱水症状の有無：口渇・発汗の有無、大泉門・眼窩陥没の有無、口唇・口腔・皮膚の乾燥状態、皮膚の弾力性（ツルゴール）の低下、倦怠感の有無、末梢冷感の有無、意識レベル、啼泣の有無、啼泣時の流涙の有無、表情、機嫌、活気
- 検査データ：WBC、RBC、Hb、Alb、TP、Ht、BUN、UA、Cr、Na、K、Cl、CRP、SpO₂など

根拠

　ロタウイルス感染症は、乳幼児には激しい症状が出ることが多く、とくに初めて感染したときに症状が強く出る。合併症としては、脱水症とそれに伴う各種の病態が主である。脱水の程度や臨床的重症度はほかのウイルス性胃腸炎より重いことが多く、おもに4〜23か月児に重度の脱水症を認める。

　現病歴をていねいに情報収集し、嘔吐・下痢の状況を確認する必要がある。また、嘔吐・下痢の症状が出てからの体重の変化や、現在の全身状態を把握することで、脱水の重症度を判断することができる。

　乳幼児は体内の水分含有率が高く、必要水分量が多いため、脱水になりやすいことを考慮し、脱水徴候の有無を確認していくことが大切である。発症初期の段階から、症状が進行している間は、水分・電解質の異常や脱水の危険性が高いため、早期に輸液療法を行いながら、症状の急激な変化を見逃さないことが重要である。また、乳児期の子どもは、身体的な不快や痛みを言語で表現することは困難であり、家族から現在にいたるまでの、ふだんの様子などの情報をていねいに聞き取り、家族からの情報を大切にする必要がある。嘔吐・下痢がどのように子どもの身体面に影響しているかを把握し、子どもと家族の生活への影響を考慮したうえで、治療や看護介入の方法を考えていく必要がある。

2 栄養状態

- 身長・体重：体重減少の有無、カウプ指数、パーセンタイル値
- 食事内容：食事形態、回数、摂取量
- 食欲の有無
- 嘔吐・下痢、入院による日常生活への影響

根拠

　体重の減少度が重症度を表す最も正確な指標となる。乳幼児では3％未満の体重減少を極軽度または脱水なし、3〜9％以下を軽度〜中等度脱水、10％以上を重度脱水とする。脱水の程度が重度なほど緊急度は高くなる。体重の減少度、食生活の変化などを把握することで、身体面への影響をアセスメントすることができる。

表3 脱水の種類

● 脱水は、血清Na濃度によって以下の3つのタイプに分けられる[7]。
● 子どもの脱水のうち、等張性脱水症が95％と大半を占め、高張性脱水症は5％、低張性脱水症はきわめて少ないとされている。

等張性脱水 （血清Na濃度130 ～150mEq/L）	● 血清Na濃度が正常範囲内に収まった脱水 ● 細胞内外で浸透圧差が生じず、水分の移動が少ない ● 低張性脱水の症状を呈するが軽度
高張性脱水 （血清Na濃度 150mEq/L以上）	● Naより水のほうが多く失われた脱水 ● 細胞内の水分が細胞外へ移動している状態で、皮膚の弾力性（ツルゴール）は正常 ● 神経細胞内の水分が減少し、易興奮性、けいれん、意識障害などの神経症状を生じやすい
低張性脱水 （血清Na濃度 130mEq/L未満）	● 血清よりもNa濃度の高い体液が身体から失われた脱水 ● 細胞外脱水が強く起こる ● 脱水症状（口渇や循環障害など）は、他の脱水症に比べて顕著になる ● 皮膚の弾力性（ツルゴール）の低下を認める

図3 子どもが脱水になりやすい原因

● 子どもは成人（水分は体重の60％）に比べ、身体の体液組織（とくに細胞外液量）のうち水分の占める割合が高い
● 体重当たりの必要水分量が高く、不感蒸泄量が多い
● 嘔吐・下痢を頻回に起こすと、摂取水分量に影響し、水分・電解質の喪失が起こりやすい
● 尿の濃縮力が弱い

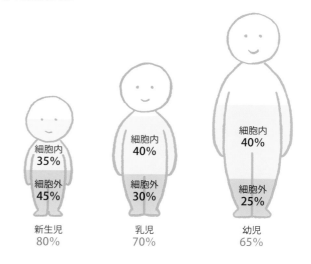

新生児 80％ — 細胞内 35％／細胞外 45％
乳児 70％ — 細胞内 40％／細胞外 30％
幼児 65％ — 細胞内 40％／細胞外 25％

③ 成長・発達段階

● 身長・体重
● 予防接種歴（ロタウイルスワクチンの接種歴）：これまで、順調に予防接種を受けているか
● 生活習慣：活動と休息の状況（好きな遊び、昼寝・夜間の睡眠状況）、清潔面（陰部・殿部の皮膚の状態）
● 役割：家族背景、保育施設通園の有無
● 基本的生活習慣の自立度

根拠

ロタウイルスワクチンの接種は、重症化を予防し、入院率を低下させる。そのため、年齢（月齢）に合わせて、ワクチンを順調に接種できているか確認する必要がある。

生活習慣・自立度を確認することで、入院における看護援助に役立てることができる。

④ 家族の身体面

● 家族歴：これまでかかった疾患、アレルギー
● 家族の健康状態：嘔吐や下痢の症状はないか

根拠

ロタウイルス感染症は、非常に感染力が強くごくわずかなウイルスが体内に入るだけで感染する。家族内感染の有無を確認する必要がある。感染予防対策として、教育的なかかわりが大切となる。

5 子どもと家族の心理面

● 子どもの心理面
　▶ 子どもの不安、表情、言動
　▶ 子どものストレスの対処法（日常生活において好きなこと、物）
● 家族の心理面
　▶ 家族の疾患、病状についての理解度、受容の程度
　▶ 家族の治療に対する理解度（個室管理、二次感染予防行動など）
　▶ 子どもの入院に対する思い（自責の念など）
　▶ 家族の不安や心配、気がかりなこと
　▶ 家族のストレスの対処法
　▶ きょうだいの精神面

根拠

　嘔吐・下痢は頻回になると、容易に脱水に陥りやすい。また、脱水は重症化すると死にいたる危険がある。まだ、言葉を発することができない乳児では体調を客観的に判断するしかないため、家族にとって不安や心理的負担が大きい。子ども・家族に対して心身両面から援助することが重要である。

　家族は、受診行動が遅れたことによる自責の念を抱いていることから気持ちに寄り添う。疾患、病状、治療に対する理解度を確認しながら援助していく必要がある。セルフケアが困難な発達段階にある子どもにおいては、家族が代行となるため、家族の病気に対する認識や対処方法が治療に大きな影響を及ぼすことがあることを考慮する必要がある。また、子どもの入院は、子どもだけではなく、家族の構成員がストレスを抱えるため、子ども・家族の精神的苦痛についても考慮し注意して援助していく必要がある。家族の抱く不安・心配事を把握し、必要時、病状について医師から説明をすることも大切である。

　入院（個室管理）という閉ざされた環境や、輸液療法による行動制限から、子どもと家族はストレスがたまりやすい。子どもの病状に応じて遊びの提供を行い、子どもの気分転換を図ったり、家族が休息できるよう配慮をすることが重要である。9〜10か月ごろの乳児は、対象となるものが自分の視界からみえなくなると、なくなってしまったのではないかと考えるようになる。そのため、子どもにとっての安全基地である母親が常にそばにいられるよう配慮することが必要である。Hさんには、自宅に残している幼いきょうだいがおり、家族は家族役割の変化に対応しなければならない。そのため、Hさんや家族のニーズに対応できるように支援していく必要がある。

6 子どもと家族の社会面

● キーパーソン：主な養育者
● 家族構成
● 家族関係
● 社会的役割
● 家族のサポート体制、周囲のサポート体制：父方祖父母による援助、社会資源の利用など
● 周囲の理解度：職場の理解度
● 経済上の問題
● 生活状況

根拠

　子どもの入院は、家族にとっても大きな負担となる。家族による病室での子どもの付き添い入院や、家庭におけるきょうだいの育児など、家族内での調整が必要となる。また、家族の就業状況により、周囲の理解度や、祖父母によるサポート体制の調整への支援の必要性がある。家族の社会的背景を把握し、1日でも早く安心して退院できるよう看護援助することが大切である。

ロタウイルスの症状だけではなく、子どもの入院が子どもと家族に及ぼす影響についてもアセスメントすることが大切です

Part 3 子どもと家族の全体像

アセスメント時点（現時点）での子どもと家族の全体像をまとめます。

1
子どもが感じていること（状態）

　頻回の嘔吐・下痢により活力はなく、バイバイもできない。Hさんが水分をほしがれば、少量ずつ水分を与えているが、離乳食をほしがることはなく、空腹の状態である。輸液療法により行動制限が強いられている。また、急な入院であり、Hさんの好むおもちゃは身近になく、さらに安静療法により行動が制限され、Hさんはストレス下に置かれている。

2
子どもの生活や成長・発達に関すること

　父親、母親、2歳1か月の兄、Hさんの4人暮らし。Hさんはこども園に入園し、1か月が経過し、園での生活に慣れてきたところ。両親は共働きのため、日中のほとんどは、こども園で過ごしていた。これまで形態的成長・発達、機能的成長・発達は、年齢相応であり順調に成長・発達している。また、病気の既往はなく、これまで健康状態は良好であった。基本的生活習慣の自立においても順調であり、園から指摘を受けることはなかった。現在、つかまり立ちの練習をしており、体を動かすことが好きである。

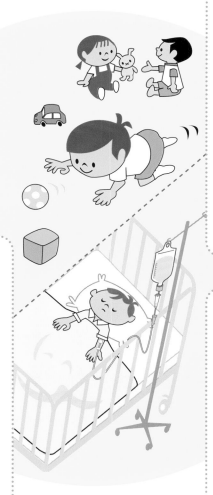

3
家族が思っていること（家族の状態）

母親：昨日から、発熱・嘔吐・下痢の症状がみられたが、Hさんの活力がみられたことや、兄の育児もあり、Hさんの受診が遅れたことで自分を責めている。Hさんのことはもちろん心配で仕方がないが、家にいる兄に対しても心配している。

父親：急な入院でとても驚いており、心配している。Hさんは年齢もまだ小さいので、入院して医療者にみてもらうことで、安心感があると感じている。これまで、育児は母親に任せてきたので、兄の世話ができるか心配している。

兄：ママを弟に取られてしまったようで悲しい。ママに早く会いたいと思っている。パパと一緒に、夜、眠れるか心配した表情をしている。

4
病気や症状に関すること

　昨日の朝から、微熱、頻回の嘔吐・下痢があったが、活気があったため自宅で様子をみていた。しかし、夕方から夜にかけて、嘔吐・下痢が継続し、活気が低下しぐったりしてきた。そのため、本日、午前中に近医を受診した。検査の結果「ロタウイルス感染症」と診断され、中等度の脱水症状がみられたため、総合病院小児科を紹介され、入院となった。ロタウイルスに効果的な抗ウイルス薬など特別な治療法がないため、症状をやわらげる対症療法を中心に行う。

看護診断につなげる関連図

関連図を描くことで、アセスメントした内容を整理し、看護診断を明らかにします。

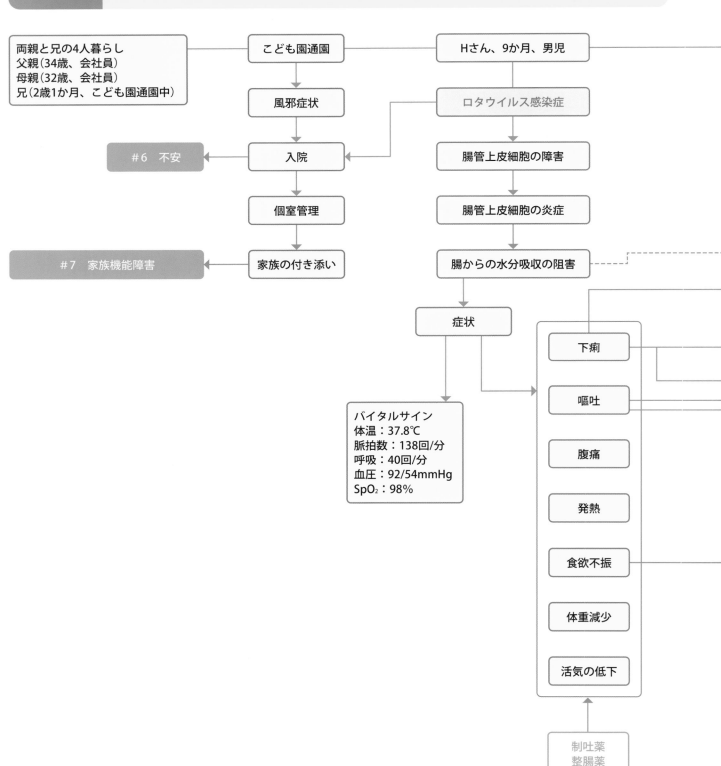

両親と兄の4人暮らし
父親（34歳、会社員）
母親（32歳、会社員）
兄（2歳1か月、こども園通園中）

こども園通園

Hさん、9か月、男児

風邪症状

ロタウイルス感染症

#6　不安

入院

腸管上皮細胞の障害

個室管理

腸管上皮細胞の炎症

#7　家族機能障害

家族の付き添い

腸からの水分吸収の阻害

症状

バイタルサイン
体温：37.8℃
脈拍数：138回/分
呼吸：40回/分
血圧：92/54mmHg
SpO₂：98%

下痢

嘔吐

腹痛

発熱

食欲不振

体重減少

活気の低下

制吐薬
整腸薬

凡例　☐ 実在する状態　⬚ 潜在する状態　▨ 看護診断　☐ 治療・ケア　■ 合併症　→ 関連（実在）　⇢ 関連（潜在）

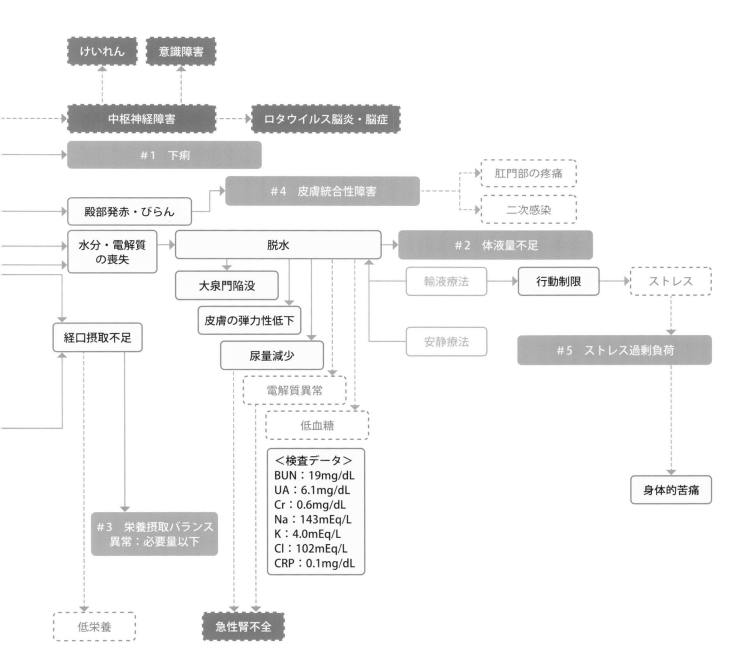

【予防接種歴】B型肝炎ワクチン：3回接種済み。
ヒブワクチン：3回接種済み。小児用肺炎球菌ワクチン：
3回接種済み。四種混合ワクチン：3回接種済み。
BCGワクチン：1回接種済み。ロタウイルスワクチン（ロ
タリックス1価）：2回接種済み。

けいれん　意識障害

中枢神経障害　→　ロタウイルス脳炎・脳症

#1　下痢

#4　皮膚統合性障害　⇢　肛門部の疼痛

⇢　二次感染

殿部発赤・びらん

水分・電解質
の喪失　脱水　→　#2　体液量不足

大泉門陥没

皮膚の弾力性低下

輸液療法　→　行動制限　⇢　ストレス

安静療法

経口摂取不足

尿量減少

電解質異常

低血糖

#5　ストレス過剰負荷

＜検査データ＞
BUN：19mg/dL
UA：6.1mg/dL
Cr：0.6mg/dL
Na：143mEq/L
K：4.0mEq/L
Cl：102mEq/L
CRP：0.1mg/dL

身体的苦痛

#3　栄養摂取バランス
異常：必要量以下

低栄養　急性腎不全

看護診断と根拠

明らかになった看護診断に優先順位と根拠を示します。

看護診断	根拠
#1 ロタウイルス感染症に関連した下痢※1	ロタウイルス感染症による下痢は、急性症状で始まり、水分や電解質の喪失をきたす。マズローのニードの階層に基づき、看護問題の優先度を考慮し、生命の危機と基本的ニードであることをふまえ最優先とした。
#2 嘔吐・下痢による脱水に関連した体液量不足※2	頻回な嘔吐・下痢により中等度の脱水症状をきたしている。より脱水症状が進行すると、意識障害・循環障害などをきたし生命に危険がある。入院により適切な治療が早期に施されていることを考慮し、#2とした。
#3 嘔吐、食欲不振により経口摂取できないことに関連した栄養摂取バランス異常：必要量以下※3	嘔吐により、経口から必要な栄養摂取ができない。しかし、輸液療法により水分出納の平衡を取り戻しつつあり、症状の改善が見込めるため#3とした。
#4 頻回な下痢に関連した皮膚統合性障害※4	Hさんは乳児であり、皮膚の脆弱性、免疫力低下に加え、頻回な下痢により皮膚トラブルを起こしている。適切な清潔ケアの介入により解決ができると考え#4とした。
#5 行動制限に関連したストレス過剰負荷※5	入院や、輸液療法により行動制限が生じ、ストレス過剰負荷である。しかし、入院生活が長期に及ばないと予測されるため、#5とした。
#6 入院に伴う不安※6	嘔吐・下痢による入院は、子どもにとって初めての入院であることが多く、子どもの不安が強い。看護援助によって、不安は軽減できると考え、#6とした。
#7 入院に伴う家族機能障害※7	子どもの入院は家族に大きな影響を及ぼすため、家族機能障害のリスクがある。家族構成員の協力体制を確認し、支援する必要がある。潜在的問題であるため、最下位とした。

※1 定義：1日あたり3回以上の、軟便または液状便の排出
※2 定義：血管内液・組織間隙・細胞内液のすべて、またはいずれかが減少した状態。ナトリウムの変化を伴わない水分喪失、脱水を意味する
※3 定義：栄養摂取が代謝ニーズを満たすには不十分な状態
※4 定義：表皮と真皮の両方またはどちらか一方が変化した状態
※5 定義：行動を必要とする、過剰な量と種類の要求がある状態
※6 定義：漠然とした差し迫った危険・大惨事・不運を予期するような、広範な脅威に対する情動反応
※7 定義：家族機能が、家族メンバーのウェルビーイングを支えることができない状態

根拠に基づいた看護計画

看護診断の優先度の高い#1〜2の期待される成果、看護計画と根拠を示します。

#1 ロタウイルス感染症に関連した下痢

期待される成果（長期目標）
● 日常の排便状態を取り戻すことができる。

期待される成果 （短期目標）	❶排便回数が減少する。
	❷便の性状が普通便に戻る。

	看護計画	根拠・留意点
観察計画 **O-P**	❶バイタルサイン 　●脈拍・血圧・呼吸・体温 ❷腹部症状 　●痛みの部位・痛みの程度・腸蠕動の有無 　●腹部膨満・緊満の有無 ❸排便状況 　●便回数・量・性状・色・臭い ❹殿部の皮膚の状況 　●発赤・びらん・出血の有無・疼痛の有無 ❺排便時の家族の処理方法、殿部のケアの方法 ❻表情・機嫌・活力・啼泣の有無 ❼経口摂取状況（摂取内容、量） ❽検査データ 　●血液、便	●ロタウイルスに感染すると、通常は発熱と嘔吐から症状が始まり24〜48時間後に頻繁な水様便を認める。そのため、脱水症状に注意し、排便に関連する症状を注意深く確認する必要がある。 ●Hさんは乳児であり、皮膚の脆弱性、免疫力低下に加え、頻回の下痢により、殿部が発赤・びらんを起こしている状況である。今後もロタウイルス感染症による3主徴（嘔吐・下痢・発熱）が継続することが予測され、殿部の二次感染を起こさないようにすることが大切である。 ●Hさんは乳児であり、言語で苦痛を表現できないため、少しの変化を見逃さないようにし、母親からの情報も大切にしていく必要がある。
ケア計画 **C-P**	❶確実な輸液管理 ❷排便ごとに殿部を洗い流す。また、状況に応じて殿部浴を実施する。清潔ケアは家族と一緒に実施する。 ❸軟膏塗布の指示があれば塗布する。 ❹指示された薬剤の投与（整腸薬） ❺医師の指示のもと、食事・水分摂取制限を行う。 ❻食事・水分摂取制限がない場合 　●食事の工夫（嘔吐があるときは、無理に飲ませたり、食べさせたりしない。嘔吐がなくなり、子どもがほしがるようであれば、飲ませたり、食べやすいものを与える）。	●ロタウイルスに効果のある抗ウイルス薬はないため、臨床的にロタウイルス胃腸炎に特異的な治療法はなく、嘔吐、下痢、脱水に対する治療を行う。脱水を防ぐための確実な輸液管理の実施が大切である。その際、Hさんの発達段階を考慮し、ルートトラブルを起こさないよう、安全に留意する必要がある。止痢薬は、病気の回復を遅らせることがあるので使用しないことが望ましい。 ●殿部が発赤・びらんを起こしており、二次感染の危険性があるため、殿部の清潔に対するケアの介入が必要である。子どもの皮膚は脆弱で、バリア機能が未熟なため、排便回数が増えると陰部・殿部に発赤・びらん・出血などを起こしやすいことを家族にていねいに説明し、家族のセルフケア能力を高めることが大切である。 ●医師の指示のもと、水分や栄養の補給をしていく。Hさんは乳児であるため、体力を消耗しないよう、安静にすることが大切である。Hさんの心理的苦痛を抑えるため、ケアは家族の協力のもと、医療者とともに実施するよう配慮する。

ケア計画 C-P	❼排便の取り扱い後は必ず手洗いをする。 ❽安静を保つことができるように援助する。 ❾ベッド上での遊びの工夫 　●抱っこ、タッチング、Hさんの好むおもちゃをそばに置くなど。 ❿家族の不安な気持ちに寄り添う。 ⓫環境整備 　●汚物はすぐに処理し、臭いを残さない。	
教育計画 E-P	❶家族に輸液の必要性について説明する。 ❷軟膏塗布の指示があれば家族に塗布方法を指導する。 ❸家族に水分・食事の進め方について説明する。 ❹家族に合併症や感染対策について説明する。 　●個室管理、家族の感染予防策など。 ❺家族に排泄物の処理方法について説明する。 　●排泄物の処理は、使い捨てガウン・マスク・手袋を装着し、汚物が飛び散らないよう、すみやかに処理をする。 　●処理後は手洗い、手指の消毒を実施する。 ❻不安や心配事があるときは、いつでも医療者に伝えるよう説明する。	●家族に対して、現在の病状・治療方針など、ていねいに説明を行い、理解を求める必要がある。また、最も重要な感染対策は、手洗いであり、下痢便が付着した場合の処理方法について説明することが大切である。院内感染予防にも努める必要がある。 ●家族が理解できるようにていねいに説明することが必要である。家族からの訴えは、異常の早期発見につながるため大切にする。

#2　嘔吐・下痢による脱水に関連した体液量不足

期待される成果 （長期目標）	●脱水が改善される。
期待される成果 （短期目標）	❶輸液療法が適切に行われ、水分出納バランスを保つことができる。
	❷経口で食事・水分摂取ができるようになる。
	❸脱水の症状がみられない。

看護計画	根拠・留意点
観察計画 O-P	❶バイタルサイン 　●脈拍・血圧・呼吸・体温 ❷嘔吐の回数・量・性状 ❸下痢の回数・量・性状 ❹水分出納 　●輸液量・経口水分量・尿量・便量・吐物量 　●不感蒸泄量 ❺体重の増減	●Hさんは乳児であり、頻回な嘔吐・下痢による水分喪失で急激に脱水症状を起こし、体液量が不足している状態である。高度の脱水になると、血清電解質の異常が起こり、重篤な症状をきたす可能性があるため、早期に適切な処置が必要である。 ●脱水症とそれに伴う各種の病態が主である。脱水の程度や臨床的重症度は他のウイルス性胃腸炎より重いことが多く、おもに4〜23か月児に重度の脱水症を認める。現在の脱水の重症度が進行しないよう、注意深い観察が必要である。

観察計画 O-P	❻脱水症状の有無 ●口渇・発汗の有無・大泉門陥没の有無・眼窩陥没の有無、口唇や口腔の乾燥、皮膚の乾燥状態・皮膚の弾力性（ツルゴール）の低下の有無、倦怠感の有無、末梢冷感の有無、意識レベル、啼泣時の流涙の有無 ●脱水の程度 ❼表情・機嫌・活気・啼泣の有無 ❽検査データ ●血清電解質・ヘマトクリット値・尿検査・尿比重	●活力の低下、不機嫌、大泉門や眼窩の陥没、皮膚の弾力性（ツルゴール）の低下、口唇・口腔粘膜の乾燥、四肢の冷感、尿量の減少など脱水症状の有無をていねいに見ていく必要がある。 ●Hさんは乳児であり、言語で体調を表現できないため、少しの変化を見逃さないようにすることが大切である。母親からの情報も大切にする必要がある。
ケア計画 C-P	❶水分出納のチェック ❷毎日、決められた時間に体重測定 ❸口唇の乾燥に対してワセリンやリップクリームを塗布して保湿を図る。 ❹医師の指示のもと、食事・水分摂取を行う。 ●嘔吐がおさまるまで経口摂取を控え、嘔吐が軽減もしくは消失したら段階的に経口摂取を開始する。 ●水分は少量ずつ頻回に摂取を促す。食事は嘔吐がおさまれば1回量を少なくし、消化のよいものや、さっぱりしたものから与える。 ❺適切な輸液管理 ❻指示された薬剤の投与（制吐薬、整腸薬） ❼体位の工夫 ●側臥位または上半身を挙上し、吐物による誤嚥・窒息を予防する。 ❽安静を保つことができるように援助する。 ❾口腔内の清潔ケア ❿室温や衣類を調整し、発汗などによる不要な水分の喪失を防ぐ。 ⓫状況に応じて、ベッド上での遊びの工夫（抱っこ、タッチング、Hさんの好むおもちゃをそばに置くなど）。 ⓬家族の不安な気持ちに寄り添う。 ⓭環境整備（汚物はすぐに処理し、臭いを残さない）	●脱水を防ぐための水分補給や体力消耗を防ぐための栄養補給などが治療の中心になるが、医師の指示に従い、段階的に実施することが大切である。 ●Hさんはさらに脱水が進行すると、水分・電解質の喪失による代謝性アシドーシスが生じる可能性がある。全身状態の管理と、Hさんが安全・安心に療養生活を送ることができるようケアをする必要がある。
教育計画 E-P	❶家族に尿量測定の方法を説明する。 ❷家族に輸液の必要性について説明する。 ❸家族に経口摂取（水分・食事）の具体的な進め方を指導する。 ❹家族に合併症や感染対策について説明する。 ●個室管理、家族の感染予防策、二次感染予防など。 ❺家族に汚物の処理方法について説明する。 ●汚物の処理は、使い捨てガウン・マスク・手袋を装着し、汚物が飛び散らないよう、すみやかに処理をする。 ●処理後は、手洗いの実施、手指消毒を実施する。 ❻不安や心配なことがあるときは、いつでも医療者に話すよう伝える。	●現在の病状・治療方針など、ていねいに説明を行い、家族が理解できるよう説明することが大切である。最も重要な感染対策は、手洗いであり、下痢便が付着した場合の処理方法について説明することが大切である。院内感染予防にも努める必要がある。 ●家族からの訴えは、異常の早期発見につながるため、大切にする。 ●家族のセルフケア能力を高めることも大切である。

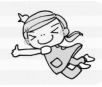

● 急性期にある状態では、水分や電解質の喪失をきたすため、輸液療法を行いながら排便状況や水分出納の管理を行い、症状の変化を見逃さないことが重要である。

● 脱水状態の改善の視点から評価し、症状の回復過程や症状の変化に応じて、医師とも相談し、目標設定や看護計画の追加・修正を行う。

● 乳児はまだ自己管理ができないため、家族の疾患・治療への理解が必要不可欠である。家族が適切な対処方法をとることができるよう家族を支援する。

評価の視点

● 子どもは健康時の排便状態まで回復したか。

● 子どもの脱水症状が改善し、健康時と同様の水分・栄養が摂取できるようになったか。

● 子どもの殿部の皮膚トラブルが改善したか。

● 家族は疾患、症状、治療に対する不安、心配事、質問などを表出できているか。

● 家族はストレスに対し適切な対処方法をとることができているか。

● 子どもは苦痛なく入院生活を送ることができているか。

● 家族は退院後の療養生活における注意点が理解できているか。

＜引用文献＞
1. 国立感染症研究所：ロタウイルス感染性胃腸炎とは.
https://www.niid.go.jp/niid/ja/kansennohanashi/3377-rota-intro.html (2021/10/15閲覧)
2. 厚生労働省：ロタウイルスに関するQ&A.
https://www.mhlw.go.jp/bunya/kenkou/kekkaku-kansenshou19/Rotavirus/index.html (2021/10/15閲覧)
3. 医療情報科学研究所 編：病気がみえる vol.6 免疫・膠原病・感染症. メディックメディア, 東京, 2015.
4. 市川光太郎, 天本正乃 編：内科医・小児科研修医のための小児救急治療ガイドライン 改訂第4版. 診断と治療社, 東京, 2019.
5. 日本小児科学会：日本小児科学会の「知っておきたいわくちん情報」No.13 ロタウイルスワクチン.
https://www.jpeds.or.jp/uploads/files/VIS_13-2Rota.pdf (2021/10/31閲覧)
6. 厚生労働省：ロタウイルス ロタウイルスワクチン接種スケジュール
https://www.mhlw.go.jp/stf/seisakunitsuite/bunya/kenkou_iryou/kenkou/kekkaku-kansenshou03/rota_index.html (2021/10/15閲覧)
7. 小児救急看護認定看護協会ホームページ：
http://www.cn-pen.org/homecare/doc/file04.pdf (2021/10/15閲覧)

＜参考文献＞
1. 浅野みどり, 杉浦太一, 山田知子 編：発達段階からみた小児看護過程＋病態関連図 第3版. 医学書院, 東京, 2017.
2. 香川大学医学部付属病院 看護部 標準看護計画検討会 編：現場ですぐ使える 標準看護計画 第3巻. 日総研出版, 愛知, 2012.
3. 上山伸也：小児感染症の診かた・考えかた. 医学書院, 東京, 2020.
4. 川島佳千子 編：小児臨床看護のポイントと事例展開. 真興交易医書出版部, 東京, 1994.
5. 独立行政法人国立成育医療研究センター 編：ナースのための小児感染症 予防と対策. 中山書店, 東京, 2013.
6. 大西和子 監：事例で学ぶ看護過程 PART2 第2版. 学研メディカル秀潤社, 東京, 2014.

糖尿病

[と う に ょ う び ょ う]

執筆 宮城島恭子

◆病期・発達段階
急性期・学童期

◆看護の視点
- 1型糖尿病は、インスリンの分泌低下により糖をはじめさまざまな代謝異常が生じるため、生涯インスリンを投与する。入院中は、急性期に全身の代謝異常状態の改善を図り、回復期には退院後を見据えてセルフケアによる血糖コントロールができるよう支援し、症状や合併症の予防、生活の質の向上や健全な成長・発達をめざす。
- 発症時は子どもと親・家族は病気を受け入れられない気持ちが強く、生涯のインスリン注射や血糖測定などへの負担感、合併症や社会生活への不安も抱く。思いに寄り添い、発症の責任は子どもと家族にはないこと、治療継続により通常の成長・発達や社会生活が可能であることを説明する。
- 退院後の学校生活に向け入院中に学校と病院の関係者・親・子どもが、病状や治療、低血糖時の対処法や運動前の補食、緊急時の対応、友人への説明や理解を得る方法等について、共通認識や事前相談できるよう調整する必要がある。

事例紹介・学生の受け持ち

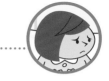

◆患児紹介　Jさん、9歳、女児

【身長・体重】入院時：身長139cm、体重30kg（2か月前33kg）
【役割・学校】小学4年、院内学級転入なし
【家族背景】父親（48歳、公務員、土日休）、母親（46歳、自営・美容師、平日週休2日、Jさんの入院で仕事時間短縮）、弟（7歳）。入院中の面会は平日日中は母親、18～20時は両親交代、週末は父親。父方・母方祖父母は県内在住で70歳代。
【主要症状】多飲、多尿、口渇、倦怠感・疲労感、体重減少
【主病名】1型糖尿病
【現病歴】入院2か月前から倦怠感、1か月前から多飲多尿が出現。2週間前より口渇があり飲水量増、夜中に数回排尿があり睡眠不足感がみられた。1週間前から疲労感増強。食欲は普通であるが痩せてきた。外来受診し、1型糖尿病と診断されて緊急入院となる。意識レベルJCS0。呼気ケトン臭あり。口唇乾燥あり。嘔気・嘔吐なし。月経発来なし。入院当日からインスリンを投与し、2日目の血糖・尿糖・ケトン体はやや改善した。
【既往歴】なし、初回入院
【治療指針】症状・血糖が安定し、子どもと親がインスリン投与や症状管理を習得後、退院予定（入院予定期間は約3週間）。

【治療内容】①薬物療法（インスリンを入院日は持続点滴、翌日から皮下注射で開始し速効型を各食前5-6-6単位、持効型を眠前8単位。入院日から翌朝まで輸液）、②食事療法（バランスのよい食事、入院翌日より1,680kcal/日）、③運動療法（退院後の運動を見据え、血糖値・ケトン体改善後に開始）。
【看護方針】①インスリン投与・輸液管理により、高血糖を中心とする糖尿病の急性期の全身症状の改善を図る、②インスリン投与に伴う低血糖の予防・早期発見・対処、③発症時や増悪時の子どもと家族の反応を受け止め、精神的に安定できるよう支援、④子どもと家族へのセルフケア教育。
◆学生の受け持ち　入院3日目より受け持ち、翌日に看護計画を立案
＜受け持ち時の状況＞
血糖測定は7回/日（各食前、各食2時間後、23時）で、入院3日目の血糖値150～250mg/dL、尿糖2＋、尿ケトン体2＋。入院3日目に血糖の自己測定とインスリンの自己注射について説明を医師・看護師から受けた際、硬い表情で涙ぐむ。消灯後は親不在のため、寂しいときや排泄時に看護師を呼ぶ。23時の血糖測定後、寝つきが悪い。

看護に必要な
疾患の基礎知識
疾患の定義、分類、病態、症状、検査・診断、治療、合併症などについて解説します。

定義・疫学

- 糖尿病はインスリン分泌の低下やインスリン抵抗性に伴うインスリンの作用不足により、糖、脂質、タンパク質、水分・電解質などさまざまな代謝異常が生じる症候群である。
- 糖尿病の2014年度の小児慢性特定疾患治療研究事業の登録者数は5,897人であり、うち新規診断は707人を占める。また、1型糖尿病が4,903人（83.1％）であり、小児糖尿病の多くを占める。
- 児の年代別では、1型糖尿病は、診断時10歳未満では、小児糖尿病の約95％を占めるが、10歳代では約50％である。一方、2型糖尿病では10歳未満では少なく、10歳代では1型糖尿病とほぼ同比率（約50％）の発生である。

病態・分類

◆病態

- 糖尿病は、インスリンの作用不足によりさまざまな代謝異常を生じる（**表1**、**図1**）。

表1 インスリンの作用不足に伴う代謝異常

代謝異常の区分	代謝異常の機序
糖代謝の異常	●インスリンの作用不足により、臓器や筋肉でのブドウ糖の取り込み減少や、インスリン拮抗ホルモン（コルチゾールやグルカゴンなど）増加が起こり、高血糖の状態となる
脂質代謝異常	●脂肪が分解されて遊離脂肪酸が血中に放出され、肝臓で脂肪酸からケトン体が産生されて、ケトン体が血中や尿中に増加しケトーシスとなり、さらに進行するとケトアシドーシスになる ●脂肪分解により体重も減少する
タンパク質の代謝異常	●筋肉からタンパク質が分解されて各種アミノ酸が放出され、肝臓でアミノ酸からの糖新生が高まり、血中ブドウ糖が増加する（高血糖） ●筋肉量減少により体重も減少する
水分代謝・電解質異常	●高血糖により尿細管での糖の再吸収能力を超えるため尿糖が出現する ●尿細管液の浸透圧が上昇して水とナトリウムの再吸収が抑制され、多尿になる（浸透圧利尿）

図1 糖尿病の病態

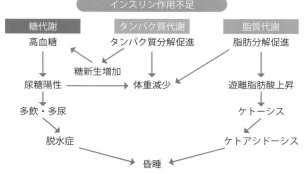

宮本茂樹：代謝性疾患と看護：おもな疾患. 奈良間美保　著者代表：系統看護学講座　専門分野Ⅱ　小児看護学2　小児臨床看護各論 第14版. 医学書院, 東京, 2020：70. より転載

◆分類

- 糖尿病においてインスリンの作用不足が生じる成因によって、1型糖尿病、2型糖尿病、その他の特定の機序、妊娠糖尿病に分類される。1型糖尿病はインスリンの分泌低下を成因とし、2型糖尿病はインスリン抵抗性とインスリンの分泌低下を成因とする。
- 糖尿病は、インスリン依存状態、インスリン非依存状態という病態による分類もある。
- 表2に1型糖尿病と2型糖尿病の比較を示す。

表2　糖尿病の分類

	1型糖尿病	2型糖尿病
インスリンの作用不足が生じる成因	●膵ランゲルハンス島（膵島）のβ（B）細胞が破壊されることによってインスリンの進行性分泌低下をきたす ●β細胞破壊の要因は以下がある ①自己免疫性：特異的な遺伝子をもつ人に、ウイルス感染などの環境要因が関与し、膵島自己抗体が発現 ※小児1型糖尿病の多く（80〜90%）の成因である ②特発性：自己免疫の関与が不明	●インスリン分泌低下とインスリン抵抗性を示す複数の遺伝子に、肥満、過食、運動不足、ストレス、加齢など環境因子が加わり、インスリン作用不足となる ①インスリン抵抗性が主体で、相対的にインスリン分泌不足が生じるタイプ ②インスリン分泌不足が主体で、インスリン抵抗性を伴うタイプ インスリン抵抗性の環境因子：肥満が代表的で、日本人の小児2型糖尿病の70〜80%に肥満を伴う。思春期は生理的インスリン抵抗性が加わり、発症率が高くなる
インスリン依存・非依存状態	●インスリン依存状態：インスリンが絶対的に欠乏した状態。インスリン治療が不可欠。1型に多い	●インスリン非依存状態：インスリンが相対的に不足している。2型に多い

検査・診断

- 糖尿病の診断は、血糖値（空腹時126mg/dL以上、随時200mg/dL以上、早期の場合75gOGTT 2時間値200mg/dL以上）、HbA1c 6.5%以上をおもな基準として、糖尿病の典型的症状や糖尿病網膜症を考慮する。合併症がなければ生命予後は悪くない。
- 糖尿病のおもな検査項目について**表3**に示す。

表3　糖尿病の検査の種類と項目

種類	検査項目
血液検査	●血糖値、HbA1c、血中ケトン体、残存膵β細胞機能の評価（血中インスリン値、Cペプチド値）、膵島関連自己抗体（GAD抗体、IA-2抗体）、血液ガス（pH、HCO_3^-、BE、$PaCO_2$、PaO_2）、電解質（Na、K、Cl）など ●早朝空腹時の血中インスリン値と血糖値からインスリン抵抗性のめやすがわかる
尿検査	●尿糖、尿中ケトン体、尿中Cペプチド値
その他	●合併症の発見のため、眼底、腎機能、尿、脂質、血圧などの検査を行う

症状・合併症

- 主要症状は、高血糖による多尿、口渇、多飲、体重減少であり、倦怠感や脱水を伴うこともある。
- 小児1型糖尿病では、主要症状に加え、ケトアシドーシスに陥り、吐き気、嘔吐、呼気のケトン臭、意識障害などの症状を伴って急激に発症することも多い。
- 小児2型糖尿病は、学校検尿で発見されることも多く、発症時は無症状のことも多い。
- 糖尿病の急性合併症と慢性合併症をP.116**表4**に示す。また、低血糖症状について**図2**に示す。

図2　低血糖時の血糖値と症状

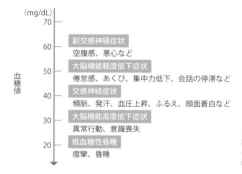

日本糖尿病学会・日本小児内分泌学会 編・著：小児・思春期糖尿病コンセンサスガイドライン. 南江堂, 東京, 2015：164. より転載

表4 糖尿病の合併症

		病態・要因	合併症
急性合併症	血糖値の変動	●インスリンの過剰投与 ●活動量の多さ ●食事量の少なさ	●低血糖(血糖値65g/dL未満)
		●著しい高血糖とケトン体産生	●糖尿病性ケトアシドーシス
		●血糖コントロール不良による感染症への罹患のしやすさ	●感染症
慢性合併症	長期の高血糖状態による血管病変	●細小血管症(細小動脈・静脈、毛細血管の病変)	●神経障害　●網膜症　●腎症
		●大血管症(中大動脈の動脈硬化)	●脳卒中　●心筋梗塞・狭心症　●糖尿病足病変

治療

●小児では、以下のようなことが短期・長期的な治療目標となり、看護の視点と重なる。

①多飲・多尿・体重減少など高血糖に伴う症状がない。
②子どもと家族がセルフケアを行う(子どもは発達段階に応じたセルフケアを行い、親が補完する状態から、次第に子どものセルフケアが拡大)。
③子どもと家族が病気を受け入れる(発病時〜成長・発達過程に応じて)。
④健常児と同等の生活(学校生活を含む)を送る。
⑤正常な成長・発達を遂げる。
⑥慢性合併症の出現防止や進展抑制。

●1型糖尿病では薬物療法(インスリン療法)を主とする(表5、図3、表6)。
●2型糖尿病の多くでは食事・運動療法を優先し、効果がなければ薬物療法(経口血糖降下薬)を行う(表5)。
●薬物療法(とくにインスリン療法中)に伴う低血糖への対処も重要である。低血糖症状があるときはすぐに吸収し血糖を上げるグルコース錠などを摂取する。次の食事まで30分以上空く場合、ゆっくり吸収されるビスケット類を追加する。
●シックデイ(上気道感染や胃腸炎など糖尿病以外の病気に罹患したとき)の対処法を表7に示す。

表5 小児1型糖尿病と小児2型糖尿病の治療

	小児1型糖尿病	小児2型糖尿病
薬物療法	❶インスリン療法:基礎インスリンと追加インスリンを組み合わせて皮下注射し、インスリンの生理的基礎分泌と追加分泌を補う ●基礎インスリン:持効型溶解や中間型インスリン(1日1回)で、一定のインスリン濃度を維持する ●追加インスリン:超速効型や速効型インスリン(各食前)で、食事による高血糖を抑える ●近年、持続皮下インスリン注入療法が普及し、基礎インスリンと追加インスリンの注入を速度の違いで実施できる ●食事中の炭水化物量によって必要なインスリン量が決定されるカーボカウントが普及している	❸経口血糖降下薬(メトホルミン):食事・運動療法で血糖コントロールが効果的でない場合に適応 また、発症時に症状がある場合はインスリンも使用する
食事療法	❸食事制限はない。摂取エネルギーの50〜60%を炭水化物、20%未満をタンパク質、残りを脂質で摂取する。成長・発達に必要な栄養素・エネルギーの確保とバランスのよい食事が望ましい	❶無症状の場合、薬物療法よりも優先。エネルギー比やバランスは1型糖尿病と同じ。肥満の程度に応じてエネルギー量を同性・同年齢健常児の90〜95%にする
運動療法	❷運動制限はない。激しい運動をする前は低血糖予防のため補食をする	❷無症状の場合、薬物療法よりも優先。有酸素運動にて摂取エネルギー量の10%の消費がめやす

表内の「❶〜❸」は療法の優先順位

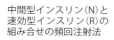 **表6** インスリンの作用時間

	作用発現時間	最大作用発現時間	作用持続時間
超速効型インスリンアナログ	5〜15分	1〜2時間	3〜5時間
速効型インスリン	30〜60分	1〜3時間	5〜8時間
中間型インスリン	1〜2時間	5〜10時間	18〜24時間
持効型溶解インスリンアナログ	1〜2時間	明らかなピークがない	約24時間

宮本茂樹著，奈良間美保 著者代表：系統看護学講座 専門分野Ⅱ 小児看護学2 小児臨床看護各論 第14版. 医学書院, 東京, 2020：71より引用

図3 頻回注射法と持続皮下インスリン注入療法の模式図

中間型インスリン（N）と速効型インスリン（R）の組み合せの頻回注射法

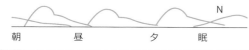

持効型インスリン（L）と超速効型インスリン（Q）の組み合せの頻回注射法

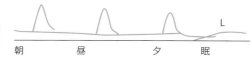

超速効型インスリン（Q）を用いたポンプ療法

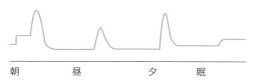

川村智行：インスリンの進歩，デバイスの進歩，インスリンポンプとカーボカウントの導入. 特集・小児における糖尿病看護 糖尿病をもつ子どもの成長発達に沿った看護をめざして. 小児看護 2012；35(2)：156. より転載

表7 シックデイの対処法

基本的対策	理由
①インスリン注射を中断せず、血糖値を確認しながら増減	病気になるとストレスホルモン（インスリン拮抗）の分泌が増加し、糖新生とインスリン抵抗性が増加する。インスリン作用不足からケトン体産生が亢進するので、ケトアシドーシスを予防する必要がある
②水分、電解質、糖質を補給	脱水予防、低血糖予防、飢餓時のケトーシス予防
③血糖、尿ケトン体の頻繁な測定（3〜4時間ごと）	高血糖・低血糖の早期発見
④医療機関との電話相談や受診	全身状態の悪化予防、病院受診のタイミングを逃さない

表8 血糖コントロールの目標値

コントロールの水準	理想（非糖尿病）	適切	不適切（介入提議）	ハイリスク（介入必要）
臨床的評価				
高血糖	高血糖なし	無症状	多飲、多尿、夜尿	視力障害、体重増加不良、成長障害、思春期遅延、学校出席不良、皮膚または外陰部感染、血管症の所見
低血糖	低血糖なし	重症低血糖なし	重症低血糖の発生（意識障害、痙攣）	
生化学的評価				
SMBG値（mg/dL） 　早朝、食前 PG（mg/dL）	65〜100	90〜145	＞145	＞162
食後PG	80〜126	90〜180	180〜250	＞250
就寝時PG	80〜100	120〜180	＜120 or 180〜200	＜80 or ＞200
夜間PG	65〜100	＜80〜161	＜75 or ＞162	＜70 or ＞200
HbA1c（%）	＜6.5	＜7.5	7.5〜9.0	＞9.0

注1）示した目標値はガイドラインとしての値であり、重症低血糖や頻回の軽度〜中等度の低血糖を起こさず、できる限り正常血糖に近い血糖値を達成するように各症例に適した目標値を持つべきである。
　2）示した目標値は、重症低血糖の既往や無自覚低血糖の有無などの要因により、各症例で調節されるべきである。
　3）PGはSMBGによる血漿血糖である。
(Rewers M et al：Pediatr Diabetes 15(Suppl20)：102-114, 2014より改変引用)
日本糖尿病学会 編・著：糖尿病診療ガイドライン2019. 南江堂, 2019：307. より転載

治療開始の初期は、いきなり目標値をめざすのではなく、低血糖に留意しながら、少し高めの血糖値をめやすとし、インスリン量を調整していきます

Part 2

アセスメント力がつく
ヘルスアセスメント

子どもと家族の身体面・生活面・心理面・社会面のアセスメント項目と根拠を解説します。

1 入院までの経過

- 糖尿病の症状の程度・出現時期
- 子どもによる自覚症状と、関連する思い
- 親による子どもの異常への気付きとそれに関する知識・思い
- 症状による日常生活（家庭・学校生活）への影響や、友人・教師など周囲の反応
- 受診・検査状況
- 外来受診から入院までの時間的猶予

根拠

　小児の糖尿病では症状が悪化してから緊急入院となることも少なくない。入院までの症状の程度や出現期間から、重症度や身体的影響、生活への影響を予測できる。それらに加え、自覚症状や受診状況、周囲の反応などから、子どもと家族の入院までの病状予測・心の準備について推測し、入院時の混乱を受け止める対応ができる。

2 糖尿病に伴う高血糖症状の出現と検査データ

- 高血糖に伴う症状：口渇、多飲、多尿、倦怠感、体重減少、意識レベル
- 簡易血糖測定結果・時間（空腹時、食後の時間経過）
- 血液検査データ：血糖、HbA1c、血中ケトン体、血液ガス分析データ（pH、HCO_3^-、BE、$PaCO_2$、PaO_2）、電解質（Na、K、Cl）、残存膵β細胞機能の評価データ（血中インスリン値、Cペプチド値）、膵島関連自己抗体（GAD抗体、IA-2抗体）
- 尿：尿糖、尿ケトン体、各回および1日の量・回数、混濁
- 脱水徴候：口渇、粘膜・口唇・皮膚の乾燥の有無や程度
- バイタルサイン：体温、脈拍、血圧、呼吸状態、SpO_2
- 体重変動：毎日同一時間の体重
- 眼底検査結果

根拠

　入院および治療開始の初期であり、糖尿病による高血糖と、インスリン投与に伴う低血糖となるリスクが高い。そのため、症状を正確に早期発見し対処につなげることが大切である。

　学童期は言語的コミュニケーションが可能であるが、子どもにとって初めて経験する糖尿病の自覚症状を正確に伝えることは難しい。そのため、客観的症状のていねいな観察、排尿回数・量や飲水量などを伝えやすいめやすの設定（目盛り付きカップなど）、子どもの感覚に近いわかりやすい言葉を用いて主観的症状を尋ねる必要がある。

3 治療（インスリン投与、輸液等）の効果

- インスリンの投与量・投与時間
- 輸液・電解質の量や投与時間
- 簡易測定血糖値・尿糖・尿ケトン体の時間推移
- 高血糖やアシドーシスに伴う症状（前項2参照）
- 血液検査・尿検査データ：血糖、ケトン体、血液ガス、電解質、1日の尿量・尿糖・回数など（前項2参照）

根拠

　インスリンの投与量や投与時間による、高血糖および随伴症状の改善について把握し、治療効果のアセスメントや今後の経過の予測につなげる。

④ 薬物療法等に伴う低血糖症状

- ●低血糖症状
  - ▶副交感神経症状：空腹感、悪心
  - ▶大脳機能軽度低下症状：倦怠感、あくび、集中力低下、会話の停滞
  - ▶交感神経症状：頻脈、発汗、血圧上昇、ふるえ、顔面蒼白
  - ▶大脳機能高度低下症状：異常行動、意識喪失
  - ▶低血糖性昏睡：けいれん、昏睡
- ●バイタルサイン：体温、脈拍、血圧、呼吸状態、SpO₂
- ●低血糖症状の出現時間、薬物・食事・運動や活動時間：インスリン投与量や投与時間、食前・食後どれくらいの時間か、運動や活動の程度・時間
- ●低血糖症状出現時の血糖値
- ●低血糖症状への対処（ブドウ糖の投与量や方法、補食、食事等）とその後の血糖値

根拠

インスリン投与開始後は、血糖が低値になったり、低血糖症状が出現したりする可能性が十分ある。症状から血糖値の推測もできるため、症状出現時には血糖値を測定して、値と症状の一致を確認する必要がある。

治療開始直後のためインスリン量が変更されやすいことや、入院中に活動量が少ないことから病院食の摂取が進まない可能性もあり、多様な要因により血糖が変動しやすい可能性がある。そのため、子どもの生活状況や薬物量の変更などを含めて情報を把握する必要がある。

⑤ 治療・検査・病気に対する子どもの反応（理解、受け入れる行動や気持ち）

- ●入院時の子どもの言動・表情
- ●医療者からの病気・入院の必要性・検査・処置・治療についての説明内容
- ●病気説明・入院の必要性説明時の子どもの言動・表情
- ●治療・検査・処置時の子どもの言動・表情
  - ▶静脈留置針挿入時　▶持続点滴時
  - ▶インスリン注射時　▶採血時（穿刺時）
  - ▶簡易血糖検査時　▶尿検査時
  - ▶単位計算
- ●食事量や尿回数記載に関する言動・表情
- ●病院食に対する子どもの言動・表情
- ●主観的症状聴取時やバイタルサイン測定時の子どもの言動・表情

根拠

学童であっても子どもにとって、針を刺す行為は痛みや恐怖を伴うため、拒否的な反応が起こりやすい。とくに退院後も継続する必要のあるインスリン注射や血糖測定に対する子どもの反応をていねいに捉えていく必要がある。

9歳のJさんは、ピアジェの認知的発達理論においては「具体的操作段階」に該当し、自身が経験した具体的なことは理解できるが、未経験で抽象的なこと・体内の見えにくいことは理解しにくい。発病直後は、入院・発病による精神的ショックが大きいうえ、病気・治療に関する経験もほとんどないため知識も不足していることが多い。子どもが入院生活で経験を重ねることについてどのように捉えているか確認することは、療養行動獲得への支援につながる。

⑥ 入院前の生活習慣、活動と休息

- ●食事・水分摂取：回数・時間・量（間食や飲み物を含む）、偏食、好きな食べ物・苦手な食べ物、食べる速度、よく噛んでいるか、食物アレルギー、食べることは好きか、家では誰と食べているか
- ●睡眠：起床・就寝時間、熟眠感、午睡など
- ●排泄：排尿・排便回数、夜間の排尿
- ●清潔：手洗い、うがい、歯磨き、シャワー・入

根拠

一般に学童は基本的な生活習慣が身についているが、個人差や病気による影響もあるため、それらを踏まえてアセスメントする。

入院前の生活を把握することで、糖尿病による入院後の生活のギャップと、そのギャップに伴う子どもの気持ちを

浴など
● 登校・下校時間
● 運動習慣・時間(学校、遊び、習いごとを含む)
● 家庭での学習時間
● 習いごと
● 好きな遊び(室内、室外)
● 睡眠以外の休息など
● 入院前の生活についての気持ち

理解することにつながる。
　また、基本的な生活習慣は、退院後の糖尿病の管理のためにも重要である。退院後に学童相応の生活・その子らしい生活を送りながら、本来の日常生活のなかに治療を組み入れていくことが必要になる。入院初期から入院前の生活を把握することで、退院後の療養行動を含む生活について、子どもや親と共通認識しやすくなり、支援につなげやすい。

⑦ 入院後の生活の変化：人的環境、生活リズム、食事内容、活動と休息

● 食事：病院食を食べられているか
● 睡眠：起床・就寝時間、寝つき、夜間の覚醒、
　熟眠感、午睡など
● 排泄：回数の記録ができているか、自分でトイ
　レに行けるか、尿検査のためにカップにとれる
　か、夜間の排尿
● 清潔：清拭への反応、点滴挿入部を保護した後
　シャワー浴を自分でできているか、手洗い・う
　がい・歯磨き・マスク着用(室外)の様子
● 学習・遊びの時間や内容
● 同室児との関係

根拠

　学童は、入院前には日常生活行動が自立できているが、入院後は慣れない生活環境と、糖尿病の症状や治療の影響により、入院前と同様の自立度が保てない可能性があるため、確認が必要である。また、夜間や慣れない場所での行動は、安全や心理的安定のためにも無理をしていないか留意する必要がある。
　糖尿病による入院は、血糖コントロールがつき、セルフケアができれば退院となるので、入院期間が数週間のため、院内学級に転籍しないことも多い。退院後の復学も見据えて、学校欠席時の学習状況を把握する必要がある。また、入院中は1人で遊ぶ時間が増えやすく、電子メディアを使用した活動に偏重しがちとなる。遊びの内容・時間について、精神的安定、退院後の対人関係、視力などへの影響を考慮したアセスメントが必要である。

⑧ 発育、生理機能、運動発達

● 入院時の身長、体重、肥満度やローレル指数(学童の場合)
　▶ローレル指数：$[体重(kg)÷身長(cm)^3]×10^7$(判定：160以上肥満、145〜160肥満傾向、120〜140標準、100〜120やせ、100未満やせすぎ)
　▶肥満度：$[(実測体重kg−標準体重kg)÷標準体重kg]×100$(判定：学童では−20%以上〜＋20%以上が標準)
● 発病・入院後の体重の変化
● バイタルサイン
● 運動能力・体力：入院前の活動、入院生活での活動、運動療法開始後の様子
● 疲労感・倦怠感：活動の有無や活動前後
● 歯の状態：う歯、乳歯の抜歯と永久歯の萌出の状態
● 視力

根拠

　1型糖尿病では肥満は病気の要因ではないが、発病時の症状により体重減少がみられる。年齢相応の発育、身長と体重のバランス、体重の変動の確認は必要である。
　生理的機能と運動発達については、学童期の年齢相応の身体機能であるかについて、1型糖尿病の症状の影響や回復にも留意しながらアセスメントする。

9　心理・社会的発達（認知、言語、情動、対人関係・社会性等）、一般的な健康や生活習慣に関する認識

- 学校は好きか
- 学校での友人・教師との関係
- 親との関係。親の面会時の様子と親が不在時の様子
- きょうだいとの関係
- 学校で学習した身体のことで覚えている・知っていることはあるか
- 生活習慣に対する知識（健康のための必要性を理解しているか）
- 言語：症状や要求を言語で医療者に伝えられるか、医療者の説明の理解、同室児や親との会話
- 自分の置かれている状況についての認識：説明時の反応、子どもの言動
- 病院のルールや説明された内容を守れるか
- 感情の表出方法・状況
  - ▶ 入院後の様子：親の面会時、親の帰宅時・不在時、治療や症状の苦痛があるとき、遊びや学習などの室内活動時、トイレや浴室など病室外に出るとき
  - ▶ もともとの性格や感情表出方法

根拠

　学童は身の周りのことができ、学校生活・遊び・習いごとなど昼間に親と離れる時間が多い。しかし、夜間の親の付き添いを伴わず入院することで子どもは寂しい思いやさまざまな我慢をする。それによって精神不安定になる可能性がある。さらに、学校に行けない・友人に会えないことで症状が改善しても活気がみられない可能性や、親不在や友人と会えない寂しさが療養行動の消極性に影響する可能性もある。

　一方、医療者や他の入院児との新たな人間関係を構築できる能力・可能性も備えている。

　学童期は、エリクソンの自我発達理論によれば「勤勉性を獲得」する時期であり、承認欲求も強い。これらの特性から療養行動の習慣化・継続が期待できる。

　9歳のJさんの認知能力は「具体的操作段階」に該当するため、入院前の生活・学校での学習と関連づけて、Jさんの健康への知識・関心を確認することで、糖尿病を発症した入院後にも関連づけられることをアセスメントする。

10　退院後の生活（家庭・学校）と療養行動に関する思い

- 学校に早く行きたいか
- 学校でのインスリンの自己注射や血糖の自己測定についての思い
- 低血糖時の対処や予防についての思い
- 学校での活動に必要な体力についての思い
- 教師や友人に理解してほしいこと
- 間食量の調整や食事バランスについての思い
- 退院や復学後の楽しみ・希望
- 学習の遅れ・友人関係等への不安
- シックデイの対処についての思い

根拠

　子どもや親の療養行動の獲得状況に応じて、退院後の生活に組み込めるイメージができているか、確認する必要がある。

　早く退院して家や学校に戻りたいという気持ちは、療養行動に取り組む動機づけとなり得るため、退院後の生活への思いを希望・不安ともに把握する必要がある。

11 子どもの病気・治療に関する親の反応・心理状態

- 医療者からの子どもの病気・入院の必要性・検査・処置・治療についての親への説明内容と、親の反応
- 子どもの病気・治療に関する親の言動
- 入院生活における子どもの様子(症状改善、心理状態、日常生活行動)に対する親の言動
- インスリン注射や血糖測定の必要性や手技についての親の理解、習得状況
- 子どもの療養行動への取り組みに関する親の言動
- 退院後の子どもの生活(とくに学校生活)に関する希望や不安
- 子どもの学校との情報共有・相談状況

根拠

入院が必要な病気や、長期的影響を及ぼす病気に子どもが罹患すると、両親は精神的ショックを受ける。糖尿病のような成人にも罹患する病気の場合、成人に多い病気のタイプのイメージを持ちやすく、生活の仕方が悪かったのではないかと困惑することがある。

1型糖尿病は、生活習慣が原因ではなく子どもや親のせいではないと説明されていても、すぐには病気を受け入れられない気持ちから、原因を考えたり自責の念を感じたりしやすい。

1型糖尿病の治療として、生涯のインスリン注射があるため、親としても子どもを不憫に思う気持ちが強い。このような親の気持ちは、病気や治療に対する子どもの気持ちにも影響を与える可能性がある。

学童が入院する場合、親が付き添わないことが多く、親にとっては、離れているときの子どもの様子が気にかかる。

12 子どもの病気に伴う家族の生活の変化(入院中、退院後の見通し)

- 親の面会状況:頻度、時間帯や在院時間、面会時の親子のかかわり方、親の疲労感、親の表情など
- 子どもの入院による家族の生活の変化:親の仕事時間や休日、睡眠時間、食事時間、きょうだいの世話など
- 退院後に子どもの生活・療養行動を支えることと、家族の生活調整に関する親の発言

根拠

学童は親が常に付き添わなくても入院生活を送れるため、親の生活への影響は少ないが、子どもの入院により親の仕事時間やきょうだいの過ごし方など、家族の生活を調整して入院している子どもの面会などに対処することが多い。とくに、年齢の低いきょうだいがいる場合や、病院が自宅から遠方の場合、祖父母の介護が必要な場合など、家族の背景により生活調整の幅や負担の大きさが異なる。

入院期間が短いほど親・家族の生活への影響は少ないが、子どもの病状の安定や入院に長期間を要する場合は、影響が大きくなる。

Part 3 子どもと家族の全体像

アセスメント時点（現時点）での子どもと家族の全体像をまとめます。

1 子どもが感じていること（状態）

「糖尿病なんて初めて聞いた」「お医者さんからの病気の話は少しわかったけど、わからないこともいっぱいある」「食べ物のカロリーとか炭水化物は聞いたことがあるけど、気にしたことはない。体の中のことはよくわからない」と話す。また、「注射怖い。自分でなんてできない」などと話し、入院が必要という説明時や、インスリン注射の話になると涙ぐむ。看護師が注射する際は、穿刺部から目をそむけている。入院生活については、「夜は病院のトイレに行くのは怖い」「病院のご飯はあんまり好きじゃない。あんまりお腹すかない」と話す。

2 子どもの生活や成長・発達に関すること

身の周りのことは自分でできるが、夜間は排泄時や寂しいときに看護師を呼ぶ。23時の血糖測定は中途覚醒となり、その後の寝つきが悪い。病院食は6～7割程度の摂取。入院予定が3週間のため院内学級への転入はしていない。緊急入院であり学習用品は持参していない。

母親は「Jは4年生なので病院に1人で泊まれますが、賑やかな雰囲気が好きで寂しがり屋なので、すごく我慢していると思う。学校生活も楽しんでいたので学校に行けないのもつらいと思います」と入院生活による心理的影響を代弁する。

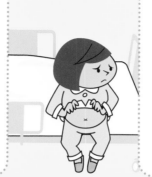

3 家族が思っていること（家族の状態）

両親（入院時）：「普通の生活を送っているのに糖尿病になるなんて信じられない。太っていないし運動もしているし、今までの生活の何が悪かったのだろう」

母親：「いきなり1人で入院することになって、注射もずっとしていかなければならないなんて、かわいそう」「私の仕事は平日は少し減らせますが土日は忙しいので、夫が子どもたちの世話をしていました。土日に夫が病院に来ると、弟が1人になるので、習い事に行ったり、私の職場に来たりします」

父親：「娘は4年生にしてはしっかりしているが、小学生が自分で注射なんてできるのだろうか」

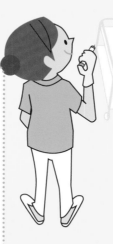

4 病気や症状に関すること

入院時は血糖値378mg/dL、HbA1c10.8%、尿糖4＋、尿ケトン体3＋と高血糖・ケトーシスが著明であったが、意識レベルは清明。インスリンや輸液投与により、入院翌日～3日目は、血糖値150～250mg/dL、尿糖2＋、尿ケトン体2＋と改善傾向で、本人も「おしっこや口の渇きは入院前より減った」と自覚する。入院当日は頻回に血糖測定したが、翌日から7回/日（各食前、各食後2時間、23時）に減らし、インスリン投与を皮下注射（各食前に速効型、眠前に持効型）とし、病院食を開始。運動療法未。薬用量・食事・活動等により、血糖値が変動する可能性がある。

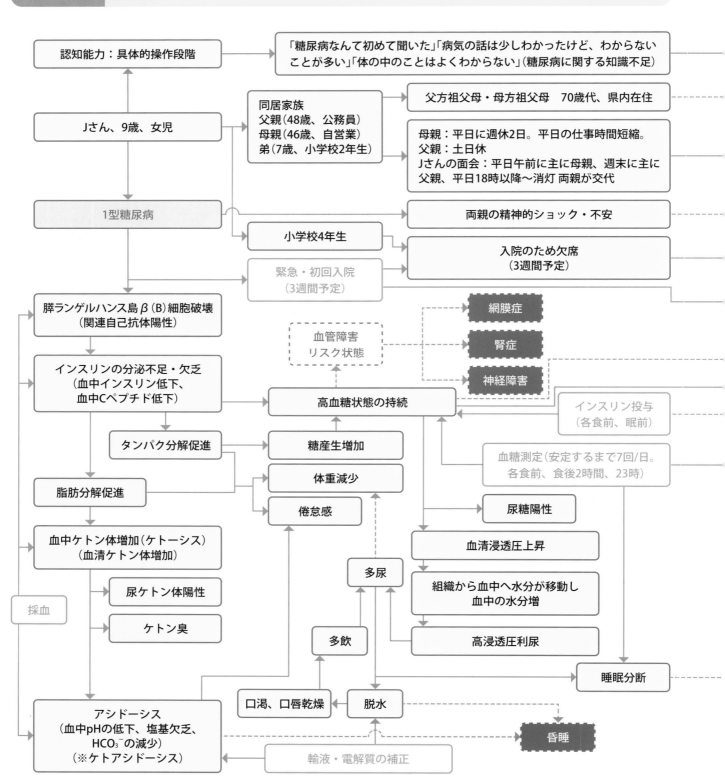

凡例 ▢ 実在する状態 ┈ 潜在する状態 ▨ 看護診断 ▢ 治療・ケア ▨ 合併症 ⟶ 関連（実在） ⤍ 関連（潜在）

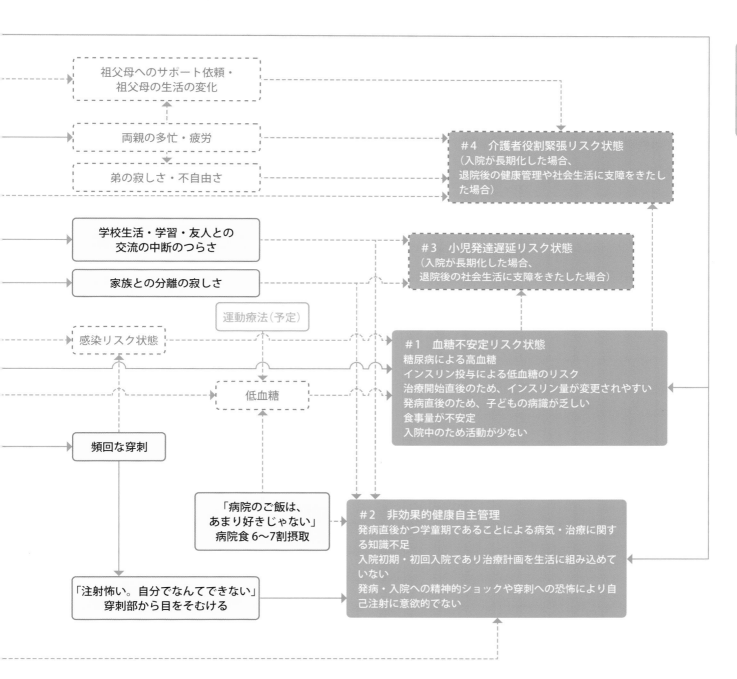

祖父母へのサポート依頼・
祖父母の生活の変化

両親の多忙・疲労

弟の寂しさ・不自由さ

学校生活・学習・友人との
交流の中断のつらさ

家族との分離の寂しさ

運動療法（予定）

感染リスク状態

低血糖

頻回な穿刺

「病院のご飯は、
あまり好きじゃない」
病院食 6〜7割摂取

「注射怖い。自分でなんてできない」
穿刺部から目をそむける

#4　介護者役割緊張リスク状態
（入院が長期化した場合、
退院後の健康管理や社会生活に支障をきたし
た場合）

#3　小児発達遅延リスク状態
（入院が長期化した場合、
退院後の社会生活に支障をきたした場合）

#1　血糖不安定リスク状態
糖尿病による高血糖
インスリン投与による低血糖のリスク
治療開始直後のため、インスリン量が変更されやすい
発病直後のため、子どもの病識が乏しい
食事量が不安定
入院中のため活動が少ない

#2　非効果的健康自主管理
発病直後かつ学童期であることによる病気・治療に関す
る知識不足
入院初期・初回入院であり治療計画を生活に組み込めて
いない
発病・入院への精神的ショックや穿刺への恐怖により自
己注射に意欲的でない

125

Part 5 看護診断と根拠

明らかになった看護診断に優先順位と根拠を示します。

看護診断	根拠
#1 糖尿病、インスリン投与、病識の乏しさ、食事量や活動量の不安定さに関連した血糖不安定リスク状態[※1]	Jさんは、入院初期・治療開始の初期であり、血糖コントロールができていない状態であり、不安定のままだとさまざまな身体的弊害が生じたり、入院期間が長くなったりするため、血糖の安定は最重要課題であり#1とする。 とくに、糖尿病による高血糖と、インスリン投与により低血糖となるリスクが高い。また、治療開始の初期でこれらが不安定なうえ、子どもの病識が乏しく症状の発見が遅れる可能性がある。 なお、高血糖により栄養摂取消費バランス異常や体液量不足が生じるが、治療開始に伴いこれらが改善傾向にあることや、入院期間中全体を見据えた看護計画を立案するため、今回はこれらの看護診断を単独で挙げずに、#1血糖不安定リスク状態に集約した。それにより、子どもの食事や活動など血糖変動に関連する生活因子を関連因子に含めた。
#2 発病直後・入院初期で学童のため病気・治療への知識不足、精神的ショックや穿刺の恐怖があること、治療を生活に組み込めていないことに関連した非効果的健康自主管理[※2]	糖尿病は長期的な自己管理が必要であるため、初回入院時より、子どもと家族へのセルフケア教育が重要である。血糖・全身状態が改善傾向になったら、早期にセルフケア教育を開始することでスムーズな退院につながるため、急性期時点から念頭におく。そして、退院後の本来の日常生活の中に治療を組み入れていけるよう支援する必要がある。 全身状態の改善が優先され、身体状態が安定しないとセルフケアの受け入れ・実施は難しいため、子どもと家族による健康管理については#2とした。現時点では子どもは自己管理について説明されたばかりでまだ受け入れができていないため、非効果的健康自主管理としたが、子どもと家族の状態によっては、健康自主管理促進準備状態という看護診断も可能である。
#3 現時点では潜在的状態：入院の長期化や社会生活への支障が生じた場合に小児発達遅延リスク状態[※3]	現時点では長期入院せずに家庭・社会生活に戻る予定のため、顕在的な看護診断としない。しかし、#1と#2が早期に解決せず、入院が長期化した場合、学童期相応の社会生活や学習活動ができず、運動・認知・言語・社会性など各側面の発達が遅延するリスクが生じる。退院後の社会生活に支障をきたした場合も同様となることが考えられる。
#4 現時点では潜在的状態：入院の長期化や糖尿病管理に支障をきたした場合に介護者役割緊張リスク状態[※4]	現時点で両親は、仕事やきょうだいの世話の時間を互いに調整して面会等、子どもの入院生活への対応を行えており、看護診断として顕在化しない。しかし、#1と#2が早期に解決せず、入院が長期化した場合に、家族の生活への影響や不安が大きくなり、家族コーピング機能低下が生じる可能性がある。また、退院後の糖尿病管理や子どもの復学がうまくいかない場合も同様となることが考えられる。

※1 定義：血糖値が正常範囲から変動しやすく、健康を損なうおそれのある状態
※2 定義：慢性疾患を抱えた生活に固有の、症状や治療計画の管理、身体・心理社会・スピリチュアル面への影響の管理、ライフスタイル変化の管理が不十分な状態
※3 定義：小児が発達のマイルストーン（目安）を、期待される時間枠では達成するのが困難になりやすい状態
※4 定義：家族や重要他者のための、ケアの責任・期待・行動を全うすることが、困難になりやすく、健康を損なうおそれのある状態

Part 6 根拠に基づいた看護計画

看護診断の優先度の高い#1〜2の期待される成果、看護計画と根拠を示します。

#1 糖尿病、インスリン投与、病識の乏しさ、食事量や活動量の不安定さに関連した血糖不安定リスク状態

期待される成果 （長期目標）	●良好な血糖コントロールを維持でき、退院できる。

期待される成果 （短期目標）	❶高血糖が改善され、脱水や体重減少、ケトアシドーシスなど随伴症状を起こさない。 ❷子どもと親が糖尿病とその症状について理解・自覚し、異常時に医療者に報告できる。

	看護計画	根拠・留意点
観察計画 O-P	❶高血糖に伴う症状 ●主要症状：多飲、多尿、口渇、倦怠感、体重減少 ●脱水徴候：口渇、粘膜・口唇・皮膚の乾燥の有無や程度 ●脱水やケトアシドーシスの進行に伴う症状：意識レベルの低下、呼吸状態の悪化 ●体重変動：毎日同一時間の体重 ❷薬物療法：インスリン投与の時間・量・回数、輸液の量・組成・時間 ❸低血糖症状と出現時間 ●副交感神経症状：空腹感、悪心 ●大脳機能軽度低下症状：倦怠感、あくび、集中力低下、会話の停滞 ●交感神経症状：頻脈、発汗、血圧上昇、ふるえ、顔面蒼白 ●大脳機能高度低下症状：異常行動、意識喪失 ●低血糖性昏睡：けいれん、昏睡 ❹低血糖症状への対処（ブドウ糖の投与量や方法、補食、食事など）とその後の血糖値 ❺検査結果の推移 ●簡易血糖測定結果・時間（空腹時、食後の時間経過） ●血液検査データ：血糖、HbA1c、血中ケトン体、血液ガス分析データ（pH、HCO_3^-、BE、$PaCO_2$、PaO_2）、電解質（Na、K、Cl）、残存膵β細胞機能の評価データ（血中インスリン値、Cペプチド値）、膵島関連自己抗体（GAD抗体、IA-2抗体） ●尿：尿糖、尿ケトン体、各回および1日の量・回数、混濁 ●眼底検査結果 ❻バイタルサインと異常値の随伴症状 ●体温、脈拍、血圧、呼吸状態、SpO_2、倦怠感、頭痛 ❼感染徴候：発熱、呼吸器症状、消化器症状 ❽食事・間食・水分摂取の時間・量・内容 ❾運動や活動の時間・内容 ❿消灯後の血糖測定に伴う睡眠への影響 ⓫医療者からの病気・症状についての説明内容と、子ども・親の理解の仕方	●入院および治療開始の初期であり、糖尿病による高血糖と、インスリン投与に伴う低血糖となるリスクが高い。そのため、症状を正確に早期発見し、すみやかに医療者に伝え、早期対処できるようにすることが大切である。 ●学童期は言語的コミュニケーションが可能であるが、子どもにとって初めて経験する糖尿病の自覚症状を正確に伝えることは難しい場合がある。そのため、ていねいに客観的症状を観察し、排尿回数・量や飲水量などを正確に伝えられるような物品やめやすの工夫、子どもの感覚に近いわかりやすい言葉を用いて主観的症状を尋ねる必要がある。 ●治療開始直後のためインスリン量が変更されやすいことや、入院中で活動量が少ないことから病院食の摂取が進まない可能性もあり、多様な要因により血糖が変動しやすい可能性がある。そのため、子どもの生活状況や薬物量の変更などを含めて情報を把握する必要がある。
ケア計画 C-P	❶（子どもへの血糖の自己測定指導がなされる前の場合）医療者の指導のもとで、簡易血糖測定を実施する。 ●正確に実施し、医療者や子ども・親への報告、記録を行う。 ●清潔操作で実施する。	

	看護計画	根拠・留意点
ケア計画 **C-P**	●子どもが心の準備をでき、達成感がもてるよう言葉かけや雰囲気づくりを行う。 ●終了後は子どもを労う。 ❷高血糖・低血糖の症状（O-P❶❸参照）についての子どもと親の理解、子どもの自覚症状、親による症状への気づきを確認する。 ❸高血糖・低血糖の症状について、子どもと親の理解不足がある場合、医療者と共有し、追加説明についての話し合いを行う。	●血糖測定は、痛みを伴う処置のなかでは侵襲が少なく、小児においても医療者の指導のもとで学生が実施することが認められている。この技術を経験することで、子どもが自己測定する際に、実際的な助言ができる可能性もある。実施にあたっては安全の確保、正確な実施、苦痛を最小限にすること、心理的援助に留意する。 ●頻回に実施する血糖測定の値を子どもにフィードバックし、血糖値や関連症状への関心をもてるようにかかわる。
教育計画 **E-P**	❶高血糖・低血糖の症状について、子どもと親の理解不足について補足する（医療者との連携のうえ）。 ❷高血糖・低血糖の症状を自覚したら、すぐに医療者に報告するよう伝える。	●自覚症状を早く伝えてもらうことで早期対処ができ、血糖や全身状態の安定につながる。 ●子どもや親への教育・説明内容は、一貫性を欠いて混乱することがないよう、医療者間でも統一することが重要である。

#2　発病直後・入院初期で学童のため病気・治療への知識不足、精神的ショックや穿刺の恐怖があること、治療を生活に組み込めていないことに関連した非効果的健康自主管理

期待される成果 （長期目標）	●子どもと親が療養行動を習得し、退院後の生活で遂行できる自信がもてる。
期待される成果 （短期目標）	❶子どもと親が治療・療養行動の必要性や効果を理解・実感でき、拒否しない。
	❷子どもが、自身が行う療養行動の具体的方法を理解し、適切に実施できる。
	❸子どもが良好な療養行動がとれるよう、親が効果的に支援できる。
	❹子どもと親が退院後の生活のイメージができ、学校関係者との連携がとれる。

	看護計画	根拠・留意点
観察計画 **O-P**	❶医療者からの病気・入院の必要性・検査・処置・治療・症状・生活上の留意点についての説明内容 ❷病気・入院・検査・治療・生活上の留意点に関する説明時の子どもと親の言動・表情 　●入院・入院期間 　●病名・病態・治療・高血糖や低血糖の症状 　●点滴・一般採血および簡易血糖測定・インスリン注射などの穿刺を伴う処置について 　●インスリンの自己注射や血糖の自己測定について 　●低血糖への対処や予防について	●発病直後の学童期の子どもは、入院・発病による精神的ショックが大きいうえ、病気・治療に関する知識が不足していることが多い。そのため、理解と気持ちの把握は重要である。 ●子どもは、痛みを伴う処置に身体的・精神的に大きな苦痛を感じやすい。1型糖尿病では、インスリン注射は退院後も必要であるため、ていねいに子どもの反応を捉え、思いを受け止めていく必要がある。

❸治療・検査・処置実施時の子どもの言動・表情
- 静脈留置針挿入、持続点滴、採血時（穿刺時）、インスリン注射、簡易血糖検査、尿検査

❹インスリンの自己注射や血糖の自己測定を段階的に実施していく際の言動・表情
- 手技獲得への気持ちや態度：意欲的か、消極性的か
- 手技や目的を理解している言動があるか
- 手技は正確か、感染予防を意識した行動がとれているか
- 測定結果の記録や報告ができているか
- 異常値が理解できるか
- 異常値と主観症状が一致するか
- 異常時の対応について理解できているか

❺主観的症状聴取時やバイタルサイン測定時の子どもの言動・表情

❻糖尿病の健康管理に関する日常生活行動
- 食事の量・内容、病院食を食べられているか、病院食以外は食べられていないか
- 排泄：自分でトイレに行けるか、尿検査のためにカップにとれるか、夜間の排尿行動
- 食事量や尿回数記載に関する言動・表情

❼❺以外で健康に関する日常生活行動・療養環境整備の自立度・充足度
- 睡眠：起床・就寝時間、寝つき、夜間の覚醒、熟眠感、午睡等
- 清潔：清拭への反応、点滴挿入部を保護した後シャワー浴・洗髪を自分でできているか、手洗い・うがい・歯磨き・マスク着用（室外）の様子
- ベッド周囲やテーブル上の整頓・清潔さ、洗濯物や飲食物の片づけができているか

❽感染徴候：発熱、呼吸器症状、消化器症状

❾入院後の活動状況
- 学習・遊びの時間や内容
- 廊下を歩く様子
- 運動療法開始後の様子（低血糖症状を含む）
- 日中に座位で過ごす時間や臥位で過ごす時間

❿入院後の対人関係
- 医療者・スタッフとの関係
- 同室児との関係
- 親との関係
- 学校の教師や友人との連絡状況（親を介する場合や、教師の面会、クラスメイトからのメッセージなどを含む）

⓫退院後の生活へのイメージ・希望・不安
- 学校でのインスリン自己注射や血糖の自己測定について
- 低血糖時の対処や予防について
- 入院前の活動レベルに戻るための体力回復や、学校での具体的な活動について
- 教師や友人への説明、理解しておいてほしいこと
- 間食量の調整や、食事のバランスについて
- 退院や復学後の楽しみ・希望
- 学習の遅れ・友人関係等への不安はあるか
- シックデイの対処

観察計画

O-P

●学童期の子どもにとって、入院によって生活が一変し、学校に行けない・友人に会えない・家族に会える時間が限られることなどは、精神的に不安定になる要素である。

●インスリン注射など処置への反応は、親不在や友人と会えない寂しさも影響している可能性がある。そのため、セルフケア教育を進めるうえでも、子どもの心理状態の把握が必要である。

●早く退院して家や学校に戻りたいという気持ちは、セルフケアの動機づけともなるため、退院後の生活への思いを希望・不安ともに把握する必要がある。

●子どもや親の療養行動の獲得状況に応じて、退院後の生活に組み込めるイメージができているか、確認する必要がある。

ケア計画 **C-P**	❶環境整備：清潔、整理整頓、安全確保 ❷インスリン自己注射や血糖の自己測定についての援助 　●看護師とともに見守り、安全性・正確性を確認する。 　●できているところ・がんばっているところ・進歩してきていることを認め労う（手洗い、物品準備、アルコール消毒、穿刺、片づけ、記録など各段階について具体的に）。 　●気持ちを受け止める（穿刺に対する恐怖や面倒、心配や疑問を聞く）。 　●子どもの心配や疑問について、医療者に伝えたり、医療者の説明と矛盾しないよう補足説明したり、一緒に考えたりする。 ❸低血糖症状への子どもによる対処（運動療法前後など）を見守り、異常時医療者へ報告 ❹生活の調整・生活リズム安定への援助 　●食事内容やバランスへの関心をもてるような話題を提供 　●症状や体力の回復に合わせ学習・遊びを充実できるようかかわる、またそれによる夜間の睡眠など生活リズム安定への効果の確認 　●症状や体力の回復に合わせ、病室でできる軽い運動遊びの工夫 　●できていること、進歩していることをフィードバック、楽しい・うれしい気持ちの共有 ❺退院に向けてイメージ・希望・自信がもてるような援助 　●退院後の生活について子どもと親が抱いているイメージや希望を複数回に分けて傾聴する。 　●退院後の生活について医療者の説明に対する子どもおよび親の理解・記憶をそれぞれ確認する。 　●退院後の学校生活での療養行動（インスリン注射、血糖測定、低血糖の予防と対処など）を実施するための準備状況を認める。また工夫を一緒に考える。	●インスリンの自己注射や血糖の自己測定は痛みを伴い子どもにとって苦痛が大きいが、退院後も必要であるため、心理的援助をしながらセルフケア獲得を支援していく必要がある。 ●初めて経験する療養行動は、必要性の納得、看護師の実践モデルや図等によるイメージ化、小さなステップでできていることや取り組み態度の肯定的フィードバックを行うことなどにより、自己効力感をもてるよう援助する。 ●10歳以前では、体内のことなど見えにくいこと・抽象的なことは理解しにくいが、具体的な経験や視覚的なことは理解しやすいため、実演や図示、経験のフィードバックは効果的である。 ●学童期は、勤勉性を獲得する時期であるため、療養行動を習慣化し継続していくことが期待できる。承認欲求も強いため、継続期であっても子どもを認めることが必要である。 ●親子が療養行動を受け入れて実施していくためには、精神的に安心・安定できることも重要である。 ●学童期の子どもは24時間親が付き添わなくても入院生活を送ることができるが、子どもは寂しい思いやがまんをしている。親が不在のときに、子どもが楽しく、安心して、学童らしい活動ができるよう支援する必要がある。
教育計画 **E-P**	❶高血糖・低血糖の症状を自覚したら、すぐに医療者に報告するよう伝える。 ❷療養行動（インスリン注射、血糖測定、低血糖の予防と対処、食事のバランスなど）について、子どもと親が心配なことや苦手なことがあれば、何でも話してほしいことを伝える。 ❸退院後の生活についての思いを何でも話してほしいことを子どもと親に伝える。 ❹❶について、医療者と連携のうえ、視覚的媒体を作成したり、わかりやすい言葉を用いたりして補う。	●高血糖や低血糖症状など子どもが自覚した異常を医療者や大人に伝えることは、退院後も必要なセルフケア行動の一部であり、入院中に強化しておく必要がある。 ●子どもや親への教育・説明内容は、一貫性を欠いて混乱することがないよう、医療者間でも統一することが重要である。

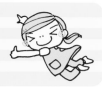

● 入院後のインスリン治療により、高血糖および関連する代謝異常症状が適切に改善され、増悪なく維持できているかを優先的に評価する。

● 糖尿病は長期的な自己管理が必要であるため、子どもと家族へのセルフケア教育が重要である。入院中であってもインスリン投与等による低血糖など血糖が不安定になるリスクはあるため、子どもと親が高血糖・低血糖症状について理解・自覚し、適切に医療者に伝えることができるか評価する。

● 子どもと親が入院・治療開始初期の精神的ショックから立ち直り、病気の特性や治療の必要性について理解し、血糖測定やインスリン注射などの治療・療養行動を適切に実施できるか評価する。そして、退院後の家庭・学校生活のなかに治療・療養行動を組み入れることや、退院後の活動量や食事量に応じた対応についてイメージできているか、学校関係者との連携状況や理解・協力姿勢についても確認する。

● 全身状態の改善後、学童期相応の生活リズムや学習活動などを少しずつ取り戻せているか確認する。

評価の視点

● 良好な血糖コントロールにより、高血糖を改善し、脱水や体重減少、ケトアシドーシスなど随伴症状を起こしていないか。

● 子どもと親が糖尿病とその症状について理解・自覚し、異常時に医療者に伝えられているか。

● 子どもと親が治療・療養行動の必要性や効果を理解・実感し、受け入れているか。

● 子どもが、自身が実施する療養行動の具体的方法を理解し、適切に実施できているか。

● 子どもが良好な療養行動がとれるよう、親が効果的に支援できているか。

● 子どもと親が退院後の生活のイメージができ、学校関係者との連携がとれているか。

＜引用・参考文献＞
1. 奈良間美保 著者代表：系統看護学講座　専門分野Ⅱ　小児看護学2　小児臨床看護各論　第14版. 医学書院, 東京, 2020.
2. 日本糖尿病学会・日本小児内分泌学会 編著：小児・思春期糖尿病コンセンサスガイドライン. 南江堂, 東京, 2015.
3. 中村伸枝 編：小児における糖尿病看護　糖尿病をもつ子どもの成長発達に沿った看護をめざして. 小児看護2012；35(2).
4. 日本糖尿病学会 編・著：糖尿病診療ガイドライン. 南江堂, 東京, 2019.

＜参考文献＞
1. 日本糖尿病学会・日本小児内分泌学会 編著：小児・思春期糖尿病コンセンサスガイドライン. 南江堂, 東京, 2015.
2. 荒木栄一 他 編：小児・思春期の糖尿病の対応マニュアル. 中山書店, 東京, 2012.
3. 仁和子 編：病期・発達段階の視点でみる　疾患別看護過程. 照林社, 東京, 2020.
4. 古川亮子, 市江和子 編：母性・小児看護ぜんぶガイド　第2版. 照林社, 東京, 2021.
5. 山口桂子, 柴野入子, 服部順子 編：エビデンスに基づく小児看護ケア関連図. 中央法規出版, 2016.
6. 石黒彩子, 浅野みどり 編：発達段階からみた小児看護過程. 医学書院, 東京, 2008.
7. T. ヘザー・ハードマン, 上鶴重美 原著編集, 上鶴重美訳：NANDA-I看護診断　定義と分類2021-2023 原書第12版. 医学書院, 東京, 2021.
8. 市江和子 監修：全体関連図で把握する新生児・小児・障害児の看護, こどもと家族のケア2019；14(1).
9. 五十嵐隆 編：小児科診療ガイドライン　—最新の診療指針—　第4版. 総合医学社, 東京, 2019.
10. 『小児内科』『小児外科』編集委員会 共編：小児疾患診療のための病態生理1　改訂第5版. 小児内科第46巻増刊号, 東京医学社, 東京, 2014.
11. 中村伸枝 編：小児における糖尿病看護　糖尿病をもつ子どもの成長発達に沿った看護をめざして. 小児看護2012；35(2).
12. 高木永子 監修：看護過程に沿った対症看護　第5版　病態生理と看護のポイント. 学研メディカル秀潤社, 東京, 2018.
13. 桑野タイ子 監：シリーズ　ナーシングロードマップ　疾患別小児看護　基礎知識・関連図と実践事例. 中央法規出版, 東京, 2011.
14. 奈良間美保 著者代表：系統看護学講座　専門分野Ⅱ　小児看護学2 小児臨床看護各論　第14版. 医学書院, 東京, 2020.
15. 愛育研究所 編：日本こども資料年鑑. KTC中央出版, 東京, 2021.

対象疾患	ワクチン		標準的接種年齢と回数	ワクチンの種類
Hib：ヒブ感染症 （ヘモフィルス・インフルエンザ菌b型感染症）	Hib（インフルエンザ菌b型）[*1]		①2か月　②3か月 ③4か月　④12〜17か月	不活化ワクチン
肺炎球菌感染症	肺炎球菌（13価結合型）[*2]		①2か月　②3か月 ③4か月　④12〜15か月	不活化ワクチン
B型肝炎	B型肝炎[*3]		①②③2〜8か月	不活化ワクチン
ロタウイルス胃腸炎	ロタウイルス	1価	①2か月　②3か月	生ワクチン（経口）
	ロタウイルス	5価	①2か月　②3か月 ③4か月	生ワクチン（経口）
四種混合：ジフテリア（D）、 百日せき（P）、破傷風（T）、 ポリオ（IPV）の4種類	DPT-IPV（4種混合）		①3か月　②4か月 ③5〜11か月 ④12〜23か月	不活化ワクチン
三種混合：ジフテリア（D）、 百日せき（P）、破傷風（T）の3種類	DPT（3種混合）		①3か月　②4か月 ③5〜11か月 ④12〜23か月	不活化ワクチン
ポリオ	IPV（不活化ポリオ）			不活化ワクチン
二種混合：ジフテリア（D）、 破傷風（T）の2種類	DT（2種混合）		①11歳以上12歳まで	不活化ワクチン
結核	BCG		①5〜7か月	生ワクチン
麻疹・風疹	麻疹・風疹混合（MR） 麻疹（はしか） 風疹		①1歳以上2歳未満 ②5歳以上7歳未満	生ワクチン
水痘	水痘		①12〜15か月 ②18〜23か月	生ワクチン
おたふくかぜ（流行性耳下腺炎）	おたふくかぜ（流行性耳下腺炎）		①1歳	生ワクチン
日本脳炎	日本脳炎		①②3歳　③4歳　④9〜12歳	不活化ワクチン
ヒトパピローマウイルス（HPV） 感染症	HPV（ヒトパピローマウイルス）		①②③中学1年生女子	不活化ワクチン

＊1　2008年12月19日から国内での接種開始。生後2か月以上5歳未満の間にある者に行うが、標準として生後2か月以上7か月未満で接種を開始すること。接種方法は、通常、生後12か月に至るまでの間に27日以上の間隔で3回皮下接種（医師が必要と認めた場合には20日間隔で接種可能）。接種開始が生後7か月以上12か月未満の場合は、通常、生後12か月に至るまでの間に27日以上の間隔で2回皮下接種（医師が必要と認めた場合には20日間隔で接種可能）初回接種から7か月以上あけて、1回皮下接種（追加）。接種開始が1歳以上5歳未満の場合、通常、1回皮下接種。
＊2　2013年11月1日から7価結合型に替わって定期接種に導入。生後2か月以上7か月未満で開始し、27日以上の間隔で3回接種。追加免疫は通常、生後12〜15か月に1回接種の合計4回接種。接種もれ者には、次のようなスケジュールで接種。
　　　・接種開始が生後7か月以上12か月未満の場合：27日以上の間隔で2回接種したのち、60日間以上あけてかつ1歳以降に1回追加接種。
　　　・接種開始が1歳：60日間以上の間隔で2回接種。
　　　・接種開始が2歳以上5歳未満：1回接種。
＊3　2016年10月1日から定期接種導入。2016年4月1日以降に生まれた者が対象。母子感染予防はHBグロブリンと併用して定期接種ではなく健康保険で受ける。
＜参考＞1．日本小児科学会：日本小児科学会が推奨する予防接種スケジュール（2021年3月改訂版）．http://www.jpeds.or.jp/uploads/files/vaccine_schedule.pdf（2021/11/25閲覧）
　　　　2．国立感染症研究所：日本の定期/臨時/任意予防接種スケジュール（0〜20歳）2021年8月2日現在　https://www.niid.go.jp/niid/images/vaccine/schedule/2021/JP20210802_03_11.png（2021/11/17閲覧）

ネフローゼ症候群

[ねふろーぜしょうこうぐん]

執筆 髙 真喜

ここで取り上げる
病期・発達段階・看護の視点

◆病期・発達段階

慢性期・幼児期

◆看護の視点

● 小児特発性ネフローゼ症候群（一次性ネフローゼ症候群：微小変化型）。頻回再発型・ステロイド依存性ネフローゼ症候群の病歴がある。

● ステロイドの主な副作用である易感染、高血圧、成長障害、眼合併症（白内障・緑内障など）、消化管潰瘍、過食などの症状を観察する。

● 小児頻回再発型・ステロイド依存性ネフローゼでは、成長障害、肥満、糖尿病、白内障、緑内障、高血圧、骨粗鬆症、大腿骨頭壊死などの種々のステロイドの副作用が出現するため、免疫抑制薬の導入が推奨される[1]。

● 幼児期後期は生活範囲が幼稚園などの家庭以外に拡大する。

● 同年代の子どもや家族以外の人とのかかわりから、自立性が育まれる経験が自分で考えて行動する自発性を生み、社会性を獲得していく。

事例紹介・学生の受け持ち

◆患児紹介　Kさん、5歳、男児

【身長・体重】102.0cm、18.0kg、カウプ指数17.3（やや太りぎみ）
【役割・学校】幼稚園年長クラス
【家族背景】両親（父親32歳、母親30歳）、Kさんの3人暮らし
【主要症状】浮腫、タンパク尿
【主病名】頻回再発型・ステロイド依存性ネフローゼ症候群
【現病歴】頻回再発型・ステロイド依存性ネフローゼ症候群の再発
【既往歴】小児特発性ネフローゼ症候群（4歳）
【治療内容】免疫抑制薬導入［本事例はシクロスポリン（ネオーラル）を内服］
【看護方針】服薬指導、免疫抑制薬の副作用の観察、体調管理・受診行動の再確認

◆学生の受け持ち

＜入院・受け持ちまでの経過＞

● 1年前、Kさんの顔のむくみに母親が気づいた。顔のむくみは軽減せず強くなったため受診し、ネフローゼ症候群と診断された。ステロイド治療を行い2週間で寛解となる。初回寛解後、6か月以内に2回の再発を認めた。

● 4回目の再発後、プレドニゾロン（プレドニン）の隔日内服中に、尿タンパク3＋となり受診した。TP4.4g/dL、Alb2.5g/dL、眼瞼浮腫、全身性浮腫、体重増加を認め、頻回再発型・ステロイド依存性ネフローゼ症候群と診断され、外来でのステロイド治療で寛解した。

● 今回は免疫抑制薬の導入目的で入院となった。入院期間は1週間の予定。

● 入院2日目から免疫抑制薬の内服が開始。プレドニン内服は継続。学生は入院3日目から受け持ちとなった。母親が入院に付き添っている。

＜経過＞

● ネフローゼ症候群の初発は4歳で、ステロイド治療で寛解し、2週間後、プレドニン内服を中止できた。しかし、2か月後に再発した。

● 以後、短期間で再発を繰り返している。ネフローゼ症候群の病勢が強くプレドニンのみでは寛解を維持できる可能性が低いため、免疫抑制薬（ネオーラル）導入となった。

＜入院前の様子＞

● 着替え、食事などの日常生活行動は自立している。

● 幼稚園年長クラス。幼稚園教諭からは「男の子の友だちと園庭を走って楽しそうです。遊具の遊ぶ順番でけんかし悔しくて泣きます。椅子に座って先生の話を最後まで聞くことができます。給食も残さず食べます」という情報がある。

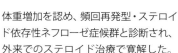

Part 1 看護に必要な 疾患の基礎知識

疾患の定義、分類、病態、症状、検査・診断、治療、合併症などについて解説します。

定義・疫学

- ネフローゼ症候群は、おもに糸球体の毛細血管の障害により、高度のタンパク尿を起こし、それによって低タンパク血症（低アルブミン血症）となり、全身性の浮腫や脂質異常症をきたす疾患である。
- 小児のネフローゼ症候群の約90%が特発性ネフローゼ症候群（一次性ネフローゼ症候群）である（**表1**）。
- 小児特発性ネフローゼ症候群のわが国での発症率は、小児人口10万人あたり年間6.5人との報告がある（2013年）[3]。

表1 小児特発性ネフローゼ症候群の定義（診断基準）[2]

①持続する高度蛋白尿（夜間蓄尿で40mg/hr/m²以上または早朝尿で尿蛋白クレアチニン比2.0 g/gCr以上）
かつ
②低アルブミン血症（血清アルブミン2.5g/dL以下）
上記の①、②を同時に満たし、明らかな原因疾患がないものを小児特発性ネフローゼ症候群と定義する

国際小児腎臓病研究班(ISKDC)

病態・分類

- 腎臓はネフロン（糸球体と尿細管）を単位として、糸球体で血液を濾過し、濾過液からの再吸収と分泌を尿細管で行っている。糸球体で濾過する血液は1日150〜170Lに及び、尿細管を通る間にまず塩類や糖を再吸収し、ヘンレ係蹄（ループ）下行脚とヘンレ係蹄上行脚を通ってから水分を再吸収する。このときのホルモンのはたらきが尿量を左右する[4,5]（**図1〜4**）。
- ネフローゼ症候群は、腎臓の糸球体からタンパク（アルブミン）が漏れ出ることで起こるが、明らかな原因は未だ解明されていない。
- 明らかな原因疾患がないものを、小児では特発性ネフローゼ症候群（一次性ネフローゼ症候群）とよぶ。
- 糖尿病などの全身性疾患が原因でネフローゼ症候群をきたすものを二次性ネフローゼ症候群とよぶ。
- その他の用語の定義については、**表2**を参照[6,5]。

図1 腎泌尿器の全体像

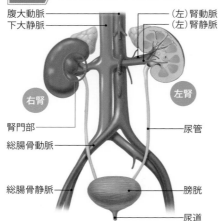

腹大動脈
下大静脈
（左）腎動脈
（左）腎静脈
右腎
左腎
腎門部
総腸骨動脈
総腸骨静脈
尿管
膀胱
尿道

図2 腎臓の構造

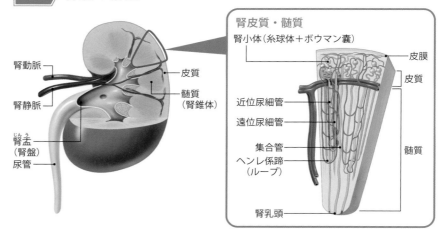

腎動脈
腎静脈
腎盂（腎盤）
尿管
皮質
髄質（腎錐体）

腎皮質・髄質
腎小体（糸球体＋ボウマン嚢）
皮膜
皮質
近位尿細管
遠位尿細管
集合管
ヘンレ係蹄（ループ）
髄質
腎乳頭

図3 ネフロンの構造

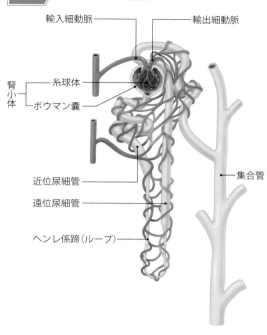

- 輸入細動脈
- 輸出細動脈
- 腎小体
  - 糸球体
  - ボウマン嚢
- 近位尿細管
- 遠位尿細管
- ヘンレ係蹄（ループ）
- 集合管

図4 水および電解質を調節するしくみ

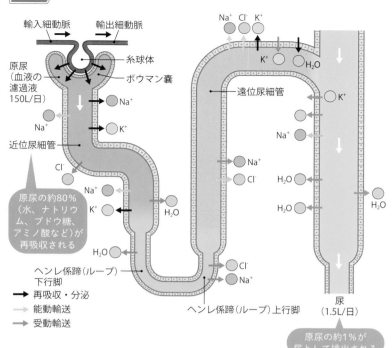

- 輸入細動脈
- 輸出細動脈
- 糸球体
- ボウマン嚢
- 原尿（血液の濾過液 150L/日）
- 近位尿細管
- 遠位尿細管
- 原尿の約80％（水、ナトリウム、ブドウ糖、アミノ酸など）が再吸収される
- ヘンレ係蹄（ループ）下行脚
- → 再吸収・分泌
- → 能動輸送
- → 受動輸送
- ヘンレ係蹄（ループ）上行脚
- 尿（1.5L/日）
- 原尿の約1％が尿として排出される

表2 小児特発性ネフローゼ症候群に関する用語の定義[6]

ネフローゼ症候群	持続する高度蛋白尿（夜間蓄尿で40 mg/hr/m^{2}以上または早朝尿で尿蛋白クレアチニン比2.0 g/gCr以上） かつ 低アルブミン血症（血清アルブミン2.5 g/dL以下）
一次性（原発性）ネフローゼ症候群	原発性糸球体腎炎に伴うネフローゼ症候群
特発性ネフローゼ症候群	一次性ネフローゼ症候群のうち原因が不明のもの
二次性ネフローゼ症候群	明らかな原因疾患を有しそれに由来するネフローゼ症候群、遺伝子異常によるネフローゼ症候群を含む
完全寛解	試験紙法で早朝尿蛋白陰性を3日連続して示すもの または 早朝尿で尿蛋白クレアチニン比0.2 g/gCr未満を3日連続で示すもの
不完全寛解	試験紙法で早朝尿蛋白1＋以上または尿蛋白クレアチニン比0.2 g/gCr以上を示し かつ 血清アルブミン2.5 g/dLを超えるもの
再発	試験紙法で早朝尿蛋白3＋以上（尿蛋白クレアチニン比2.0 g/gCr以上）を3日連続して示すもの
ステロイド感受性ネフローゼ症候群	ステロイド連日投与開始後4週間以内に完全寛解するもの
頻回再発型ネフローゼ症候群	初回寛解後6か月以内に2回以上再発、または任意の12か月以内に4回以上再発したもの
ステロイド依存性ネフローゼ症候群	ステロイド減量中またはステロイド中止後14日以内に2回連続して再発したもの
ステロイド抵抗性ネフローゼ症候群	ステロイドを4週間以上連日投与しても、完全寛解しないもの
難治性ネフローゼ症候群[※1]	ステロイド感受性のうち、標準的な免疫抑制薬治療[※2]では寛解を維持できず頻回再発型やステロイド依存性のままで、ステロイドから離脱できないもの（難治性頻回再発型・ステロイド依存性ネフローゼ症候群） ステロイド抵抗性のうち、標準的な免疫抑制薬治療[※2]では完全寛解しないもの（難治性ステロイド抵抗性ネフローゼ症候群）

※1：「エビデンスに基づくネフローゼ症候群診療ガイドライン2017」では成人の「難治性ネフローゼ症候群」を「種々の治療を施行しても6か月の治療期間に完全寛解ないし不完全寛解に至らないもの」としている。小児を対象とした、本ガイドライン2020では治療抵抗性の頻回再発型・ステロイド依存性ネフローゼ症候群とステロイド抵抗性ネフローゼ症候群を併せて「難治性ネフローゼ症候群」と定義した。
※2：今後、免疫治療薬の適応承認状況によって定義が変化する可能性があるが、2020年3月現在で、頻回再発型・ステロイド依存性に関してはシクロスポリン、シクロホスファミドを用いても管理困難なもの、ステロイド抵抗性に関してはシクロスポリンとステロイドパルスの併用療法を行って寛解導入できないもの、をそれぞれ「難治性」と定義する。
日本小児腎臓病学会 監修，難治性疾患政策研究事業「小児腎領域の希少・難治性疾患群の診療・研究体制の確立」作成：小児特発性ネフローゼ症候群診療ガイドライン2020．診断と治療社，東京，2020：6より転載

検査・診断

- ネフローゼ症候群で行われる検査を**表3**にまとめた。
- 診断基準はP.134**表1**を参照。

表3	ネフローゼ症候群で行われる検査
尿検査	●蓄尿で尿中タンパク質を測定するか、早朝尿でクレアチニン(老廃物)の濃度に対するタンパクの濃度の比(尿タンパククレアチニン比)を求めることによって、尿タンパクの量を推定する
血液検査	●アルブミンが尿中に排泄されて、血清総タンパク量と血清アルブミン量が低下する。血液中の脂質濃度は高くなり脂質異常症(高脂血症)となって、血清総コレステロール量が増加する(タンパクの血中濃度が低下すると肝臓はタンパクを増加させようと産生するが、そのとき同時に脂質であるコレステロールが産生されてしまう。タンパクは尿中に流れ出てしまうので血中濃度は低下するが、コレステロールは流れ出ないので脂質異常症になる)
腎生検	●二次性ネフローゼ症候群や、特発性ネフローゼ症候群でもステロイド抵抗性ネフローゼ症候群の場合に、腎臓の組織を採取する腎生検を考慮する

症状

- おもな症状はタンパク尿、低タンパク血症(低アルブミン血症)、全身性浮腫である。ほかに血栓症、高血圧を示すこともある(**図5**)。
- 初期は自覚症状があまりないが、タンパク尿が持続すると食欲不振、全身のだるさ(倦怠感)、浮腫、腹痛などが出現する。
- 血液検査データで、低タンパク血症、低アルブミン血症、脂質異常症(高脂血症)などがみられる。
- 高度の低アルブミン血症の際は、乏尿や高血圧を呈する危険がある。

図5 ネフローゼ症候群の症状

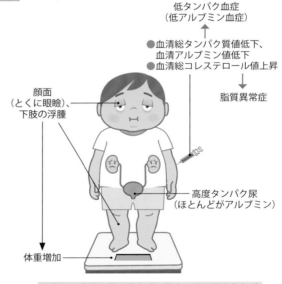

低タンパク血症
(低アルブミン血症)
●血清総タンパク質値低下、血清アルブミン値低下
●血清総コレステロール値上昇
脂質異常症

顔面
(とくに眼瞼)、
下肢の浮腫

高度タンパク尿
(ほとんどがアルブミン)

体重増加

初期は、食欲不振、倦怠感、腹痛、尿の泡立ちなど

治療

- 小児特発性ネフローゼ症候群の病型と治療の概略図を**図6**に示す。

◆薬物療法

- ステロイド薬を用いて尿中に漏れ出るタンパクを減らし、腎臓の機能回復を図る方法が標準的な治療である。
- 子どもでは成長障害など、ステロイド薬の副作用が大きな

問題となる(P.138**表4**参照)。そのため、『小児特発性ネフローゼ症候群ガイドライン2020』では、ステロイドの漸減が困難、またはステロイド抵抗性の症例には、免疫抑制薬(シクロスポリンやシクロホスファミドなど)を使用する、とある。

- ステロイド薬、免疫抑制薬などでは寛解維持が困難な難治性のネフローゼ症候群に対しては、寛解維持の目的で抗が

ん薬（リツキシマブ）の投与が検討される。

● シクロスポリンによる急性腎毒性や可逆性後頭葉白質脳症（PRES：posterior reversible encephalopathy syndrome）、シクロホスファミドによる出血性膀胱炎などのリスクが高くなることが考えられるため、ステロイド治療により寛解してから新規免疫抑制薬を開始するのが安全である[7]。

＜シクロスポリンの剤形＞
● 内服薬にはカプセル（10mg、25mg、50mg）、細粒、内用液がある。
● 子どもの年齢に応じた飲みやすい剤形を子ども、親、医師、薬剤師と相談し決定する。
● 薬剤の飲みにくさがある場合、飲みにくい原因を探るのは看護の役割である。問題となる原因（大きさ、味、剤形）は何かを情報収集し、薬剤師や医師と相談しながら内服方法を検討することが求められる。
例）なかなか飲み込めない：味を感じないように水を口に含みすぎていたため飲み込めない

図6 小児特発性ネフローゼ症候群の病型と治療の概略図[8]

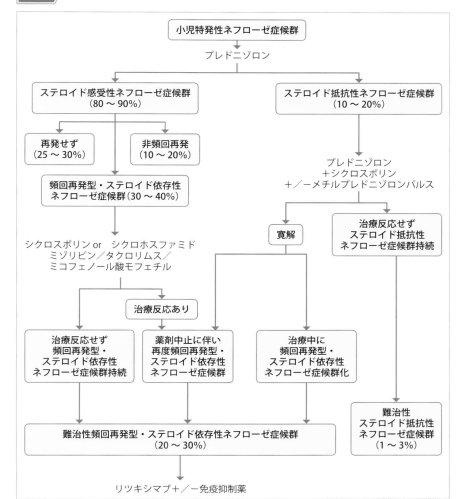

日本小児腎臓病学会 監修，難治性疾患政策研究事業「小児腎領域の希少・難治性疾患群の診療・研究体制の確立」作成：小児特発性ネフローゼ症候群診療ガイドライン2020．診断と治療社，東京，2020：26．より転載

◆生活指導

塩分摂取量

● 浮腫がある場合は、浮腫の改善を目的とした塩分制限を考慮する。しかし、子どもの成長に必要な栄養摂取量の確保は、治療とともに考慮しなければならない。子どもの食事摂取量をみながら、可能な範囲での塩分制限を行うことが推奨されている。

水分摂取量

● 著明な浮腫を認める場合であっても、有効循環血漿量は減少していることがあるため、安易な水分制限は循環不全や血栓症の誘因となり得る[9]。
● 浮腫を増加させないための水分制限は、食事中の水分、1日尿量、不感蒸泄量、子どもの年齢に応じた代謝から評価した総水分量をめやすとし、毎日の体重測定から体液量を判断し水分制限を調整することが大切である。

タンパク質摂取量

● 小児ネフローゼ症候群では、寛解後に腎機能低下が遷延する症例は少ない。子どもの成長・発達を考慮し、タンパク質制限を行わず、同年齢の健常な子どもの栄養所要量に準じた量のタンパク質の摂取を促す。

エネルギー摂取量

● 年齢に応じたエネルギー摂取量を促す。ただし、ステロイド療法によって空腹感が強まり、肥満傾向となることもあるため、過剰なエネルギー摂取とならないような食事内容の工夫を家族に教育することは重要である[10]。肥満予防の視点から、高血圧や心不全などの症状に合わせた一時的な運動制限以外は、過度な運動制限は行わない。

1 身体症状（身体面）

- 身長、体重、現在の症状（浮腫、腹痛、下痢、倦怠感など）
- 検査データ
  - ▶尿検査：タンパク定性、潜血、色調、混濁、尿クレアチニン、尿タンパクなど
  - ▶血液検査：総タンパク（TP）、血清アルブミン（Alb）、ヘモグロビン（Hb）など
- 入院の経過
  - ▶受診行動を決めた症状、症状はAくんが自分で家族へ伝えたのか、どんな言葉で伝えたのか、症状は家族が気づいたのか、症状出現時から受診までの経過などを含む

根拠

　身長、体重を用いた成長曲線やカウプ指数による発育や栄養状態の評価は、子どもの浮腫の状態、成長・発達をアセスメントする情報となる。検査データから現在の病期や栄養状態を評価することは、現在の症状を把握し、看護方針を検討するために必要である。

　症状に気づき受診にいたるまでの経過を確認することは、5歳児のKさん、家族への看護方針や退院指導内容の検討に必要な情報である。入院目的となった疾患以外に生活指導や治療対象となる病気がないか、原疾患や原疾患の治療継続へ影響する症状がないかなどをアセスメントし、看護方針を検討する情報として身体面の評価は重要である。

2 日常生活状況（生活面）

- 家での過ごし方
  - ▶例：外遊び、YouTubeやDVD鑑賞、ゲーム、読書など
- 内服状況
  - ▶薬の飲み方、拒薬の有無
- 食欲、好きな食べ物、嫌いな食べ物
- 受診行動（未受診の有無）

根拠

　生活を知ることは、Kさんと家族が主体的に体調管理、内服管理ができるよう退院指導の内容を検討し、管理方法を提案するために有用な情報となる。また、ステロイド薬や免疫抑制薬の内服継続で予測される副作用（**表4**）、副作用出現への対策について検討するために重要な情報となる（例えば、ステロイドの副作用による食欲増進に伴う肥満対策としての食事・おやつの工夫）。

表4 ステロイド薬の副作用（とくに長期服用時）

major side effect （重大な副作用）	●感染症誘発、消化管潰瘍、成長障害、高血圧、糖尿病、骨粗鬆症、無菌性骨壊死、中枢神経障害、白内障・緑内障、精神症状など ＊これらは生命予後に影響するため、重症例では薬の減量または中止となる。
minor side effect （生命予後に影響しない その他の副作用）	●多毛、にきび、満月様顔貌（ムーンフェイス）、皮下出血、中心性肥満（体幹の肥満）、食欲亢進、月経異常など

＊これらの副作用を恐れて、勝手に内服を中断することがあるので注意する。
＊内服中断で、突然の病状悪化やショックを起こすことがあるので注意する。

③　子どもの心理的状況（心理面）

- 年齢、性別
- 性格
- 好きなキャラクター、好きな遊び、ストレス対処行動
- 病気の理解・受け止め

根拠

　看護方針を決定し、個別性のある退院指導内容を検討するためには、Kさんとのコミュニケーションが必要である。心理面の情報はKさんとのコミュニケーションを図るきっかけとなる。Kさんの性格、ストレスなどに対する問題解決行動の理解が必要不可欠である。このような情報と併せて、5歳児のKさんが直面する発達課題についての理解を深め看護内容を検討することが、子どもと家族の状況にあった指導内容の決定に役立つ。

④　子どもの社会的状況（社会面）

- 社会面：通園状況、幼稚園での様子、習いごとの有無

根拠

　5歳児（幼児期後期）は、幼稚園や習いごとでの友だちとのかかわりのなかで集団でのルールを理解し、相手の気持ちに合わせた行動を自分で考え行動できるようになる時期である。入院がKさんの成長発達に及ぼす影響を予測し、看護を検討する。

⑤　家族の生活と心理的状況

- 家族構成
- 家族の職業
- 家族の生活状況
- 家族のKさんの病気の理解・受け止め

Kさんの療養を支える
家族機能をアセスメントする
ために、家族に関する
情報収集は重要です

根拠

　5歳児のKさんの看護方針、退院指導内容の検討時には、ふだんのKさんを十分に理解することが重要である。Kさんとのコミュニケーションから得られた発達状況と、家族から得た情報からみるKさんの発達状況を総合し、幼児期にあるKさんを理解する必要がある。
　幼児期は、親以外の人とのかかわりから社会性を獲得していく時期である。しかし、慢性疾患をもつ幼児は、治療に関する家族とのかかわりが治療経過や子どものセルフケア能力の獲得に影響する。家族背景、家族それぞれの発達課題についての理解を深めることは、Kさんの療養を支える家族への支援内容の検討に必要である。

子どもと家族の全体像

アセスメント時点（現時点）での子どもと家族の全体像をまとめます。

1
子どもが感じていること
（状態）

「苦いお薬を毎日飲んだのに、どうして病院にお泊まりするの」
「病気を治すためにお薬を飲むって、病院の先生やお母さんが言ったからがんばって飲んだのに、違うお薬を飲むために入院するのはどうしてかわからない」
「違うお薬も苦いのかな」
「病院の保育士さんと遊びたい。何をして遊ぼうかな」

2
子どもの生活や
成長・発達に関すること

Kさんは、入院、入院による日常生活の変化、新しい薬の内服といった、新たな経験に直面している。未経験なことをイメージしにくく、自己中心的な幼児期後期の発達段階にある。
　家族は、免疫抑制薬の内服に対するKさんの反応を予測し、不安に感じている。また、内服による日常生活での制限（体調管理、感染予防対策、感染徴候時の早期受診など）を予測し、対応策を検討することで、日常生活、幼稚園の生活での制限を最小限にしたいと考えている。

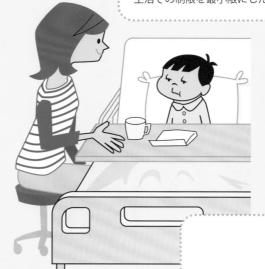

3
家族が思っていること
（家族の状態）

「免疫抑制薬の副作用が怖い」
「免疫抑制薬を飲めなかったらどうなるのだろう、次の治療法はあるのか」
「どうして再発を繰り返してしまうのだろう」
「ステロイドは医師の指示量をきちんと飲ませていた」
「Kさんも苦いステロイドをがんばって飲んでいたのに、再発を繰り返して免疫抑制薬の導入になるなんてつらい」
「食事内容もおやつにも気をつけていたのに、他によくなかったことがあるのか」
「Kさんの入院により母親はパート勤務を休まなければならない」
「医療費は、現在も利用している小児慢性特定疾病医療費助成制度が使えると医師から聞いているから不安はない」

4
病気や症状に関すること

　免疫抑制薬の内服開始後の病気や症状の変化、今後の治療方針については、入院による治療経過をみないと明確にならない現状である。家族は、疑問や不安を医師や看護師に伝え、治療や体調管理の方法を理解したいと考えている。

Part 4 看護診断につなげる関連図

関連図を描くことで、アセスメントした内容を整理し、看護診断を明らかにします。

凡例　□ 実在する状態　┈ 潜在する状態　■ 看護診断　□ 治療・ケア　■ 合併症（副作用）　→ 関連（実在）　┈→ 関連（潜在）

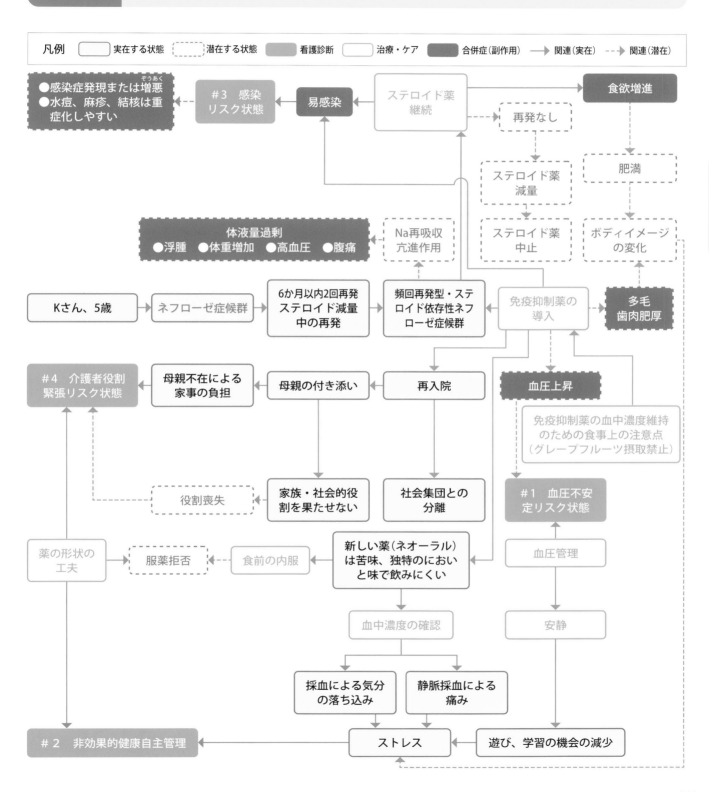

- ●感染症発現または増悪
- ●水痘、麻疹、結核は重症化しやすい

#3 感染リスク状態 ← 易感染 ← ステロイド薬継続 → 食欲増進

再発なし

ステロイド薬減量

ステロイド薬中止

肥満

ボディイメージの変化

体液量過剰
●浮腫　●体重増加　●高血圧　●腹痛

Na再吸収亢進作用

Kさん、5歳 → ネフローゼ症候群 → 6か月以内2回再発ステロイド減量中の再発 → 頻回再発型・ステロイド依存性ネフローゼ症候群

免疫抑制薬の導入 → 多毛歯肉肥厚

#4 介護者役割緊張リスク状態 ← 母親不在による家事の負担 ← 母親の付き添い ← 再入院

血圧上昇

免疫抑制薬の血中濃度維持のための食事上の注意点（グレープフルーツ摂取禁止）

役割喪失 ← 家族・社会的役割を果たせない

社会集団との分離

#1 血圧不安定リスク状態

血圧管理

薬の形状の工夫 → 服薬拒否 ← 食前の内服 ← 新しい薬（ネオーラル）は苦味、独特のにおいと味で飲みにくい

血中濃度の確認

安静

採血による気分の落ち込み

静脈採血による痛み

#2 非効果的健康自主管理 ← ストレス ← 遊び、学習の機会の減少

141

看護診断	根拠
#1 免疫抑制薬の副作用に関連した血圧不安定リスク状態※1	免疫抑制薬の導入により、血圧上昇を認めることがある。免疫抑制薬の血中濃度の調整も必要なため、免疫抑制薬開始時は数日間の入院管理が必要である。高血圧の観察のため、入院時または安静時の血圧測定は必須である。かなりの高血圧では頭痛やめまいなどの症状出現が考えられるが、子どもの高血圧の自覚症状はほとんどなく、5歳児が高血圧に伴う症状を自覚し、訴えることは考えにくい。それゆえ、子どもの安静時の血圧値を把握しておかなければ、内服後の血圧測定値から異常な血圧上昇の有無を判断できない。また、家族からふだんの子どもの様子を聞き、活動量を確認しておくことも異常の早期発見につながる。
#2 服薬拒否により適切な治療が受けられない可能性に関連した非効果的健康自主管理※2	頻回再発型・ステロイド依存性ネフローゼ症候群の治療として、ステロイド治療は有効であるが、ステロイドの長期内服は副作用の出現が懸念されるため、寛解維持とステロイド減量・中止を目的とした免疫抑制薬の導入が推奨されている。免疫抑制薬はステロイド治療により寛解してから入院管理で開始される。そのため、5歳児のKさんにとっては浮腫がなく元気であるにもかかわらず、新しい薬を飲まなければならないという納得しがたい状況が考えられる。今回導入する免疫抑制薬のシクロスポリンは、カプセル、細粒、内用液の3種類の形状がある。ネオーラルはステロイドに比べれば苦味は少ないが、独特のにおいと味があるため子どもには飲みにくい薬である。これまでのステロイドに加えて免疫抑制薬の併用となり、子どもにとっては朝食前の飲みにくい内服薬が増えることになる。子どもが少しでもストレスなく内服を継続できる内服管理の獲得が入院中に求められる看護であり、薬剤の形状の選択、飲み方の工夫への検討が必要である。
#3 免疫抑制薬の副作用に関連した感染リスク状態※3	ステロイド薬と同様に、免疫抑制薬の副作用として感染症への注意が必要である。免疫抑制薬の副作用とともに、日常生活、幼稚園などでの集団行動における感染予防対策について、5歳児が実践可能な手洗い、うがい、マスク着用などの感染予防行動を説明する。子どもとともに生活する家族が感染源となるのを避けるため、家族においても有効な感染対策が実践できるよう、十分な情報提供が求められる。
#4 免疫抑制薬の管理、体調管理に対する親役割の不安に関連した介護者役割緊張リスク状態※4	入院中にステロイド、免疫抑制薬の服用方法を獲得し、自宅では家族のみで子どもの服薬管理を実施することとなる。ステロイド薬、免疫抑制薬ともに薬の苦みや独特のにおいや味があるため、自宅で服用の際、子どもが少しでも嫌な体験をすることで内服の継続ができなくなることも考えられる。子どものネガティブな反応に対する対策を家族自身が検討し、対応できる能力が求められており、親役割に対する緊張が予測される。看護師は入院中に親とともに考えられる限りのネガティブな場面を予測し、対応策を検討する必要がある。また、成功体験の積み重ねが子どもの自己肯定感、自尊心を育み、セルフケア能力の向上に貢献することを家族が理解し、ほめるかかわりができるよう支援することも重要である。

※1 定義：動脈血管を流れる血液の勢いが変動しやすく、健康を損なうおそれのある状態
※2 定義：慢性疾患を抱えた生活に固有の、症状や治療計画の管理、身体・心理社会・スピリチュアル面への影響の管理、ライフスタイル変化の管理が不十分な状態
※3 定義：病原体が侵入して増殖しやすく、健康を損なうおそれのある状態
※4 定義：家族や大切な人のために、ケアの責任を果たすこと、期待に応えること、あるいは行動することが困難になりやすく、健康を損なうおそれのある状態

Part 6 根拠に基づいた看護計画

看護診断の優先度の高い#1、2の期待される成果、看護計画と根拠を示します。

#1 免疫抑制薬の副作用に関連した血圧不安定リスク状態

期待される成果 （長期目標）	●家族が副作用の症状を早期発見し受診行動がとれ、免疫抑制薬の内服が継続できる。

期待される成果 （短期目標）	❶子どもがふだんと違う自分の症状を家族に伝えることができる。 ❷家族が免疫抑制薬の副作用（高血圧）を十分に理解し、体調管理ができる。 ❸家族が子どもの異常な症状（頭痛など）を発見した際、適切な受診行動がとれる。

	看護計画	根拠・留意点
観察計画 O-P	❶血圧（安静時、内服後2時間、活動後） ❷体重 ❸浮腫 ❹1日尿量 ❺1日水分摂取量 ❻1日（24時間）水分出納バランス ❼腎機能データ：血清タンパク、尿検査（タンパク尿） ❽腹部症状（腹痛、下痢、嘔吐） ❾食事摂取量 ❿機嫌・活力	●免疫抑制薬（ネオーラル）の副作用に血圧上昇がある。 ●血圧の変動には体液量の変化も関係するため、体重の変化、浮腫の程度、尿量、水分出納バランス、機嫌など、ふだんとは違う子どもの変化を観察し、医師へ報告することが、異常の早期発見、早期対応を可能にする。 ●急激な血清タンパクの低下は、循環不全からショックを引き起こす可能性があるため注意する。 ●子どもの場合、循環不全の症状として腹部症状を認める。 ●食事量や機嫌・活力の変化は、急激な症状変化を予測するための重要な評価項目である。
ケア計画 C-P	❶水分出納チェックリストを活用し、水分摂取量、尿量、食事摂取量を記載し、水分出納バランスを確認する。 ❷尿量の変化などに気づいた際は、前日のIn/outチェックリストと比べ、変化の度合いを確認し、医師へ報告する。 ❸In/outチェックリストは家族が記載できるよう説明する。 ❹水分出納バランスの管理の必要性について家族が理解し、退院後も継続できる支援を検討する。	●家族がベッドサイドでチェックリストに記載し管理することで、家族と医療者がともに子どもの経過や変化を共有し、早期に異常を発見しやすくなる。 ●尿量や子どもの活力などを家族へ確認し、気づいた変化や対応を共有することは、家族の退院後の体調管理内容の指標となる。

教育計画 E-P	❶血圧測定の必要性、血圧測定時に協力してほしい内容を子ども・家族へ説明する。	●正確に血圧測定するためには子どもの協力が必要である。どうして血圧測定が必要なのかを説明する必要がある。免疫抑制薬の導入目的で入院する子どもは、血圧測定がはじめてではないが、正確な血圧測定ができるようプレパレーションを用いて子どもの協力を得る。 ●家族が日常生活で継続できる方法を選択できることが必要である。
	❷退院後は自宅で尿量を毎回測ることはできないため、トイレの回数で把握するなど、どのような方法で観察が可能なのか話し合う。 ❸異常を発見した際の受診行動について確認する。	●日常生活では、子どもの体調変化は突然に現れる。発熱、浮腫、元気がないなどの変化が起こった場合、どのような対応をとり、受診の有無を判断すればよいのかを入院中に考え、対策を理解しておくことが重要である。

#2 服薬拒否により適切な治療が受けられない可能性に関連した非効果的健康自主管理

期待される成果 （長期目標）	●子どもが治療計画に沿った内服を継続できる。
期待される成果 （短期目標）	❶子ども・家族が免疫抑制薬導入の目的を理解できる。
	❷内服可能な免疫抑制薬の形状、内服方法を子ども・家族が理解し内服できる。
	❸家族は子どもが内服できなかった場合の代替案となる選択肢を理解し実施できる。

看護計画	根拠・留意点
観察計画 O-P ❶内服状況 ●薬の味をどのように感じているか、飲みやすい薬の形状、飲み方、内服拒否の有無 ●内服、副作用に対する子どもと家族の言動や話しているときの表情 ❷副作用の有無 ●多毛、歯肉浮腫 ❸内服拒否の際の家族の言動、行動	●子どもが内服できない場合、原因を把握し対応策を考えることが重要である。 ●内服場面を確認し飲めない原因を観察することは、医師、薬剤師とともに対応を検討するための有効な情報となる。 ●5歳児では外見が原因による服薬拒否は考えにくいが、家族が子どものボディイメージを気にかけ内服継続の気がかりになっていないか、家族の思いを確認する必要がある。 ●5歳児では、同年代の子どもや親以外の人とのかかわりから自立性が育まれる。経験の繰り返しは、子どもが自分で考えて行動する自発性を生み、社会性を獲得していく時期である。しかし、主体性が身についていくなかで、思うようにならない経験、大人からの注意などを受けて苦痛や不安を体験する時期でもある。

ケア計画 	❶嫌な味やにおいが軽減される方法を検討する。 ❷内服場面をともにし、内服時の子どもと家族の様子を把握する。 ❸内服できた子どもをほめる。 ❹内服介助の家族の方法を支持する。 ❺内服ができない場合、無理に飲むことを強いない。子どものがんばった行動をほめ、代替案を子ども・家族とともに検討する。	●内服のタイミングは食前が基本的である（食事の15〜30分前の内服のほうが、薬剤の吸収が良好であることが示唆されている）。食前の内服が楽しい食事まで不快なものにしないためにも、子どもが最も飲みやすい方法を選択する必要がある。 ●子どもの反応から内服に対する気持ちをアセスメントする。 ●家族が医師の指示量を守り、内服介助ができているかを観察する。 ●子どもと家族の成功体験を強く印象づけ、次の内服の動機づけ、意欲向上を支援する。 ●内服できない原因を医師、薬剤師、保育士など多職種とともに整理し、根本的な要因をアセスメントする。環境調整、子どもの気分、薬剤の形状の変更、口に水分を含みすぎるなどの原因を特定し、代替案となる選択肢を子どもと家族へ提供し、再挑戦を支援する。
教育計画 	❶免疫抑制薬の必要性、禁忌となる食材について、子どもの年齢（発達段階）に合わせて説明する。 ❷免疫抑制薬の必要性、禁忌となる食材について、家族へ説明する。 ❸内服困難、内服後の嘔吐など、自宅で起こり得る予期せぬ事態を想定し、対応策を情報提供する。	●幼児は危険の予知や回避能力が乏しいため、家族を含めた教育的かかわりが必要である。初回内服時にはじめて薬を見るのではなく、事前に薬を見るなどの準備が必要かどうか家族と相談する。免疫抑制薬は管理上、持ち出しはできないため、子どもの年齢に応じた理解が得られるよう、類似した大きさや形状がわかる補助用品や薬剤が実物大に印刷された用紙などを活用し説明できるよう、薬剤師と協働する。 ●飲めている成功体験が何らかのきっかけで失敗の経験になることも考えられる。子どもの失敗に家族があわてたり、否定したりせず、方法を変えて再挑戦できるための情報、代替案を家族が獲得し、焦らずに対応できるよう支援することが重要である。

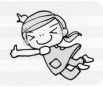

● 子どもが免疫抑制薬の内服ができ、副作用なく過ごせているのかを評価する。

● 家族は子どもが理解できるよう免疫抑制薬内服の説明ができ、医師の指示通りに内服を継続できているかが重要である。

● 子どもに免疫抑制薬の内服拒否がなく、内服することを理解している言葉が聞かれるか、入院前のように活発に遊ぶ姿が病棟でも見られるようになったかの評価が重要である。

● 家族が免疫抑制薬の副作用症状を理解し、自宅での体調管理方法についての疑問をもち主体的に医療者へ表出できているかが重要である。

評価の視点

● 子どもは免疫抑制薬の内服に拒否がなく、医師の指示通りに内服できているか。

● 家族の免疫抑制薬内服の不安が軽減され、医師の指示通りの服薬行動がとれているか。

● 免疫抑制薬の副作用の出現がなく、機嫌よく遊ぶ時間をもつことができているか。

● 子どもが自分の体調の変化に気づいたとき、家族に伝えることができているか。

● 家族は、子どもの体調管理についてわからないことがあれば医療者に質問し、対応を理解できているか。

＜引用文献＞
1. 日本小児腎臓病学会 監修, 難治性疾患政策研究事業「小児腎領域の希少・難治性疾患群の診療・研究体制の確立」作成：小児特発性ネフローゼ症候群診療ガイドライン2020. 診断と治療社, 東京, 2020：40.
2. 日本小児腎臓病学会 監修, 難治性疾患政策研究事業「小児腎領域の希少・難治性疾患群の診療・研究体制の確立」作成：小児特発性ネフローゼ症候群診療ガイドライン2020. 診断と治療社, 東京, 2020：5.
3. 日本小児腎臓病学会 監修, 難治性疾患政策研究事業「小児腎領域の希少・難治性疾患群の診療・研究体制の確立」作成：小児特発性ネフローゼ症候群診療ガイドライン2020. 診断と治療社, 東京, 2020：12.
4. 薄井坦子：看護のための人間論 ナースが視る人体. 講談社, 1992：90.
5. 薄井坦子：看護のための人間論 ナースが視る人体. 講談社, 1992：91.
6. 日本小児腎臓病学会 監修, 難治性疾患政策研究事業「小児腎領域の希少・難治性疾患群の診療・研究体制の確立」作成：小児特発性ネフローゼ症候群診療ガイドライン2020. 診断と治療社, 東京, 2020：6.
7. 日本小児腎臓病学会 監修, 難治性疾患政策研究事業「小児腎領域の希少・難治性疾患群の診療・研究体制の確立」作成：小児特発性ネフローゼ症候群診療ガイドライン2020. 診断と治療社, 東京, 2020：41.
8. 日本小児腎臓病学会 監修, 難治性疾患政策研究事業「小児腎領域の希少・難治性疾患群の診療・研究体制の確立」作成：小児特発性ネフローゼ症候群診療ガイドライン2020. 診断と治療社, 東京, 2020：26.
9. 日本小児腎臓病学会 監修, 難治性疾患政策研究事業「小児腎領域の希少・難治性疾患群の診療・研究体制の確立」作成：小児特発性ネフローゼ症候群診療ガイドライン2020. 診断と治療社, 東京, 2020：76.
10. 日本小児腎臓病学会 監修, 難治性疾患政策研究事業「小児腎領域の希少・難治性疾患群の診療・研究体制の確立」作成：小児特発性ネフローゼ症候群診療ガイドライン2020. 診断と治療社, 東京, 2020：80.

＜参考文献＞
1. 日本小児腎臓病学会 監修：小児特発性ネフローゼ症候群診療ガイドライン2020. 診断と治療社, 東京, 2020.
2. 石黒彩子, 浅野みどり編集：発達段階からみた小児看護過程＋病態関連図. 医学書院, 2011.
3. 特集1 患児を取り巻く環境を把握する全体関連図の活用. こどもと家族のケア；12(1).

白血病

[はっけつびょう]

執筆 宮城島恭子

ここで取り上げる病期・発達段階・看護の視点

◆病期・発達段階

急性期・幼児期

◆看護の視点

● 入院初期は、確定診断のための検査・処置や入院環境に伴う子どもの苦痛、重大な病気の告知や子どもの苦痛に伴う親の動揺が大きい。身体的苦痛の緩和、検査・処置・診断の受け入れや、早急の治療開始への意思決定を支援する。

● 急性リンパ性白血病と抗がん薬の副作用に伴い、造血機能が障害され、貧血、出血、感染症が起こりやすくなるため、長期に身体損傷や感染症の予防が重要である。

● 幼児期は、親との愛着が確立し、自律性を獲得する。入院に伴い分離不安や日常生活行動の退行が生じやすい反面、長期入院中に環境に適応し成長・発達を遂げる。情緒が安定し幼児らしく過ごせる支援、療養面・生活行動の自立面双方から重要な感染予防行動などの習慣化への支援が必要である。

● 幼児期には家族のサポートが不可欠であるため、家族にとっては生活調整・協力体制の構築が必要となり、きょうだい支援、社会資源の活用も考慮する。

事例紹介・学生の受け持ち

◆患児紹介　Lさん、3歳、男児

【身長・体重】入院時95.0cm、13.0kg

【役割・学校】幼稚園年少クラス。入園後2か月で発病し、年少の間は欠席予定

【家族背景】同居家族：父親（39歳、会社員）、母親（38歳、会社員）、姉（5歳、幼稚園年長）。母親は休職し、平日は終日Lさんに付き添う。週末は父親が付き添う。父方祖父母：ともに70歳代前半、持病あり、同県内に在住。母方祖父母：ともに60歳代後半、健康、隣県に在住。

【主要症状】顔色不良、発熱、点状出血、鼻出血

【主病名】急性リンパ性白血病（ALL）。分類：B前駆細胞性。標準リスク群

【現病歴】入院3週間前より微熱や疲れやすい様子、2週間前より38℃台の発熱、1週間前には発熱持続、頸部リンパ節腫脹、食欲低下、顔色不良、鼻出血（すぐに止血）が出現。この間近医を2回受診、処方薬で改善なし。入院当日には活気低下、下腿に点状出血がみられ、3回目の近医受診で採血し、貧血、血小板減少から白血病を疑われ、総合病院を紹介・受診、同日緊急入院となる。

【既往歴】なし、初回入院

【治療指針】多剤併用化学療法（抗がん薬、ステロイド薬）、支持療法（輸血、抗菌薬、制吐薬等）

【治療内容】入院4日目より先行治療開始：メトトレキサート、プレドニゾロン（5週間投与）。入院11日目より寛解導入療法開始：ダウノルビシン、ビンクリスチン、L-アスパラギナーゼ、メトトレキサート・シタラビン・プレドニゾロン（髄注）。血球数低値時：輸血。

【看護方針】①白血病や化学療法の副作用による症状・リスクに対する予防的介入および苦痛緩和、②治療・検査・処置・感染予防・安全対策等に関する子どもと家族の受け入れ・実施の支援、③子どもと家族の安心の確保とストレス緩和・対処支援、および入院生活への適応支援

◆学生の受け持ち　入院10日目より受け持ち、翌日に看護計画を立案

＜受け持ち時の状況＞中心静脈カテーテル（CVカテーテル）挿入後、先行治療を1週間実施し、骨髄内・末梢血内芽球は減少、標準リスク群の寛解導入療法開始となる。血小板・赤血球の輸血を数回実施。寛解導入療法初日の白血球7,500/μL、血小板8万/μL、赤血球301万/μL、ヘモグロビン9.2g/dL。寛解導入療法7日目に白血球800/μL、活動範囲は室内となる。ステロイド薬による食欲亢進や気分変動がある。

看護に必要な 疾患の基礎知識

疾患の定義、分類、病態、症状、検査・診断、治療、合併症などについて解説します。

定義・疫学

- 白血病は造血器のがんであり、造血細胞の分化過程で異常増殖が起こり正常な造血機能が障害される。
- 白血病は小児期発症のがんで最も多く約1/3を占め、2014年度の小児慢性特定疾病治療研究事業の登録者数は4,483人（小児がん全体1万2,217人）である。急性リンパ性白血病（ALL）は小児白血病の約70％を占め最も多く、年間500人程度の小児に発症する。次いで急性骨髄性白血病（AML）

が多く、小児白血病の約20～25％、年間150～200人に発症する。慢性骨髄性白血病（CML）は5％程度である。慢性リンパ性白血病は日本では稀である。
- 5年無病生存率はALLで予後不良因子をもたない場合90～95％、予後不良因子をもつ場合70～80％、AMLの5年生存率は60～80％である。

病態・分類

◆病態

- 骨髄内の細胞に染色体異常や遺伝子変異が生じることによって、造血幹細胞がリンパ球、赤血球、白血球、血小板などへ分化し成熟していく過程で異常増殖する。そのため、骨髄内で正常造血細胞の増殖分化の場がなくなったり、芽球（末梢血では存在しない幼若な血液細胞）が血液中に出現したりする。

◆分類

- 白血病は病気の進行パターンにより急性と慢性に分類され、小児・成人とも急性が多い。また、異常増殖する細胞の種類により、リンパ性白血病、骨髄性白血病に大きく分類される（表1）。さらに、それぞれ形態学的分類（FAB分類）、免疫学的分類（細胞表面マーカーに基づく）がある。
- 白血病の分類は、治療法や予後の推定に重要であるため、近年は免疫学的分類、染色体や遺伝子解析情報を取り入れた包括的なWHO分類が多く用いられる。

表1 白血病の進行パターンと異常増殖細胞の種類による分類

	リンパ性白血病 異常増殖する細胞の種類がリンパ系 （Bリンパ芽球・Tリンパ芽球）	骨髄性白血病 異常増殖する細胞の種類が骨髄球系 （赤芽球・巨核芽球・単芽球・骨髄芽球）
急性白血病 造血幹細胞の分化の初期・中期で未熟な細胞（芽球）ががん化し、未熟なまま急激に増殖 ※慢性白血病の急性転化も同様	急性リンパ性白血病（ALL） （▶小児で最多）	急性骨髄性白血病（AML） （▶成人で最多）
慢性白血病 造血幹細胞の分化の初期でがん化するが、がん化した形で成熟を続けながらゆっくり増殖 ※数年後に急性転化（急性白血病に移行）する	慢性リンパ性白血病（CLL） （▶日本では稀）	慢性骨髄性白血病（CML）

検査・診断

- **骨髄検査**：骨髄穿刺により骨髄液を採取し、芽球、細胞表面抗原や細胞質内抗原（免疫学的分類）、染色体や遺伝子を解析し病型を含む診断を行う。
- **血液検査**：白血球数および芽球割合、赤血球数、ヘモグロビン、血小板数、CRP（C反応性タンパク）など。抗がん薬の副作用による尿酸値や電解質、腎機能、肝機能の異常を精査。
- **髄液検査**：中枢神経への芽球の浸潤を精査。
- **画像検査**：芽球の浸潤による臓器や骨の障害や、抗がん薬の副作用による臓器障害を精査。
- **急性リンパ性白血病（ALL）の予後不良因子**：①診断時年齢が1歳未満および10歳以上、②診断時白血球数が5万/μL以上、③特定の染色体・遺伝子の異常、④中枢神経系への浸潤、⑤先行治療への反応性が悪い、⑥微小残存病変の量が多い。
- 急性白血病について、免疫学的分類・染色体異常と予後予測を**表2**に示す。

表2 ▶ 急性白血病の免疫学的分類・染色体異常と予後予測

	免疫学的分類	予後 （5年無病生存率）		染色体異常	遺伝子型	特徴
急性リンパ性白血病（ALL）	B前駆細胞性 （ALLの85%）	良好	81〜90%	高2倍体		●代謝拮抗薬がよく効く
			85〜95%	t（12；21）	TEL-AML1	●代謝拮抗薬、L-アスパラギナーゼがよく効く
			75〜85%	T（1；29）	E2A-PBX1	●高白血球数、中枢神経浸潤が多い ●強力な化学療法にて予後良好
		不良 （20〜40%）		t（9；22）	BCR-ABL	●フィラデルフィア染色体陽性 ●年長児に多い
				t（4；11）	MLL-AF4	●乳児に多い ●高白血球数、中枢神経浸潤が多い
	T細胞性 （ALLの10〜15%）	良好 （85〜95%）		t（11；19）	MLL-ENL	
		不良 （35〜45%）		1q32	SIL-TAL1	
	成熟B細胞性 （ALLの1〜3%）	（70%）		t（8；14） t（2；8） t（8；22）	MYC遺伝子再構成	●男児に多い ●細胞増殖が早く腫瘍崩壊症候群の合併が多い
	未分化型/混合型	不良				
急性骨髄性白血病（AML）		良好		t（8；21） t（15；17） inv（16）	AML1-ETO PML-RARα CBFβ-MYH11	●急性骨髄性白血病分化型 ●急性前骨髄球性白血病 ●急性骨髄単球性白血病
		不良		t（16；21） t（9；22） Monosomy7 5q-	FLAT3-ITD変異	●急性骨髄性白血病最未分化型

細野亜古 編著：患者説明にそのまま使える/不安なパパ・ママにイラストでやさしく解説 こどものがんと治療. メディカ出版, 大阪, 2017：50-51, 53-54. および, 濱麻人 著：白血病（急性リンパ性白血病・急性骨髄性白血病）, 石黒彩子, 浅野みどり 編, 発達段階からみた小児看護過程, 医学書院, 東京, 2008：286. を参考に作成

症状

● 白血病の症状は、造血機能の障害による症状と、白血病細胞（芽球）の骨髄外浸潤による症状に分けられる（**表3**）。

● 造血機能の障害により、正常な赤血球、血小板、白血球の生成が減少するため、貧血、出血傾向、易感染状態となり、これらは抗がん薬の副作用としての骨髄抑制と重なる。

● 骨髄外浸潤は骨膜、リンパ節、肝臓、中枢神経、精巣などに起こりやすく、浸潤した臓器に特有の症状が現れる。

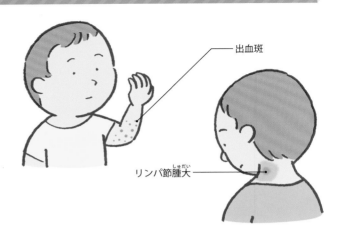

出血斑

リンパ節腫大（しゅだい）

表3 白血病の症状

	症状出現の病態	具体的症状
骨髄での白血病細胞増殖による正常造血の障害に伴う症状	赤血球の減少による貧血状態	●貧血が進むと、倦怠感（けんたいかん）、顔色や爪の蒼白、労作時の息切れ、頭痛などの症状がみられるようになる（ヘモグロビン8g/dL：皮膚・粘膜蒼白、7g/dL：頻脈・動作時の息切れ、6g/dL：注意力低下・頭重感、5g/dL：めまい・倦怠感、4g/dL：心雑音、食欲低下・悪心）
	血小板の減少	●出血傾向が出現し、鼻出血や歯肉出血、出血斑がみられる（血小板4万/μL以下：外力により粘膜出血、血小板8万/μL以下：外力により皮下出血） ●血小板値の著しい減少により、消化管出血や頭蓋内出血（とうがいない）の危険性もある（血小板2万/μL以下：外力がなくても粘膜出血・自然出血しやすい）
	正常な白血球の減少による易感染状態	●感染を起こすと発熱、倦怠感、口内炎、扁桃炎、肺炎などがみられることがある
白血病細胞の骨髄外への浸潤に伴う症状	白血病細胞の急激な増殖	●発熱（腫瘍熱）が起こり、倦怠感などを伴う
	骨膜浸潤や骨膜への刺激	●関節などに骨痛をきたすことがある
	リンパ節への浸潤	●リンパ節腫大を生じ圧痛を伴うことがある
	肝臓や脾臓への浸潤	●肝脾腫や肝機能障害が生じ、出血傾向を伴うことがある
	脳・中枢神経への浸潤	●頭痛、嘔吐（おうと）、脳神経麻痺（まひ）などがみられることがある
	精巣や皮膚への浸潤	●腫大や圧痛を伴うことがある
	白血病細胞内容物の遊出（腫瘍崩壊症候群）	●高尿酸血症による腎障害 ●高カリウム血症による不整脈、心停止 ●高リン血症による代謝性アシドーシス

治療

◆化学療法

● 白血病の治療は、抗がん薬や分子標的薬を用いた化学療法が中心となる。急性白血病では、白血病細胞を根絶させ、正常造血細胞を回復させることをめざす。慢性白血病の慢性期では、白血病細胞を減らし、急性転化を起こさないこ

とをめざす。

● 抗がん薬は、がん細胞と正常細胞の両方に作用し、正常細胞への作用を副作用（有害事象）という。

● 分子標的薬は、がん細胞に特有の異常なタンパク質を標的とし、がん細胞にのみ選択的に作用する薬剤であり、慢性白血病や、急性リンパ性白血病のフィラデルフィア染色体

陽性の場合に用いられている。

- ALL・AMLともに、予後予測因子に基づく層別化（標準リスク、中間リスク、高リスク）治療が行われており、高リスクほど強い化学療法を実施し、造血幹細胞移植を行う場合もある。先行治療8日目の末梢血芽球数が1,000/μL未満・初発時年齢1〜9歳・初発時白血球5万/μL未満・予後

不良因子となる染色体異常なしを満たす場合は、標準リスクとなる。

- **表4**に小児の急性白血病の一般的な化学療法の段階と使用薬について示す。また、ALLの治療経過と白血病細胞数の変化を**図1**に示す。

表4　小児の急性白血病の化学療法の段階と使用薬

	急性リンパ性白血病 （ALL）の化学療法薬	急性骨髄性白血病 （AML）の化学療法薬
寛解導入療法 白血病細胞を大幅に減少させ、完全寛解（骨髄有核細胞中に芽球が5%以下）に入ることを目的に実施	4〜6週間 ●プレドニゾロンまたはデキサメタゾン ●ビンクリスチン ●L-アスパラギナーゼ ●アントラサイクリン系	2コース ●シタラビン ●アントラサイクリン系 ●エトポシド
強化療法 寛解後の残存白血病細胞を減らす目的で実施 ※ALLにおける再寛解導入療法を含む	6か月以上 ●6-メルカプトプリン ●シタラビン ●シクロホスファミド ●大量メトトレキサート	3〜4コース ●大量シタラビン ●アントラサイクリン系（2種） ●エトポシド
※ALLにおける中枢神経白血病予防療法（聖域療法）：脳血液関門により聖域となっている中枢神経からの白血病再発を防ぐ目的で実施	寛解導入・強化療法中に複数回の髄腔内注射 ●メトトレキサート ●シタラビン ●プレドニゾロン	
維持療法 残存白血病細胞の根絶と再発予防目的で実施	1〜2年 外来通院・経口投与 ●6-メルカプトプリン ●メトトレキサート	※急性前骨髄球性白血病のみ、レチノイン酸

図1　小児がん（ALL）の治療経過

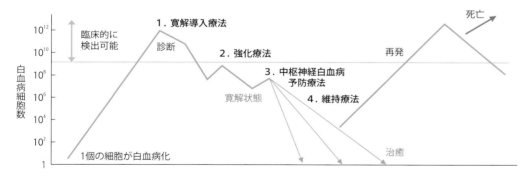

石田也寸志 著：悪性新生物と看護　おもな疾患. 系統看護学講座専門分野Ⅱ　小児看護学2 小児臨床看護各論　第14版, 医学書院, 東京, 2020：316. より転載

◆治療の副作用（有害事象）と支持療法

- 抗がん薬の副作用は多彩であり、種類によって発現時期が異なり、投与直後に発生するものから、投与後数年経過してから発生するものまである（P.152**表5**）。
- 一般に抗がん薬投与後7、8日〜14、15日頃はもっとも骨

髄抑制が生じやすい時期であり、22日頃までに徐々に回復に向かう（P.152**図2**）。骨髄抑制の強い期間は、生命にかかわる重大な合併症を引き起こす可能性が高いため、厳重な対策が必要となる。21〜28日以降に正常な血球が回復してから、次のコースの抗がん薬投与が行われる。

- 抗がん薬の副作用に対する支持療法をP.152**表6**に示す。

表5 抗がん薬の副作用の種類と発現時期

発現時期		おもな副作用
急性 投与直後から数時間 後、数日以内	投与直後	●アナフィラキシーショック　●発熱　●不整脈
	投与後1、2時間〜数日	●代謝障害(腫瘍崩壊に伴う電解質の異常) ●消化管の粘膜障害(嘔気・嘔吐、食欲低下、便秘、下痢) ●出血性膀胱炎　●血糖上昇　●倦怠感　●浮腫　など
亜急性 数日〜数か月後	7、8〜14、15日頃 (回復は22日頃)	●骨髄抑制 ▶白血球減少(易感染状態)：投与後7、8日頃〜低下、14、15日頃で最低 ▶血小板減少(出血傾向)：投与後7日頃〜2、3週間で最低 ▶赤血球減少(貧血症状)：白血球・血小板よりやや遅れて発現 ●口内炎　●倦怠感　●肝機能障害　●腎機能障害
	15日以後	●脱毛　●手足のしびれ　●耳鳴り　など
晩期合併症 数か月〜数年後、数十年後		●心筋障害　●第二次性徴の遅れ　●妊孕性の低下 ●低身長　●甲状腺ホルモンの異常　●腎機能障害 ●認知機能障害　●聴覚障害　●二次がん　●PTSDなど

図2 抗がん薬投与後の白血球の変動とnadir

nadir(ナディア、骨髄抑制期)：化学療法後に白血球数が最低値となっている期間を
nadirと呼ぶ。英語で「谷底」という意味。感染症や発熱などのトラブルが最も多い時期

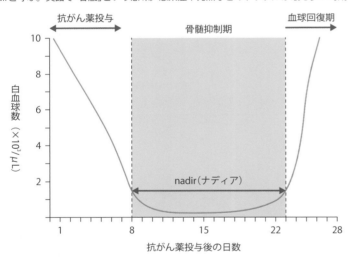

抗がん薬投与後、白血球の
数は急激に減少して、
10日目頃には白血球数が
500/μL以下が続く
「nadir(ナディア、骨髄抑制期)」
と呼ばれる時期となります

宮崎仁：もっと知りたい白血病治療 第2版 患者・家族・ケアにかかわる人のために. 医学書院, 東京, 2019：56. より転載

表6 抗がん薬の副作用に対する支持療法

副作用・合併症	支持療法
嘔気・嘔吐	制吐薬の投与
骨髄抑制(赤血球・血小板の減少)	赤血球製剤の輸血(目安値：ヘモグロビン値7〜8g/dL) 血小板製剤の輸血(目安値：血小板5万/μL以下)
骨髄抑制(好中球の減少)	顆粒球コロニー刺激因子の投与
好中球減少に伴う感染予防	抗菌薬の予防的内服
感染症、発熱性好中球減少	抗菌薬・抗真菌薬の投与

Part 2 アセスメント力がつく
ヘルスアセスメント

子どもと家族の身体面・生活面・心理面・社会面のアセスメント項目と根拠を解説します。

① 入院までの経過・心身の消耗状態

- 主訴・現病歴：いつから、どのような症状が出現しているか、今までの受診・治療・検査・説明の内容
- 入院当日の外来および入院までの様子：おもな血液検査データ、症状、医師による入院の必要性の説明内容と親・子どもの反応
- 入院時の子どもの心身の状態：ぐったりしているか、顔色などの一般状態、移動方法、医療者への反応、経口摂取や輸液、出血・貧血・発熱など主要症状の程度
- 入院時の親・家族の様子：入院の必要性の理解と受け止め方、家族への連絡状況

根拠

白血病では、骨髄での正常な造血機能の障害や、白血病細胞の骨髄外への浸潤による多様な症状が生じる。初期症状の発熱や倦怠感は、風邪など軽症と診断されやすく、入院までに数回の受診を経て数週間を要することが多い。

入院時には子どもと親は心身ともに憔悴している。また、血小板数やヘモグロビン量の低下が著しく、すぐに輸血が必要な場合もある。緊急入院のため、子どもには検査・処置が慌ただしくなされるなか、同伴した親にとっては、入院用必要物品の準備や家族への連絡なども必要となる。

② 主要な身体症状や感染徴候・リスクと生活上の留意点

- 検査データ：血液検査（白血球数、好中球数、CRP、TP、Alb）、各種細菌検査、胸部X線検査、骨髄中の芽球など
- 3週間以内に化学療法で使用した薬剤
- バイタルサイン
- 呼吸器症状：咳嗽、鼻汁、咽頭痛
- 消化器症状：嘔気・嘔吐、下痢、腹痛
- 粘膜・皮膚の状態：口腔、陰部・肛門周囲、CVカテーテル挿入部、全身
  - ▶発赤、腫脹、疼痛、びらん、裂傷、出血
- 抗菌薬・抗真菌薬の内服状況：内服形態・方法、入院前の内服経験、内服時の反応、確実な飲み込み
- 清潔行動経験・自立度・協力度・頻度・正確性
  - ▶マスク着用経験、含嗽・手洗い・手拭きの自立度・正確性、歯磨き・シャワー浴・清拭・洗髪・陰部洗浄の頻度や協力（嫌がらないか）
- 子どもの清潔行動に対する親の認識とやり方
- 療養環境の清潔維持に関する親の認識と行動

根拠

白血病と抗がん薬の副作用に伴う骨髄機能低下により正常な白血球・好中球が減少し、易感染状態となる。寛解後は抗がん薬の副作用が汎血球減少の主な要因となる。

抗がん薬投与後の日数により白血球・好中球数は変動著減し、日和見感染が起こりやすい。さらにステロイド薬によっても免疫機能が抑制され、易感染状態となる。化学療法のために留置中のCV（中心静脈）カテーテルから感染が起こると菌血症となり重症化するため、カテーテルからの感染予防は重要である。

幼児は日常生活行動の自立や習慣の確立過程にあり、清潔行動は食事・排泄・更衣とも関係する。病気や治療の合併症を防ぐために、感染予防行動・清潔行動の獲得や習慣の確立を、幼児の自立性・主体性を考慮しながら支援することは、今後の生活行動の自立・発達にもつながる。入院や体調変化によって、家庭でできていたことができなくなる場合があるので、入院前の経験や自立度の把握も必要である。

3 主要な身体症状（出血・貧血）・リスクと生活上の留意点

- 検査データ
  - ▶血液検査（赤血球数、ヘモグロビン量、血小板数、凝固因子、肝機能）、骨髄中の芽球など
- 3週間以内に化学療法で使用した薬剤
- バイタルサイン、体動時の呼吸数や脈拍の変動
- 貧血症状
  - ▶顔色、口唇色、眼瞼結膜色、倦怠感のある様子（すぐ横になる、活気がない）や活動性の低下、ふらつき、体動時の疲労感
- 出血症状
  - ▶皮膚の点状出血や出血斑、鼻出血、歯肉出血、便の色
- 出血時の外的刺激の有無
  - ▶転倒・転落、ベッド柵やおもちゃにぶつかる、歯ブラシ、鼻腔内をさわる、子どもや親の爪、衣服のゴム、血圧計のマンシェット
- 子どもの行動特徴
  - ▶ベッドや椅子など高さのある場所での立位・動き・座る位置、歩行時の様子、鼻腔内に指を入れる、興味のある対象へ向かう行動、好きな遊びなど
- 子ども・療養環境の安全確保に関する親の認識と行動
  - ▶歩行介助、ベッド柵の上げ方、ベッド上のおもちゃの整理、靴を履かせる、点滴台の移動など

根拠

　白血病と抗がん薬の副作用により正常な造血機能が低下し、貧血症状、出血が起こりやすい。寛解後は抗がん薬の副作用が汎血球減少の主な要因となる。血球の値や体動によっては、臓器の出血や、意識消失等の重篤な症状が生じることもある。したがって、入院当初の治療開始前〜入院による抗がん薬治療終了までの長期間、継続したアセスメントをし、重大な症状の予防と早期対処が重要である。

　幼児期は、身体運動能力や自我が目覚ましく発達する時期であり、動きたい欲求が強い。幼児期前期までに、独歩での移動など運動能力の向上とともに、自我の発達においては自律性を獲得し、身体的コントロール感をもつので、Lさんもこの状態まで到達していると考えられる。また、3歳は好奇心が旺盛で、突発的に行動することも多いので、転倒や転落、人や物への衝突などのリスクが高い。好きな遊びを把握しておくことで、活動欲求・活動による身体損傷のリスクを予測でき、代替となる安全な遊びの支援を検討できる。

　さらに、幼児は危険の予知や回避能力が乏しいため、家族を含めた教育的かかわりが必要である。

4 検査・処置や診断・治療に関する子どもと親の認知的・心理的反応と言動

- 検査・処置時や前後の言動・表情
  - ▶骨髄検査、髄液検査、CVカテーテル挿入、末梢血管確保（CVカテーテル挿入前）、筋肉注射、血液検査（カテーテル使用、カテーテル挿入前）、静脈内注射・点滴、画像検査、CVカテーテル挿入部の消毒等
  - ▶痛みを伴うか否か、親の同伴の有無、鎮静薬使用の有無による反応の違い
  - ▶プレパレーション、ディストラクション、口頭説明、ほめることへの反応
- 病気・入院の必要性・検査・処置・治療についての医療者からの子どもおよび親に対する説明内容
- 検査・処置に伴う飲食制限、安静（体動制限）、移動等に関する言動、表情
- 内服状況
  - ▶確実に飲み込めているか、内服形態・方法、

根拠

　入院当初は、診断のための検査・処置に伴う子どもの苦痛、重大な病気の診断や子どもの苦痛に伴う親の動揺が大きい。子どもの身体面の苦痛を緩和しながら、検査・処置や診断を子どもと親が受け入れ意思決定し、早急に化学療法を開始できるよう援助する必要がある。

　治療は長期に及び、検査・処置・内服などを繰り返し行う必要がある。また、小児では検査・処置時に鎮静をすることも多く、禁食や安静に苦痛を生じやすい。前操作的段階という幼児の認知能力では混乱をきたす可能性や、自律感・積極性の獲得という自我の発達が脅かされ、無力感や罪悪感を抱く可能性もある。子どもの反応を家族とともにとらえながら、個別性をふまえたプレパレーション（ディストラクションを含む）を検討する必要がある。

　また、内服薬は、治療の段階によって支持療法としても

　内服時の言動・表情
- 鎮静薬使用後の覚醒時の様子
- 医療者に対する反応、医師の診察や看護師の観察（バイタルサイン測定など）に対する反応
- 入院以前に医療を受けた経験とその際の子どもの反応
  - ▶内服、予防接種、医師の診察など
- 白血病の診断・治療・検査結果の説明時の親の反応
- 子どもの検査・処置・内服に関する親の言動・表情、検査・処置・内服時や前後の子どもへのかかわり方

化学療法としても必要であるが、苦い薬が多く、内服を嫌がる子どもが多い。3歳児は、甘く調合された風邪薬の内服経験しかない場合が多いため、事前に過去の内服経験を親から把握し、内服方法を検討する必要がある。

　化学療法の各時期において、プロトコールに沿った薬剤を投与するためには、安全のために各血液データについて一定の基準を満たす必要がある。基準を満たさない場合は支持療法を行ったり、データの回復を待つため化学療法を延期となる。化学療法が予定通りに進行しないことは、病状の悪化に対する親の不安を高める。

⑤ 治療薬の作用・副作用による身体的・心理的影響

- おもに使用される薬剤と副作用
  - ▶化学療法薬・支持療法薬・輸血・鎮静薬、急性リンパ性白血病の先行治療・寛解導入療法期の投与経路（同じ薬剤でも治療の段階により投与経路が異なる）、および、おもな副作用（P.165 **表7**）
- 抗がん薬や輸血によるアレルギー反応
  - ▶初期症状：発疹、瘙痒感（そうようかん）、顔面紅潮、くしゃみ、咳、息切れ、咽頭不快感、熱感
  - ▶アナフィラキシー反応（複数臓器、重篤、急激）：低酸素血症、血圧低下、意識障害、気管支けいれん、不整脈など

根拠

　急性白血病の治療では、多剤併用化学療法が行われ、とくに急性リンパ性白血病ではその種類が多い。薬剤や副作用の特性によって、薬剤投与後の副作用の出現時期が異なり、薬剤の使用期間や量、投与経路によっても副作用の強さが異なる。これらを含めて、化学療法の各時期における薬剤について把握し、副作用の出現を予測する必要がある。

　重大な副作用や頻出の副作用を予防するために、医師の事前指示に基づく支持療法等の的確な実施と、効果のアセスメントが必要である。また、異常が生じた場合は、治療や検査が追加・変更されるため、異常の早期発見・医師への報告が重要である。

　さらには、支持療法の副作用、とくに輸血の副作用には十分留意する必要がある。また、検査・処置において、安静の保持のために鎮静薬を用いる場合もあり、鎮静薬の副作用に留意した看護も必要である。

　副作用は身体面のみとは限らない。プレドニゾロンによる精神面への影響はしばしば大きく、空腹感・食欲亢進や、処置、内服、活動制限等によるストレス反応とも連動する。

⑥ 入院による生活の変化と心理・発達への影響

〈入院前の生活や発達〉
- 入院前の生活習慣・生活リズムと、自立の程度
  - ▶食事、排泄、睡眠、清潔、更衣・靴の着脱
- 入院前の社会生活
  - ▶幼稚園での生活、友人・教諭との関係、楽しんでいたか
- 親や家族（きょうだい、祖父母）との関係
- 運動能力：粗大運動、微細運動
- 認知能力

根拠

　急性リンパ性白血病では、一時退院や外泊を挟むものの、長期の入院治療を要し、入院生活そのものがストレス要因になり得る。また病気・治療に伴う身体症状や、検査・処置に伴う苦痛を繰り返し経験する。

　3歳児の認知能力は前操作的段階にあり、入院初期の幼児にとっては、これまでの生活でなじみのない、新たな人

- ●自我の発達
- ●言語能力：理解、話す
- ●情緒の発達・情緒反応の表出の仕方、不安や寂しいときの反応
- ●好きな遊び・習いごと・特技
- ●性格、癖、こだわり

〈入院後の生活や言動〉
- ●親が離れる際（生活ニードの充足、病状説明、子どもの検査・処置などのため）の子どもの反応
- ●入院後の基本的生活習慣の充足度・内容・リズム：食事、睡眠、排泄、清潔
- ●好中球減少に伴う行動範囲制限の状況、検査・処置に伴う禁飲食や安静
- ●入院後の粗大・微細運動の状態
  - ▶歩行時のふらつき、靴を履いているか、はさみの使用など
- ●入院後の状況の理解
- ●入院後の言語・情緒の表出
- ●遊べているか、遊んでいるときの言動
- ●医療者・スタッフに対する反応

的・物理的環境が、恐怖となり得る。

感染や出血のリスク状態、治療・処置内容に応じて、活動範囲が室内やベッド上に制限されることもたびたびあり、大きなストレス要因となる。活動範囲の制限により、遊びの種類や場所が限られることで、情緒の安定や自律感・積極性といった自我の発達などにも影響を及ぼす可能性がある。小児では鎮静をして検査・処置を実施する場合も多く、飲食の制限や、実施後の安静保持などを要し、生活リズムにも影響する。

さらに、化学療法で用いられるプレドニゾロンによる空腹感や気分変動が生じたり、化学療法中の持続点滴による尿量・回数の増加とそれに伴う不眠が生じたりしやすい。3歳で幼稚園に入園していたLさんは、日中の排泄はトイレで行っていたと考えられるが、持続点滴により尿量・回数が増えることでおむつ着用に戻る可能性が高い。

次第に入院環境・医療者・処置や服薬にも慣れ、いつもと同じやり方に安心し適応していく一方、長期化するにつれて、遊びや食事等に飽き、がまんして制限を受け入れていくことでストレスが蓄積していく。

⑦ 家族の負担、対処やサポート状況（家族の生活および心理・社会的状況）

- ●家族の日常生活における基本的ニードの充足（主として子どもの入院に付き添う親について）：睡眠、食事、清潔（シャワー浴）、排泄、生活用品の買い物等の時間が確保されているか
- ●家族の身体的健康状態（主として子どもの入院に付き添う親について）：体温、疲労感、顔色
- ●付き添う親が子どもと離れる時間や、家にいる家族と連絡をする時間がとれているか
- ●家族の心理状態：入院生活への思い、子どもの反応への思い、子どもの病気・治療経過への思い、思いの表出の仕方、表情
- ●きょうだいについて：きょうだいの世話は誰がどのように行っているのか、弟であるLさんの入院や母親不在となることについての反応はどうか、幼稚園や家庭での生活・情緒・行動は安定しているか
- ●サポート状況や、家族の社会生活：父親・母親の仕事状況や職場の理解、経済状況、祖父母のサポートや生活・健康状態、幼稚園の対応等

根拠

子どもが白血病と診断されることは、家族にとって危機となり、さまざまな対処が必要となる。

親は診断への動揺や治療への不安を抱えている。とくに、入院・診断後間もない時期は親の気持ちの整理がついておらず、寛解導入療法中は子どもの苦痛や生活制限が強い。そのため、付き添いや長時間面会をする親は、検査・治療・リスク回避への幼児の世話、幼児の欲求の充足や苦痛軽減のためのかかわり、入院生活上の世話をしており、親の心身の疲労も強くなる。幼児が治療を受け入れ、入院生活に適応していくためには、安心の拠り所である親の存在が重要であるため、親の心身の安定や基本的生活ニードの充足のための支援が必要である。親が離れる際に子どもが安定して過ごせることは親の安心にもなる。

核家族が多く、祖父母のサポートが得られない場合もあり、付き添わない親の方は仕事・家事・きょうだいの世話などで多忙を極め、心身・生活のバランスを崩しやすい。親が入院児の付き添いや、頻回に面会することで、きょうだいの心理や生活が不安定になる可能性もある。きょうだいが患児の入院理由を知りたい場合もある。祖父母がサポートする場合、祖父母にとってもきょうだいの世話や家事の手助け、入院する幼児の面会で負担がかかり、高齢や持病ありの場合は体調を崩しやすい。

子どもと家族の全体像

アセスメント時点（現時点）での子どもと家族の全体像をまとめます。

1

子どもが感じていること（状態）

　入院後の検査や治療に伴って、処置の痛み、内服薬の苦さ、鎮静による不快、ステロイドや検査時の禁食による空腹感等の苦痛、気分のムラがある。とくに「お腹すいた」「お菓子食べたい」「お薬嫌」という訴えが多い。医療者が訪室すると「ママ抱っこ」と言って母親に近寄る。CVカテーテル挿入部の消毒や入浴時のカテーテル保護の際、テープを剥がすときに「痛いの嫌」と言って大泣きし体動が激しい。活動範囲が室内に制限されると「おそと出る」とたびたび病室外に出たがる。

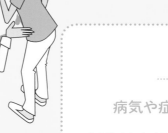

2

子どもの生活や成長・発達に関すること

　母親は、入院後の子どもの生活について、「プレドニゾロンを入れているせいで、すごく食べたがる。病院食も食べるけど調理法によっては食べず、お菓子やコンビニの食品などをほしがる」「入院前は昼間はおむつが外れてトイレに行っていたが、入院後は点滴しているからおしっこが多くておむつになって、夜中に交換で起きる。便もおむつにしている」「だるそうで、横になってDVDを見ていることが多い」と話す。年齢相応の発達であったが、入院治療により、食事・排泄・睡眠の習慣や生活行動の自立に影響が出ている。体調や行動範囲制限により、遊び・活動も不足している。

3

家族が思っていること（家族の状態）

両親：「病気のことを聞いたときはすごく驚いて頭が真っ白になった。すごく落ち込んで泣いた。でも、しっかり治療すれば治る確率が高いと聞いたので、治ると信じてがんばりたい」

母親：「薬も点滴の消毒も嫌がることが多くて、なだめるのに疲れる」「夜もおむつ交換しないと漏れるので、ゆっくり眠れない」「週末に家に帰ると家事や姉の相手で忙しいけど、家のほうが眠れます。姉は私が帰ると甘えてくる」

父親：「平日は仕事と姉の送迎や世話で忙しくて、週末も病院なので疲れますね」「父方も母方も祖父母は近くないし、高齢で体調も心配なので、今は応援を頼むことは考えていません」

4

病気や症状に関すること

　先行治療により骨髄内・末梢血内芽球が減少し、標準リスク群の化学療法適応となる。寛解前のため、急性白血病と抗がん薬に伴う正常な造血機能障害により、貧血・出血傾向・易感染の状態であり、血小板・赤血球の輸血を数回実施している。ステロイド薬投与による免疫低下も重なっている。寛解導入療法開始後は白血球数の低下に応じて室内安静となる。入院後数日の間に骨髄検査やCVカテーテル挿入等が行われ、感染や腎障害の予防薬内服も開始されている。検査・処置・内服、病気や副作用に伴う症状への苦痛や不快がある。

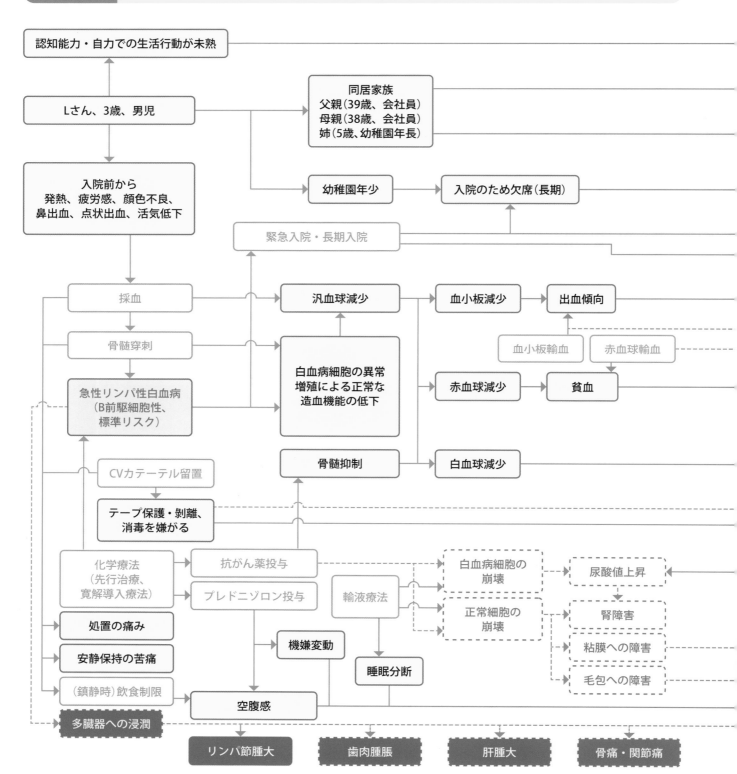

認知能力・自力での生活行動が未熟

Lさん、3歳、男児

同居家族
父親（39歳、会社員）
母親（38歳、会社員）
姉（5歳、幼稚園年長）

入院前から
発熱、疲労感、顔色不良、
鼻出血、点状出血、活気低下

幼稚園年少 → 入院のため欠席（長期）

緊急入院・長期入院

採血

骨髄穿刺

急性リンパ性白血病
（B前駆細胞性、
標準リスク）

汎血球減少 → 血小板減少 → 出血傾向

血小板輸血　赤血球輸血

白血病細胞の異常
増殖による正常な
造血機能の低下

赤血球減少 → 貧血

骨髄抑制 → 白血球減少

CVカテーテル留置

テープ保護・剥離、
消毒を嫌がる

化学療法
（先行治療、
寛解導入療法）

抗がん薬投与

プレドニゾロン投与

輸液療法

白血病細胞の
崩壊

尿酸値上昇

正常細胞の
崩壊

腎障害

処置の痛み

安静保持の苦痛

機嫌変動

睡眠分断

粘膜への障害

毛包への障害

（鎮静時）飲食制限

空腹感

多臓器への浸潤

リンパ節腫大　　歯肉腫脹　　肝腫大　　骨痛・関節痛

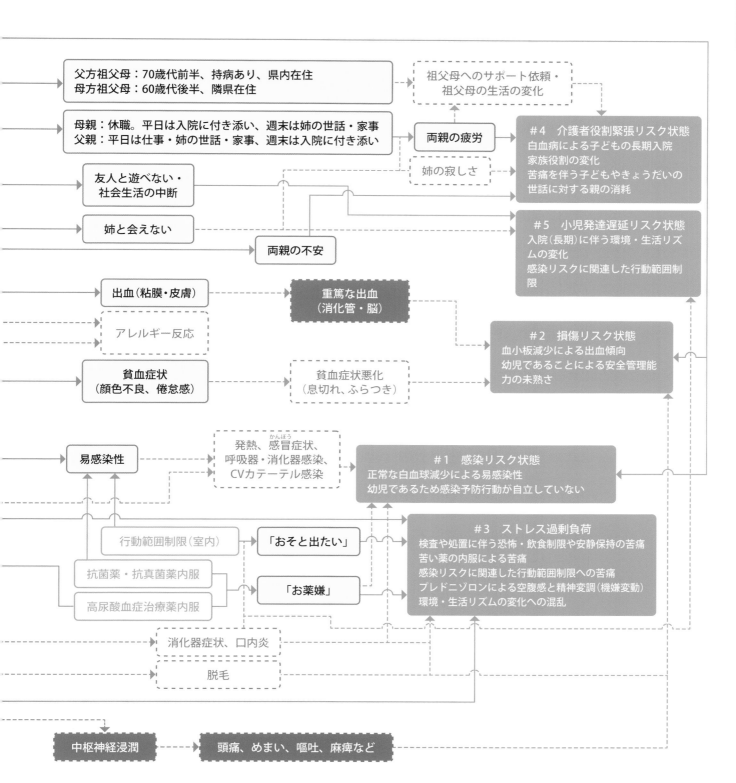

凡例 [　] 実在する状態　[┈] 潜在する状態　■ 看護診断　[　] 治療・ケア　■ 合併症　→ 関連（実在）　--→ 関連（潜在）

父方祖父母：70歳代前半、持病あり、県内在住
母方祖父母：60歳代後半、隣県在住

祖父母へのサポート依頼・
祖父母の生活の変化

母親：休職。平日は入院に付き添い、週末は姉の世話・家事
父親：平日は仕事・姉の世話・家事、週末は入院に付き添い

両親の疲労

#4　介護者役割緊張リスク状態
白血病による子どもの長期入院
家族役割の変化
苦痛を伴う子どもやきょうだいの
世話に対する親の消耗

友人と遊べない・
社会生活の中断

姉の寂しさ

姉と会えない

両親の不安

#5　小児発達遅延リスク状態
入院（長期）に伴う環境・生活リズ
ムの変化
感染リスクに関連した行動範囲制
限

出血（粘膜・皮膚）

重篤な出血
（消化管・脳）

アレルギー反応

#2　損傷リスク状態
血小板減少による出血傾向
幼児であることによる安全管理能
力の未熟さ

貧血症状
（顔色不良、倦怠感）

貧血症状悪化
（息切れ、ふらつき）

易感染性

発熱、感冒症状、
呼吸器・消化器感染、
CVカテーテル感染

#1　感染リスク状態
正常な白血球減少による易感染性
幼児であるため感染予防行動が自立していない

行動範囲制限（室内）

「おそと出たい」

#3　ストレス過剰負荷
検査や処置に伴う恐怖・飲食制限や安静保持の苦痛
苦い薬の内服による苦痛
感染リスクに関連した行動範囲制限への苦痛
プレドニゾロンによる空腹感と精神変調（機嫌変動）
環境・生活リズムの変化への混乱

抗菌薬・抗真菌薬内服

「お薬嫌」

高尿酸血症治療薬内服

消化器症状、口内炎

脱毛

中枢神経浸潤

頭痛、めまい、嘔吐、麻痺など

看護診断と根拠

明らかになった看護診断に優先順位と根拠を示します。

看護診断	根拠
#1 白血病および化学療法に伴う骨髄造血機能の障害による正常白血球の減少と、幼児であるため感染予防行動が自立していないことに関連した感染リスク状態※1	白血病細胞の浸潤および抗がん薬に伴う骨髄造血機能の障害による正常白血球・好中球の減少を主要因とした易感染状態である。ステロイド薬投与による免疫低下も重なっている。また、幼児のため感染予防行動が自立していないこと、CVカテーテル挿入中であることも関連因子となる。重篤な感染症は生命の危機となる。また、感染症に罹患すると化学療法が中断され、白血病の寛解・治癒に影響を及ぼす可能性があり、長期的な感染予防が重要であるため、#1とした。
#2 白血病および化学療法に伴う骨髄造血機能の障害による正常赤血球・血小板の減少と、幼児であることによる安全管理能力の未熟さに関連した損傷リスク状態※2	白血病と化学療法に伴う造血機能の低下があり、貧血や出血傾向などにより身体損傷のリスクがある。幼児は活動欲求が強いうえ、安全管理能力が未熟なため、身体損傷のリスクが高い。重篤な身体損傷が生じると生命の危機となり、化学療法の中断により白血病の寛解・治癒に影響を及ぼす可能性があるため、身体損傷の予防も優先度は高い。
#3 治療・検査・処置に伴う行動範囲や飲食の制限、生活環境の変化に関連したストレス過剰負荷※3	急性リンパ性白血病では、入院初期から短期間で多様なストレッサーに遭遇し、認知能力・対処能力が未熟な幼児にとって、脅威やストレス過剰状態となる。具体的には①検査・処置への恐怖、②検査・処置に伴う飲食制限や安静の苦痛、③内服の苦痛、④感染リスクに関連した行動範囲制限、⑤生活環境・生活リズムの変化への混乱、⑥プレドニゾロンによる空腹感と精神変調などをきたす。そして、長期の入院治療を要するため、病気・治療に伴う身体症状や、検査・処置・内服等に伴う苦痛を繰り返し経験することで、情緒の安定や各側面の発達にも影響を及ぼす可能性がある。制限の範囲内で、多様な苦痛の緩和や子どもらしい生活の工夫が必要である。
#4 子どもの白血病罹患と長期入院予定、家族の生活・役割の変化、苦痛を伴う子どもやきょうだいの世話に対する親の消耗に関連した介護者役割緊張リスク状態※4	生命を脅かし長期の入院治療が必要な病気に家族員が罹患することは、家族にとって危機となり、家族の生活や役割の変化も迫られ、さまざまな対処が必要となる。入院する幼児の心理面や生活の安定のために、親の付き添いや長時間面会ができるよう調整する必要がある。入院初期は、診断への動揺や治療への不安を抱えているうえ、寛解導入療法中は子どもの苦痛や生活制限が強いため、親の心身の疲労も強くなる。また、仕事・家事・きょうだいの世話を担う親や、きょうだい・祖父母への影響・負担も考慮する。家族が心身の健康や基本的生活を維持しながら、入院児を支えられるようにする必要がある。
#5 入院に伴う生活環境や生活リズムの変化、感染リスクに伴う行動範囲制限に関連した小児発達遅延リスク状態※5	入院することにより、生活上の制限が生じたり、同年代の子どもと遊ぶ機会が乏しくなったりするため、発達の著しい幼児期では、生活行動の自立や社会性、年齢相応の粗大運動能力・体力など発達の各側面への影響が懸念される。そのため長期的に潜在する問題として捉える必要があるが、生命や安心への脅威に関係する#1～4が優先されるため、#5とする。

※1 定義：病原体が侵入して増殖しやすく、健康を損なうおそれのある状態
※2 定義：個人の適応力や防御力と相互作用している環境条件によって、負傷しやすく、健康を損なうおそれのある状態
※3 定義：行動を必要とする、過剰な量と種類の要求がある状態
※4 定義：家族や重要他者のための、ケアの責任・期待・行動を全うすることが、困難になりやすく、健康を損なうおそれのある状態
※5 定義：小児が発達のマイルストーン（目安）を、期待される時間枠では達成するのが困難になりやすい状態

根拠に基づいた看護計画

看護診断の優先度の高い＃1〜2の期待される成果、看護計画と根拠を示します。

＃1 白血病および化学療法に伴う骨髄造血機能の障害による正常白血球の減少と、幼児であるため感染予防行動が自立していないことに関連した感染リスク状態

期待される成果（長期目標）	●感染症に罹患せずに入院生活を送り、予定通りに化学療法を受けられる。
期待される成果（短期目標）	❶感染徴候が早期発見・対処され、新たな感染症に罹患しない。 ❷家族が感染徴候の観察や感染予防策（内服、保清、行動範囲を守る）を実践できる。 ❸家族が感染リスク状態や感染徴候について理解し、異常時の報告や、感染予防策の実践ができる。

看護計画	根拠・留意点
観察計画 O-P ❶バイタルサインと異常値の随伴症状 　●体温、脈拍、血圧、呼吸、SpO$_2$、倦怠感、頭痛、下記❷〜❺参照 ❷呼吸器感染症状 　●咳嗽、鼻汁、咽頭痛 ❸口腔内の状態 　●粘膜や歯肉の発赤、腫脹、疼痛、潰瘍、う歯、磨き残しがないか ❹消化器感染症状 　●嘔気・嘔吐、下痢、腹痛 ❺陰部・肛門周囲の皮膚状態 　●発赤、腫脹、疼痛、びらん、裂傷、出血 ❻尿路感染の症状 　●尿量減少、濃い尿、尿混濁、排尿時痛、腰背部痛 ❼CVカテーテル刺入部の状態 　●症状：発赤、腫脹、排膿、疼痛 　●管理状態：ドレッシング材などの貼付状況、シャワー・入浴時のカテーテル挿入部の保護方法と汚染の有無、汚染やドレッシング材が剥がれたときの対応（消毒や再固定） 　●CVカテーテル管理に関する医療者による親への教育内容と、親の理解・手技・困難感 ❽血液検査データ 　●白血球数、好中球数、CRP、TP、Alb	●白血病と抗がん薬に伴う骨髄造血機能の障害を主要因とし、ステロイド薬投与による免疫低下も重なり、易感染状態であるため、感染症状の早期発見が重要である。 ●病状と治療の経過をふまえた観察・アセスメントが必要である。化学療法開始前の発熱は急性リンパ性白血病による腫瘍熱の可能性もあることや、化学療法後の時期による白血球の変動とnadir（P.152**図2**）にも留意する。白血球・好中球数の著減により、日和見感染や感染源が不明でも発熱が生じる（発熱性好中球減少症）ことが多い。 ●症状には、客観的に把握できる他覚症状と、主観的な自覚症状がある。自覚症状の把握の際は、子どもにわかる言葉を用いて尋ねたり、付き添う家族の捉え方を聴取したりする。 ●ステロイド薬使用中は食欲亢進がみられるが、抗がん薬投与後は食事量が減少する可能性もある。 ●化学療法およびCVカテーテル管理は長期に及ぶため、一時退院や外泊の場合に親が管理できるよう、入院中から親に教育し、親による管理方法を確認する必要がある。

観察計画 **O-P**	❾骨髄、髄液検査データ（化学療法前、開始後） ●芽球（白血病細胞）の割合 ❿細菌検査結果：血液、咽頭鼻腔粘液、尿、便 ⓫画像検査結果 ⓬化学療法薬の種類と投与時期 ⓭保清の実施状況と、保清に対する子どもの反応・行動 ●手洗い・手拭き、歯磨き、含嗽、シャワー浴、清拭、陰部洗浄、洗髪、室外に出る際のマスクの着用 ⓮療養環境 ●ベッド上やテーブルの清潔さ（飲食物や排泄物による汚染、脱毛など） ⓯子どもの清潔行動や療養環境整備に対する親の反応・行動 ⓰抗菌薬・抗真菌薬の内服状況・点滴投与状況 ⓱食事・間食・水分摂取の量および内容	
ケア計画 **C-P**	❶環境整備 ●子どものベッド周辺や、床に落ちたおもちゃを除菌シートで清拭する。 ●他児との共有スペースの清掃状況を確認する。 ❷自身が感染媒体になることを防ぐ。 ●スタンダードプリコーションの実施 ❸CVカテーテル管理 ●シャワー浴時の挿入部の保護 ●挿入部の消毒とドレッシング材の交換（1週間に1回、挿入部のドレッシング材が剥がれたとき、シャワー浴等で汚染されたときなど） ●痛み刺激が少ないテープの剥がし方の工夫（#2 C-P④参照） ●輸液投与時の接続部の消毒と清潔操作 ❹CVカテーテル管理時の子どもの安静保持の支援 ●協力依頼・プレパレーション、ディストラクション（DVD視聴、親と手を握るなど） ❺保清の実施・子どもの感染予防行動の支援 ●手洗い・手拭き、含嗽、マスク、シャワー浴・清拭、陰部洗浄等について、動機づけや効果を伝える、導入時・実施中のディストラクション、取り組みや意欲を認めほめる、楽しい雰囲気づくり、適切なタイミングの確認等を行う。 ●子どもと親の希望を聞きながら、看護師と親とで協力・役割分担をする。 ❻抗菌薬・真菌薬の内服支援 ●単シロップの量の調節や、甘い味のものと一緒に内服を勧める。 ●胃腸障害の副作用がない薬剤については、食直前に内服し、内服後に好きな物を食べられるようにする。 ●内服への取り組みをほめる。 ●内服した証を子どもが視覚的に感じられるよう、シールや色塗りなどができる方法を工夫する（スムーズに内服できるようになるまでをめやすに）。 ❼子どもの内服や保清に対する親の認識（理解、気持ち）を聴き、困りごとや葛藤に寄り添う。また、方法の工夫を一緒に考える。 ❽感染症状出現時の対応・苦痛緩和 ●医師・看護師間の情報共有を密にし、治療や検査の追加・変更を確認する。	●化学療法に必須であるCVカテーテルからの感染が起こると菌血症となり重症化し、化学療法も遅延する。カテーテルからの感染予防は重要である。 ●CVカテーテルの挿入部は、シャワー浴や入浴の際に、汚染しやすいため、シャワー浴等の前に、カテーテル挿入部をしっかり保護する必要がある。カテーテル刺入部の保護や消毒の際、テープを剥がす痛みがあると動いたり嫌がったりして、不潔にもなる。そのため、痛みを生じさせない工夫や、子どもへの協力依頼・説明、落ち着いて過ごせる工夫など、プレパレーション、ディストラクションの視点が重要である。 ●プレパレーション、ディストラクションは、清潔行動や抗菌薬の内服など、子どもが実施・体験することにおいて有効である。 ●入院後の日数経過が浅い場合や心身の苦痛などにより、医療者による計測・観察・保清実施に慣れていない幼児では、拒否がみられる場合が多い。そのため、付き添う親の協力を得て、子どもが安心する方法（親に抱っこしてもらう、体温計挿入など親ができることは親にやってもらうなど）について、子どもの納得を得ながら実施する。 ●抗菌薬・抗真菌薬の投与は、感染予防のために重要である。入院治療中のみでなく、外来通院治療中も服薬の継続が必要であることや、抗がん薬や他の支持療法の内服が必要な時期もあるため、初期から確実に服薬できるような支援が必要である。 ●3歳児は、甘く調合された風邪薬の内服経験しかない場合が多く、錠剤を飲めず散剤処方となるため、苦みを感じやすい。甘い味のものと一緒に内服を勧める。 ●3歳児は、親との愛着がほぼ確立しているが、入院や処置などで親と離れる場合は分離不安が生じやすい。鎮静時以外の処置やケアでは、親との分離を極力避け、子どもが安心できる環境で実施することが望ましい。

	看護計画	根拠・留意点
ケア計画 C-P	●安楽な体位の調整、休息時間確保と環境調整 ●身体症状に応じた薬剤の使用 ●クーリングや保温 ❾血液データに応じた行動範囲が守れるよう、室内での遊びの工夫（親や他職種と連携）	●感染症状出現にすみやかな対応ができるよう想定しておくことも重要である。 ●感染リスクに伴う行動範囲制限はストレス負荷（＃3）となるため、遵守できるためには遊びなど過ごし方の工夫が必要である。
教育計画 E-P	❶家族による感染媒介を防ぐ。 ●体調不良時や感染症者と接触した場合の面会や付き添いの制限 ●手洗い・マスク着用・うがいの励行 ❷感染リスクと感染徴候について親に説明し、感染徴候に気づいた場合は医療者に報告することを親に伝える。 ❸好中球数に応じた行動範囲の遵守について説明 ●親に血液データとともに説明 ●子どもにイラストやキャラクターを用いた説明 ❹感染予防行動の必要性や内容について、簡単な言葉・親や看護師による実演モデル・人形などを用いて、子どもに説明する。	●行動範囲制限や保清について、C-Pのような実際的な工夫に加えて、子どもなりに理解・納得できるよう支援することで、遵守や実施、ストレス負荷の緩和につなげる。 ●3歳児の認知能力は前操作的段階にあり、イメージで物事を捉える。そのため、人形などを用いた遊び感覚での擬似体験により、イメージでの理解がしやすくなる。

#2　白血病および化学療法に伴う骨髄造血機能の障害による正常赤血球・血小板の減少と、幼児であることによる安全管理能力の未熟さに関連した損傷リスク状態

期待される成果 （長期目標）	●身体損傷を起こさず安全に入院生活が送れ、予定通りに化学療法を受けられる。
期待される成果 （短期目標）	❶新たな身体損傷を起こさない。 ------ ❷家族が身体損傷の徴候の観察や予防策を実践できる。 ❸家族が身体損傷リスクやその徴候について理解し、異常時の報告や予防策の実践ができる。

	看護計画	根拠・留意点
観察計画 O-P	❶バイタルサイン、体動時の呼吸数や脈拍数の変動 ❷貧血症状 ●顔色、口唇色、眼瞼結膜色、倦怠感のある様子（すぐ横になる、活気がない）や活動性の低下、ふらつき、体動時の疲労感 ❸出血症状 ●皮膚の点状出血や出血斑、鼻出血、歯肉出血、便の色 ❹出血する前の安全管理の有無 ●転倒、転落、ベッド柵やおもちゃにぶつかる、歯ブラシ、鼻腔内を触る、子どもや親の爪、衣服のゴム、血圧計のマンシェットに注意する。	●白血病と抗がん薬の副作用により、造血機能が障害され、貧血、出血が起こりやすくなる。寛解導入期は、白血病そのものと、抗がん薬の副作用の症状が重なる時期である。 ●血球の値や体動によっては、臓器の出血や、意識消失等の重篤な症状が生じることもある。そのため、症状やリスク因子の早期発見、予防的介入、早期対処が重要である。

<table>
<tr><td rowspan="2">観察計画
O-P</td><td>

❺血液検査データ
- ●赤血球数、ヘモグロビン量、血小板数、凝固因子など

❻化学療法薬・輸血製剤の種類と投与時期

❼子どもの行動特徴とその際の環境
- ●座位・立位となる場所、歩く・走る、鼻腔内に指を入れる、興味のある対象へ向かう行動、好きな遊びなど

❽子ども・療養環境の安全確保に関する親の認識と行動
- ●歩行介助、ベッド柵の上げ方、ベッド上のおもちゃの整理、靴を履かせる、点滴台の移動など

</td><td>

●寛解前や、抗がん薬投与後の日数により、赤血球・ヘモグロビン・血小板等の数値は変動し、濃厚赤血球や血小板の輸血が必要になることもある。輸血の副作用として、アレルギー反応・溶血反応・循環過負荷等があり、重症化することもある。投与速度の調整、早期発見・対処の必要が生じる。

●出血などの身体損傷は、病態に加え、子どもの行動や物理的環境など外的要因も大きい。さらに、興奮などの心理状態が行動に影響したり、爪の手入れや与えるおもちゃや生活用品など日常の親の養育も影響したりする。鼻腔内に指を入れて鼻出血、ベッド上で立ってふらついてベッド柵にぶつかるなどが起こりやすく、多面的要因の観察が必要である。

</td></tr>
</table>

ケア計画 C-P	❶環境整備 ●とがった物や硬い物をベッド上に置かない。 ●CVルート、ベッド上や床の物でつまずいたりふんだりしないよう、整理する。 ●ベッド柵をカバーなどで保護する。 ❷貧血・出血症状の出現や悪化を予防するための活動調整・日常生活行動の工夫 ●輸血が必要なほど血球が著しく低下している際はベッド上で過ごす。 ●安楽な体位の調整 ●遊びの間に休憩を入れ、活動負荷の少ない遊び、動き回らなくても楽しめる遊びを工夫する（親や他職種と連携）。 ●シャワー浴を短時間で済ませる。 ❸転倒・転落の予防 ●洗面台・トイレ・プレイルームなどへの移動時は親や看護者が付き添う。 ●貧血症状が強いときの移動は、抱っこや車椅子で行う。 ●カテーテルや点滴台が引っ張られないようにする。 ●歩行時は靴をしっかり履いていることを確認する。 ❹粘膜や皮膚の損傷予防 ●テープ類を剥がすときは、皮膚を押さえながらやさしく剥がしたり、剥離剤を用いたりする。 ●CVカテーテル固定用のテープの種類・貼付方法・貼付位置の工夫	●ヘモグロビン量や血小板数が低値により身体損傷リスクがある場合も、活動調整や日常生活行動の工夫により、貧血症状や出血症状の出現や悪化を予防できる。 ●身体損傷を防ぐために、活動内容を調整する必要があり、＃1に伴う行動範囲制限に加えて、ストレス負荷（＃3）となる可能性が高い。危険行動を回避しながら精神的に安定して過ごすためには遊びの工夫が必要である。

<table>
<tr><td>

教育計画
E-P

</td><td>

❶親に対する安全策の説明
- ●親がベッドのそばから離れるとき、目を離すときはベッド柵を上まで上げる。
- ●子どもの移動時の付き添い
- ●子どもがハサミを使用するときの見守り
- ●ゴムなどが強くない衣服や、やわらかい歯ブラシの選択、やさしく歯を磨く。
- ●子どもが歩行する際は靴を履かせる。
- ●子どもおよび親の爪の手入れ

❷子どもの皮膚や粘膜の出血、転倒・転落、物にぶつかるなどがあった場合は、医療者に報告することを親に伝える。

</td><td>

●幼児は危険の予知や回避能力が乏しいため、家族を含めた教育的かかわりが必要である。

●安全対策について、幼児なりに理解・納得できるよう支援する。日常生活行動の目的や意味を理解するのは4歳以降であるが、子どもに理解でき興味がもてるような言葉で少しずつ伝えていく必要がある。それにより、親や医療者が実施する安全対策を受け入れ、子ども自身ができることが少しずつ増えていく可能性がある。

</td></tr>
</table>

教育計画
E-P

❸子どもに対する安全策と簡単な目的の説明（転んだりケガをしたりしないように）
●ベッドから降りたいときは、親や看護師を呼ぶ。
●歩行時は靴をしっかり履く。
●ベッド上、廊下やプレイルームで走らない。
●おもちゃやハサミを使用していないときは、箱などに入れて片付けておく。

表7　急性リンパ性白血病の入院初期〜寛解導入療法期におもに使用される薬剤と副作用

投与目的			薬剤分類・一般名（商品名等）		投与経路	主な副作用
化学療法	先行治療・寛解導入療法	●骨髄中・血液中の白血病細胞の死滅 ●髄腔内への白血病細胞の浸潤予防や死滅	アントラサイクリン系：ダウノルビシン（ダウノマイシン）、ドキソルビシン（慣用名 アドリアマイシン）		点滴静脈注射	骨髄抑制、心毒性など
			微小血管阻害剤：ビンクリスチン（オンコビン）		静脈内注射	末梢神経障害、便秘、脱毛、肝障害、消化器症状、骨髄抑制など
			酵素製剤：L-アスパラギナーゼ（ロイナーゼ）		筋肉注射	アレルギー・アナフィラキシー、膵炎、高血糖、凝固障害など
			代謝拮抗薬	メトトレキサート（メソトレキセート）	髄腔内注射	肝障害、消化器・粘膜障害、腎障害、骨髄抑制など
				シタラビン（キロサイド）		発熱、消化器・粘膜障害、肝障害、脱毛、骨髄抑制など
			ステロイド：プレドニゾロン（プレドニンなど）		点滴静脈注射、内服、髄腔内注射	易感染性、空腹感・食欲亢進、精神変調、高血糖、高血圧、眼圧上昇、満月様顔貌、消化器症状など
支持療法	輸血	赤血球増加	赤血球製剤		点滴静脈注射	アレルギー・アナフィラキシー、溶血反応、循環過負荷、輸血後GVHD
		血小板増加	血小板製剤			
	抗がん薬による消化器・粘膜症状の予防・軽減		制吐薬（5-HT₃受容体拮抗薬など）		点滴静脈注射	頭痛、便秘、アレルギー反応など
	感染症予防、発熱性好中球減少症の治療		抗菌薬、抗真菌薬		点滴静脈注射、内服	消化器症状（下痢など）、肝障害、腎障害、アレルギー反応など
	抗がん薬による腫瘍崩壊症候群予防（電解質の調整、尿量増加、腎障害予防等）		高尿酸血症治療薬		内服	アレルギー反応、皮膚症状、消化器症状、肝障害など
			電解質輸液 アルカリ化剤、電解質輸液剤		点滴静脈注射	電解質異常、循環過負荷など
	薬剤性肝障害の治療		肝臓疾患用剤		点滴静脈注射	アレルギー反応、消化器症状
	好中球増加		顆粒球コロニー刺激因子			アレルギー反応、肝機能障害、消化器症状など
	免疫グロブリンの補充		免疫グロブリン			アレルギー・アナフィラキシー
	プレドニゾロンによる眼圧上昇時の治療		眼圧下降薬		点眼	結膜炎、眼刺激症状など
検査・処置時の鎮静			鎮静薬		静脈内注射	呼吸抑制、徐脈、血圧低下

※支持療法は個人差あり
※白血病全般の治療薬と副作用は疾患の基礎知識の項を参照

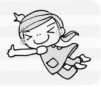

●化学療法終了までの長期間にわたり感染や損傷のリスク状態は続くため、基本的な感染予防策・安全対策の継続や習慣化をし、感染や身体損傷を起こさないことが重要な評価視点である。長期継続のためには、親のかかわり方や子どもの受け止め方の評価も必要である。

●入院初期～寛解導入療法期は、病状や治療の苦痛・不安に加え、環境・生活の変化が大きく、親子ともに不安定な心身状態になりやすい。子どもと親・家族が、治療や入院生活、家庭での新たな生活パターンに適応し、精神的に安定してきているか評価する。

●入院初期から化学療法終了までの長期間、検査・処置や症状による身体的苦痛・行動制限を繰り返し経験することになるため、子どもに適した対処がとれているかや、その効果を評価する。

●抗がん薬の投与時期により血球数の変動があるため、感染や損傷リスクがかなり高い時期と比較的低い時期がある。リスク状態に応じて、子どもの行動制限の変更がなされ、遊びや気分転換活動、年齢相応の生活行動がとれているかについても評価する。

評価の視点

●新たな感染症や身体損傷を起こしていないか。

●両親や医療者の支援によって、感染予防策や安全対策を受け入れて習慣として実施できているか。

●両親が感染予防策や安全対策の必要性と方法を理解し、子どもが実施できるよう支援できているか。

●検査・処置や症状の苦痛が増強することなく、子どもなりの理解、気分転換、サポート希求などの対処がとれ、安心して入院生活を送れているか。

●両親が子どもの入院生活を支えるための対処行動をとりながら、体調・生活・家族機能を維持できているか。

●子どもが入院環境や医療者に慣れ、年齢相応の生活リズムや、生活行動・遊びが行えているか。

＜引用文献＞
1. 奈良間美保 著者代表：系統看護学講座 専門分野Ⅱ 小児看護学2 小児臨床看護各論 第14版. 医学書院，東京，2020.
2. 宮崎仁：もっと知りたい白血病治療 第2版 患者・家族・ケアにかかわる人のために. 医学書院，東京，2019.

＜参考文献＞
1. 細野亜古 編著：患者説明にそのまま使える/不安なパパ・ママにイラストでやさしく解説 こどものがんと治療. メディカ出版，大阪，2017.
2. 任和子 編：病期・発達段階の視点でみる疾患別看護過程. 照林社，東京，2020.
3. 古川亮子・市江和子 編：母性・小児看護ぜんぶガイド 第2版. 照林社，東京，2021.
4. 石黒彩子・浅野みどり 編：発達段階からみた小児看護過程. 医学書院，東京，2008.
5. T．ヘザー・ハードマン，上鶴重美 原著編集，上鶴重美 訳：NANDA-I 看護診断 定義と分類 原書第12版. 医学書院，東京，2021.
6. 任和子 監修：病期・発達段階の視点でみる疾患別看護過程. プチナース 2015；24(7)：別冊1-20.
7. 林みよ子 監修：経過がわかる 疾患別看護過程. プチナース 2018；27(14)：別冊1-20.
8. 五十嵐隆 編：小児科診療ガイドライン ―最新の診療指針― 第4版. 総合医学社，東京，2019.
9. 『小児内科』『小児外科』編集委員会 共編：小児疾患診療のための病態生理3 改訂第5版. 小児内科 第48巻増刊号，東京医学社，東京，2016.
10. 加藤由香 編：小児の化学療法最前線 子どもの成長・発達に応じたトータルケア. 小児看護 2014；37(13).
11. 髙木永子 監修：看護過程に沿った対症看護 第5版 病態生理と看護のポイント. 学研メディカル秀潤社，東京，2018.
12. 奈良間美保 著者代表：系統看護学講座 専門分野Ⅱ 小児看護学2 小児臨床看護各論 第14版. 医学書院，東京，2020.
13. 日本小児血液・がん学会 編：小児白血病・リンパ腫診療ガイドライン 2016年版. 金原出版，東京，2016.
14. 愛育研究所 編：日本こども資料年鑑. KTC中央出版，東京，2021.

骨折：上腕骨顆上骨折

[こっせつ：じょうわんこつかじょうこっせつ]

執筆　市江和子

ここで取り上げる 病期・発達段階・看護の 視点

◆病期・発達段階
周手術期・学童期

◆看護の視点
- 上腕骨顆上骨折は、学童期の子どもに代表的な骨折である。子どもの肘関節部の骨折のなかでは、過半数を占め、最も頻度が高い。上腕骨顆上骨折がとくに子どもに多い理由は、子どもの動きが活発で運動量が多いのに対し、運動能力が成人に比べ低いためである。
- 子どもの上腕骨顆上骨折は、転んで手をつく転倒や鉄棒からの転落などをきっかけに、肘関節部が折れることが多い。小児期は成長・発達の段階であり、骨ができあがっていないことから、強い力がかかることで骨が折れやすい。
- 骨折部位に大きく転位（骨がずれて曲がること）がある場合や、神経や血管を巻き込んでいるおそれがある重症な場合は、緊急手術が必要となる。
- 突然の受傷による緊急入院と緊急手術における術前・術後の看護、子どもと家族への精神的ケア、術後のギプス装着後の日常生活指導などを考える必要がある。

事例紹介・学生の受け持ち

◆患児紹介　　Mさん、7歳、男児

【身長・体重】120.6cm、23.3kg
【役割・学校】小学校1年生
【家族背景】両親（父親38歳、母親35歳）と妹（3歳）との4人家族。性格は明るく、活発である。父親は会社員で県外に単身赴任をしている。母親は専業主婦である。妹は甘えん坊で、Mさんは妹の面倒をよくみている。父方・母方の祖父母は健在である。ともに県外に在住し、年2回ほどの行き来である。
【主要症状】左肘部の強い痛みや腫れ、骨折部分の変形骨折部分のずれ、肘の曲げ伸ばしができない、左手のしびれ
【主病名】左上腕骨顆上骨折
【現病歴】小学校の鉄棒で遊んでいて転落し、左肘関節部を打撲した。転落の際、肘を伸ばした状態で左手をついた。学校からN総合病院に緊急搬送された。外来受診時のX線検査では、骨の転位が大きく、保存的治療が困難と判断された。
【既往歴】なし
【治療指針】X線検査とCT検査の結果、骨の転位が大きく左手に指の麻痺があり神経損傷の可能性があることで、全身麻酔下で観血的整復固定術を行う。術後は約4週間ギプス固定をする。その後、ギプス固定を外し、肘の曲げ伸ばしのリハビリテーションを開始する。

【治療内容】観血的整復固定術、ギプス固定
【看護方針】
- 手術前後の患肢の安静と術後合併症・二次的障害を予防する。
- ストレスの軽減と順調な回復を図る。
- 日常生活指導を行い退院後の生活に自信がもてるようにする。
- 子どもと家族の不安の軽減を図る。

◆学生の受け持ち
入院1日目に緊急入院した際の術前準備から受け持ち、入院2日目に看護計画を立案した。術後1日目の昼間より母親が付き添った。

＜受け持ち時の状況＞
- 入院1日目、全身麻酔下で観血的整復固定術を受け、ギプス固定をした。手術中のバイタルサインは安定していた。手術直後には、知覚異常、しびれ、手指の運動障害はみられない。
- 入院2日目の術後1日目は、持続点滴による抗菌薬投与中である。三角巾固定で歩行が可能である。
- 指先に腫脹が軽度ある。ギプスの圧迫症状はみられない。患部の疼痛は軽度で、がまんができる程度である。
- 食事は、小児食が開始された。Mさんは右の利き手で自分で食べることができている。

看護に必要な 疾患の基礎知識

疾患の定義、分類、病態、症状、検査・診断、治療、合併症などについて解説します。

定義・疫学

- 子どもの上腕骨顆上骨折は、手をついて転倒や落下をしたときなどに肘の骨折が起こりやすい。
- 子どもの上肢の骨折は、小児肘関節周辺骨折のなかで最も頻度が高い（約60%）。好発年齢は2～13歳（ピークは6～7歳）。男女比は、男＞女（以前は約2倍であったが、最近は男女差が少ないとも報告されている）。左右での発生頻度は左側＞右側（約2倍）である[1]。
- 上腕骨顆上部は骨皮質（骨の表面を構成する部分）が薄く細くなっており、また骨の断面積が小さいことが要因となり、強い力が集中すると折れやすくなる。
- 子どもの骨折の特徴を表1にまとめる[2]。成長過程の骨には弾力があり、骨幹部では隆起骨折や若木骨折、力学的に脆弱な成長軟骨が存在する関節周囲では骨端骨折（骨端軟骨の離開）など、小児特有の骨折がある[5]（**図1**）。
- 子どもに特徴的な若木骨折といった不全骨折は、骨の一部に亀裂が入って曲がるが、弾力性があるため骨が完全に折れていない骨折のこという。
- 成長・発達過程にある子どもは、骨折の変形が自然にまっすぐになっていくという能力として自家矯正力（remodel：リモデル）があり、変形が残りにくい。
- しかし、子どもの上腕骨顆上骨折の場合は、上腕骨遠位部の長径成長は総長の20%であるため、変形治癒に対する自家矯正力は乏しく、初期治療時の正確な整復が重要である（**図2**）[1]。

表1 子どもの骨折の特徴[2]

1. 子どもの骨は弾力性に富むため、完全骨折よりも不全骨折のほうが多い。
2. 子ども特有の骨折型として、隆起骨折、若木骨折、骨端骨折（骨端離開）などがある。
3. 子どもの骨膜は厚く強靭であるため、骨折時に骨膜が断裂せず、あるいは一部が断裂する程度の、いわゆる骨膜下骨折の型が多いため、完全骨折の場合でも大きな転位を生じることが少ない。
4. 子どもは仮骨の形成が迅速、かつ多量にできるため、骨融合が早く、融合遅延や、偽関節を起こすことがきわめて少ない。
5. 固定がある程度長期間に及んでも、高度な関節拘縮をきたすことはほとんどない。しかし、関節骨折に関しては、この限りではない。
6. 骨折部に転位があっても、成長とともによく自家矯正される。しかし、すべてが自家矯正されるのではなく、自ずと限界がある。

図1 小児特有の骨折

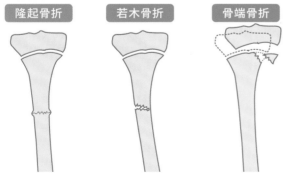

日本整形外科学会：整形外科シリーズ24 小児の骨折. 2019年2月作成.
https://www.joa.or.jp/public/publication/pdf/joa_024.pdf(2021/9/9閲覧)を参考に作成

図2 上肢の成長[1]

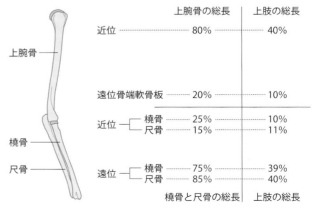

		上腕骨の総長	上肢の総長
近位		80%	40%
遠位骨端軟骨板		20%	10%
近位	橈骨	25%	10%
	尺骨	15%	11%
遠位	橈骨	75%	39%
	尺骨	85%	40%
		橈骨と尺骨の総長	上肢の総長

日本小児整形外科学会 監修，日本小児整形外科学会 教育研修委員会 編：小児整形外科テキスト 改訂第2版. メジカルビュー社，東京，2016：80. より転載

病態・分類

◆病態

- 上腕骨の遠位部で起こる。受傷時に腕の骨折が起こることで、血管、神経をともに損傷することが多い。
- 原因としては転んで手をついたり、鉄棒などから転落したりして、肘が反ることで骨折する。骨折の転位が大きいときには、骨折部で正中神経、橈骨神経、尺骨神経、上腕動脈などが圧迫されることもある。

◆分類

- 骨折の位置による分類（**図3**）と、骨折の程度による分類（**図4**）がある。
- 上腕骨顆上骨折は、転位のしかたにより伸展型（伸展骨折）と屈曲型（屈曲骨折）があるが、95〜98％は伸展型である[3]（**図5**）。

図3 骨折の位置による分類

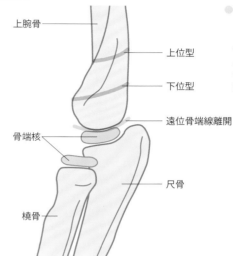

- 骨折した箇所が内顆（ないか）と外顆（がいか）の真ん中の高さで横切るものは下位型、下位型よりも肘から離れた位置で骨折したものは上位型である。

上腕骨 / 上位型 / 下位型 / 遠位骨端線離開 / 骨端核 / 尺骨 / 橈骨

図4 骨折の程度による分類（阿部氏の分類）[1]

Ⅰ型	Ⅱ型	Ⅲ型	Ⅳ型
転位がほとんどないもの	矢状面における屈曲転位が主体のもの	正・側面像で中等度の転位があるが、骨片間に接触があるもの	転位が著しく、骨片間に接触がないもの

日本小児整形外科学会 監修，日本小児整形外科学会 教育研修委員会 編：小児整形外科テキスト　改訂第2版．メジカルビュー社，東京，2016：81．より転載

図5 上腕骨顆上骨折の転位[4]

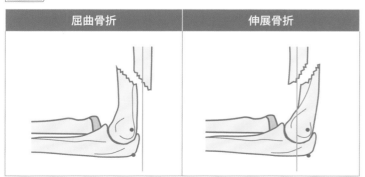

屈曲骨折	伸展骨折

（Lanz & Wachsmuthより）

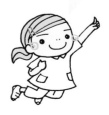

小児の骨折のほとんどが、
転落や転倒のときに
肘を伸ばして手をつく
伸展骨折です

検査・診断

● 上腕骨顆上骨折の検査と診断は、おもに問診やX線検査によって行われる。

● 問診によって受傷したときの状況や時間を確認し、肘の腫脹などを観察する。

● 子どもの場合、上腕骨顆上骨折は肘関節のなかでも異なる部位である上腕骨外顆骨折と判別が困難であったり、肘内障という橈骨頭が脱臼してしまう病気と間違えられやすい。軽症の場合は、X線検査のみでは判別が難しい場合がある。腫脹の程度、痛みの持続、超音波検査などの検査結果などから総合的に判断する。

● 時間が経過すると腫れや皮下出血がみられる。この場合、判別が困難な腫脹については、左右の腕の太さをメジャーで測定し比較して確認する。転位の少ないものは骨折部位を押して痛むのか、または骨折部は触らずに骨折部をたわませるような力を加え、骨折の患部から離れた場所を刺激した際、患部に生じる痛み（介達痛[indirect pain]）を確認することを行う。

● 左右の手指をやさしく触れることで感覚の鈍さを確認したり、爪を圧迫し白くなった爪が、圧迫を解除すれば元の血色に戻るかどうかを血流で確認する。

症状

● 肘の周辺の激しい疼痛、肘の腫脹、皮下出血、運動障害などが起こる。骨折部の皮膚の色調が、蒼白や暗青紫色になることがある。

● 神経や血管などが合併して損傷された場合は、手首の脈拍が弱くなり、手や指のしびれ感、異常感覚、運動障害などの症状がある。

● 受傷のときに、適切な治療が行われずに、骨が転位のままの状態であったり転位が大きかったりすると、変形などの後遺症が残ることがある。

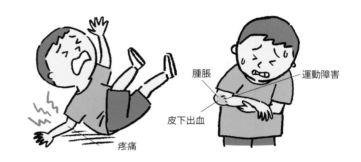

腫脹

運動障害

皮下出血

疼痛

治療

● 骨折治療の基本は、折れた骨を整復（元の位置に戻す）、固定することである。

● 成長・発達段階の途上である子どもの骨折は治癒が早い。子どもの骨折の場合は、早期に適切な治療を行い、長期のフォローが大切となる。

◆転位が小さい場合

● 骨折のずれが小さい場合は、保存療法としてギプスや半ギプスを3〜4週間装着する（**図6**）。

● ギプス包帯法やギプス副子法などの外固定の継続期間は、4〜8週間程度行われることが多い。

● 長期間の外固定でも、子どもでは拘縮を残すことはほとんどない。

● 顆上骨折は子どもに多い骨折のため、ギプス固定中の下記の障害の有無のチェックはしっかりと行い、後遺症や障害が残らないような配慮が必要となる。

● 固定によって手指に強い痛みと腫れを伴う場合は、前腕の内圧が高くなっているコンパートメント症候群の可能性を疑う。その場合、ただちに医療機関での手術が必要となる。

● 重度の血流障害はフォルクマン拘縮（**図7**）という後遺症を残す危険性があるため、ギプス固定した後は十分注意する。

● 神経血管の障害は固定中に発生することがあり、固定中も観察を正確に行い、固定による神経血管障害が出ていないか確認する。

図6 ギプスを装着している上肢の三角巾固定

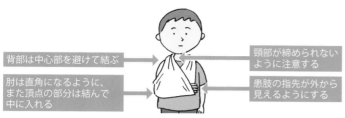

背部は中心部を避けて結ぶ

肘は直角になるように、また頂点の部分は結んで中に入れる

頸部が締められないように注意する

患肢の指先が外から見えるようにする

池西静江, 石束佳子 編：看護学生スタディガイド2022. 照林社, 東京, 2021；788. より引用

図7 フォルクマン拘縮

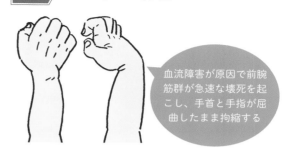

血流障害が原因で前腕筋群が急速な壊死を起こし、手首と手指が屈曲したまま拘縮する

◆転位が大きい場合

● 骨折の転位が中等度の場合には、転位を戻したうえで、ギプス装着や、ときに入院して全身麻酔によって経皮的鋼線固定術（金属鋼線を皮膚の上から挿入して固定する）が実施される。

● 骨折の転位が大きい場合は、徒手整復してギプス固定か、徒手整復後に腕をつり上げる牽引療法（図8）、経皮的鋼線

固定術、手術による整復固定などが行われる。

● 早期に治療が行われずに骨がずれた状態で癒着すると、骨の変形が後遺症として残ることがある。肘をまっすぐに伸ばしても内側に曲がったようになってしまう内反肘や、逆に外側に曲がったようになる外反肘などが典型的である（図9）。後遺症を残さないためにも正しい診断と適切な治療を早期に行うことが大切となる。

図8 上腕骨顆上骨折の牽引療法

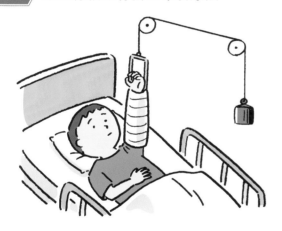

図9 内反肘・外反肘

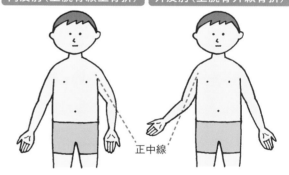

内反肘（上腕骨顆上骨折）　外反肘（上腕骨外顆骨折）

正中線

池西静江, 石束佳子 編：看護学生スタディガイド2022. 照林社, 東京, 2021；798. より引用

ヘルスアセスメント

子どもと家族の身体面・生活面・心理面・社会的面のアセスメント項目と根拠を解説します。

1 骨折部位の状態

● 良肢位の保持ができているか（**図10**）
　▶ ギプス固定による患肢の挙上
　▶ 歩行時の三角巾の使用

図10 基本肢位と良肢位

基本肢位 ｜ 良肢位

0度

肩関節：外転60～80度、屈曲30度、外旋20度

肘関節：屈曲90度
前腕：回内・回外0度

手関節：背屈10～20度

股関節：屈曲15～30度、外転0～10度、外旋0～10度

膝関節：屈曲10度

足関節：背屈・底屈0度

0度 0度 0度 0度 0度 0度

根拠

　合併症・二次障害、関節拘縮・変形などを予防する。
　良肢位とは、固定されたままで関節制限が想定される場合にも、そのかたちで日常生活において支障の少ない肢位のことである。日常生活を送るときに、最も便利で苦痛の少ない肢位を保持することが必要である。関節の適切な角度を保つことで、関節の動きが悪くなったとしても、日常生活動作への影響は少なくなる。
　骨折後の骨の治癒過程では、患部を安静にすることでスムーズに進む。患部の安静は、疼痛を軽減する。手術後、骨折部が動くことで痛みを感じたり、骨折周囲の組織の腫脹の軽減が困難なため、ギプス固定を三角巾によって体幹に密着させ固定することで良肢位を保つことができる。

2 合併症・二次障害

● 循環障害
　▶ 浮腫・冷感
　▶ 手指の動き、手指の屈曲傾向
　▶ しびれ
　▶ ギプスによる圧迫の有無、ギプス装着部位より末梢皮膚や爪の色や性状、爪甲色の変化・爪床圧迫テスト（爪を圧迫して除圧後に色が戻るかどうか）
　▶ 疼痛の程度
　▶ 動脈拍動の微弱化
　▶ ギプスの固定状態、顔色
● 神経障害
　▶ 疼痛
　▶ しびれ・知覚鈍麻
　▶ ギプス装着部位より末梢の運動障害の有無

根拠

　骨折と治療によって起こる合併症の出現を観察し、異常の早期発見をする。
　骨折した患肢の浮腫に対しては、患部を心臓より挙上することで、循環障害を予防する。
　上腕から前腕にかけて、外傷や外部からの圧迫などによる筋肉内微小循環障害のため、前腕の筋群、とくに屈筋群が非可逆性壊死に陥る場合がある。その末梢に拘縮や麻痺が生じるフォルクマン拘縮の徴候を観察する。
　手指の知覚鈍麻があれば、神経麻痺が疑われる。橈骨神経・尺骨神経・正中神経・腓骨神経に頻発する上肢のギプス固定後に、手指の運動が弱く知覚鈍麻があれば、上肢の神経障害を起こすおそれがある。

- 上肢のギプス固定後の手指の運動の低下・知覚鈍麻の有無
  - ▶母指側：橈骨神経麻痺
  - ▶小指側：尺骨神経麻痺
  - ▶中指付近：正中神経麻痺
- 皮膚障害
  - ▶バイタルサイン
  - ▶疼痛
  - ▶発赤・水疱
  - ▶瘙痒感（そうようかん）
  - ▶発熱
  - ▶白血球数の増加の有無
- 筋萎縮・関節拘縮
  - ▶関節可動域の縮小や筋力低下の有無
- 出血
  - ▶創部からの出血や滲出液
  - ▶ギプス上への汚染

> ギプス固定中は、ギプスの中の創部や皮膚を直接観察できない。子どもの痛みの訴え、ギプス周辺や末梢の皮膚の状態を観察して、ギプス内の状態をアセスメントすることが重要である。
> 筋萎縮・関節拘縮は安静に伴う運動障害が原因で起こるので、患側・健側ともに観察する。
> ギプスへの出血、滲出液の有無を観察する。
> バイタルサイン、ギプスによる圧迫の有無、顔色など一般状態を観察する。

③ 疼痛（創痛）

- 子どもの訴え
- 創痛の部位
- 創痛の程度（図11）
- 機嫌、表情、体位、活動性
- 睡眠状態

根拠

骨折部位と手術の侵襲による痛みがある。
骨折部位の痛みは、骨折によって骨膜が損傷し、神経を刺激することで生じ、早い時期に発症する。
手術の侵襲による痛みは、麻酔の効果が消えた後、術後創部の痛みとして出現する。疼痛のアセスメントを正確に行い、子どもの行動や表情、行動などを観察し適切な疼痛緩和へのケアを行う必要がある。子どもは、発達段階によって、痛みの表現が異なる場合がある。そのため、痛みの表現について痛みの強さの評価法としてフェイススケールや疼痛スケールを活用する。

図11 痛みの強さの評価法（子どもに使用可能な自己申告スケール）

- フェイススケールは、現在の痛みに一番合う顔を選んでもらうことで痛みを評価するものであり、3歳以上の小児の痛みの自己評価において有用性が報告されている。

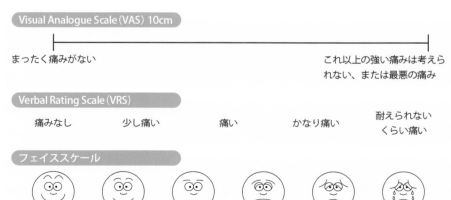

Visual Analogue Scale（VAS）10cm

まったく痛みがない　　　　　　　　　これ以上の強い痛みは考えられない、または最悪の痛み

Verbal Rating Scale（VRS）

痛みなし　　少し痛い　　痛い　　かなり痛い　　耐えられないくらい痛い

フェイススケール

④ 感染（創汚染）

- ●感染徴候の有無
  - ▶バイタルサイン：体温の上昇、脈拍、呼吸、血圧
  - ▶創部の状態（ギプス上の汚染の有無・範囲）
  - ▶創部周辺の腫脹や発赤、熱感
  - ▶ギプス内からの分泌部の漏出
  - ▶不快感、倦怠感
  - ▶検査結果：CPR、WBC
- ●創部の瘙痒感
- ●ギプス周辺の腐敗臭や異臭など
- ●創部の疼痛の程度
- ●感染予防行動がとれているか
  - ▶ギプス部位の清拭、シャワー浴時の保護（濡れない工夫）、ギプス密着部位を清潔に保つなど

> **根拠**
>
> 創部がギプス固定され、直接の観察が困難である。そのため、ギプスの観察とともに訴えや感染予防行動を確認する。
> 出血や滲出液が多いとギプスの表面まで出てくることがある。

⑤ 子どもと家族の状況（心理面）

- ●子どもの状況
  - ▶受傷時の事故のショックと今後の経過への不安
  - ▶創痛
  - ▶ギプス固定による活動制限の苦痛
  - ▶入院における学習の遅れへの不安
  - ▶学校に対する思い
- ●家族の状況
  - ▶緊急入院と手術、術後の後遺症などへの不安
  - ▶家族の表情
  - ▶子どもとの接し方
  - ▶主治医からの説明の受け止め方

> **根拠**
>
> 緊急入院、緊急手術によって、今後の経過が予測できない状況にある。入院時は、救命や症状の安定が優先され、子どもには身体的な症状と苦痛がある。子どもは、入院や手術という見慣れない環境や医療者に不安や恐怖を感じる。子どもの身体的苦痛の緩和とともに、ショック、不安や恐怖の軽減が求められる。家族に対しては、突然の入院や手術、今後の経過へ不安などの家族の思いを受け止め、家族への精神的ケアが重要になる。

⑥ 日常生活習慣（社会面）

- ●食事の摂取行動
- ●排泄行動
- ●清潔（衣類、入浴）、環境
- ●1日の過ごし方
  - ▶学習
  - ▶遊び
  - ▶運動・活動
- ●睡眠・休息

> **根拠**
>
> 健側のみを使用しての日常生活になる。これまでの日常生活習慣をふまえ、ギプス固定をしたままでの日常生活の指導が必要になる。

> ギプス固定によって子どもの日常生活に変化があり、食事や排泄の行動に影響します。活動制限がストレスにならないよう、発達段階に応じた工夫が必要です

Part
3

Part 3 子どもと家族の全体像

アセスメント時点（現時点）での子どもと家族の全体像をまとめます。

1 子どもが感じていること（状態）

小学校の校庭で鉄棒から落下したことによって、突然に受傷した。左肘部に疼痛や腫脹がある。「手が痛い。手が動かない」と涙ぐんでいる。一緒に遊んでいた友だちが学校の先生を呼び、骨折の疑いで緊急搬送された。救急車に乗り、病院に行くという急な環境の変化に不安が強い。「お母さんは、お父さんは、いつ来るの。ぼく、怒られるかな」と、両親のことや受傷の経緯を気にしている。

救急外来に母親が到着して、医師から骨折と手術についての説明がされた。「入院になるの？　痛いのいやだ」と、入院について受け入れない状況がみられた。

2 子どもの生活や成長・発達に関すること

小学校1年生で、学校生活では活発に過ごしていた。学校へ行くことを嫌がることはない。母は専業主婦で、3歳の妹の世話が中心になっていた。Mさんは、年齢層相当の成長・発達段階で、日常生活は自立している。

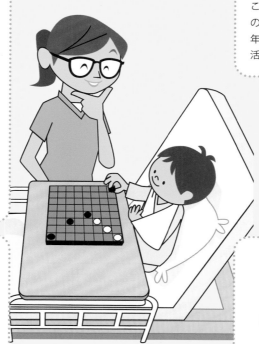

3 家族が思っていること（家族の状況）

「学校から突然、『子どもが鉄棒から落ちて、救急車で病院に向かっている』と電話で連絡があった。活発なところがあるので、高いところから落ちたのではないかと思った。ケガの状態が心配だった」と話している。また、「妹を預ける場所がないので、明日からの生活が心配」と家族の状況を気にしている。単身赴任をしている父親が、母親から連絡を受けて、妹の世話をしてもらえるように父方の祖母に頼んだ。

4 病気や症状に関すること

外来受診時のX線検査で、骨の転位が大きく、保存的治療が困難と判断された。麻痺があり神経損傷の可能性があることで、全身麻酔下で観血的整復固定術を行うことが決定した。痛み、腫脹、左手のしびれがあり、Mさんは「手術をすれば治るんだったら、手術する」と受け入れる発言がみられた。両親は、「手の骨が折れて、神経が切れている可能性があるから、手術するのは仕方がないですね」と話していた。

看護診断につなげる関連図

関連図を描くことで、アセスメントした内容を整理し、看護診断を明らかにします。

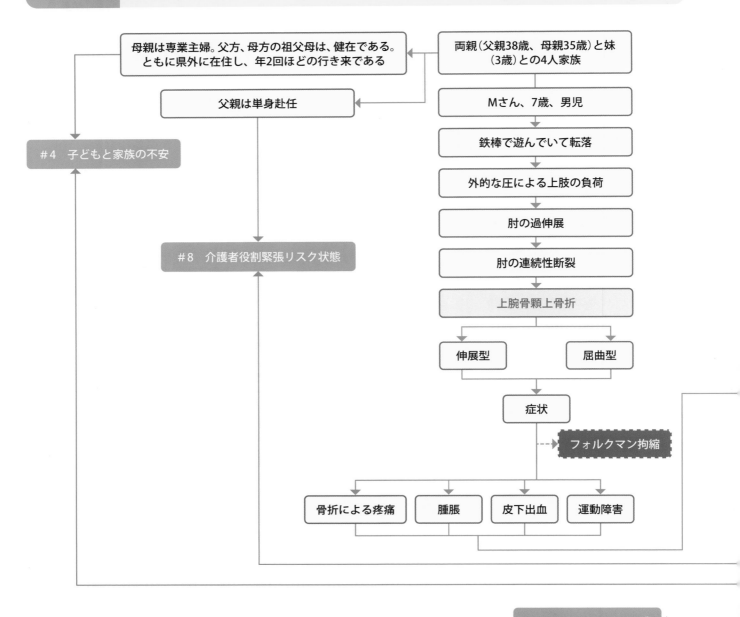

母親は専業主婦。父方、母方の祖父母は、健在である。ともに県外に在住し、年2回ほどの行き来である

両親（父親38歳、母親35歳）と妹（3歳）との4人家族

父親は単身赴任

Mさん、7歳、男児

#4 子どもと家族の不安

鉄棒で遊んでいて転落

外的な圧による上肢の負荷

肘の過伸展

肘の連続性断裂

#8 介護者役割緊張リスク状態

上腕骨顆上骨折

伸展型　　屈曲型

症状

フォルクマン拘縮

骨折による疼痛　　腫脹　　皮下出血　　運動障害

#5 ストレスのリスク※

#6 損傷リスク状態　　転倒のおそれ

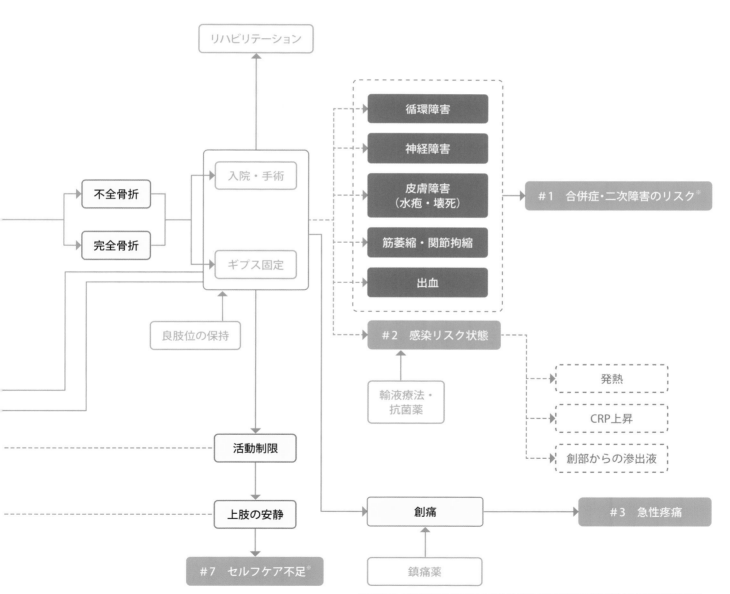

凡例　◻ 実在する状態　⬚ 潜在する状態　◼ 看護診断　◻ 治療・ケア　◼ 合併症　⟶ 関連（実在）　⇢ 関連（潜在）

リハビリテーション

循環障害

神経障害

皮膚障害
（水疱・壊死）

筋萎縮・関節拘縮

出血

#1　合併症・二次障害のリスク※

不全骨折

完全骨折

入院・手術

ギプス固定

良肢位の保持

#2　感染リスク状態

輸液療法・抗菌薬

発熱

CRP上昇

創部からの滲出液

活動制限

上肢の安静

創痛

#3　急性疼痛

#7　セルフケア不足※

鎮痛薬

※「#合併症・二次障害のリスク」「#ストレスのリスク」「#セルフケア不足」はNANDA-Ⅰの看護診断名にはないが、
術後合併症やストレスの予防、日常生活活動全般の制限への対処があることから使用している。

看護診断と根拠

明らかになった看護診断に優先順位と根拠を示します。

看護診断	根拠
#1 手術に関連した合併症・二次障害のリスク	全身麻酔後による術後の急性期のため、予後に直結する合併症・二次障害のリスクの問題を最優先とした。
#2 手術に関連した感染リスク状態※1	全身麻酔後による術後の急性期のため、生命にかかわる可能性がある感染のリスク状態の問題を#2とした。
#3 手術、処置に関連した急性疼痛※2	骨折部の手術による持続的な痛みが予測されるが、現在、痛みががまんできているため#3とした。
#4 術後の経過について予測ができないことに関連した子どもと家族の不安※3	子どもの入院による環境の変化、今後の経過が長期化することからの子どもと家族の不安が考えられるため#4とした。
#5 術後のギプス固定に関連したストレスのリスク	術後のギプス固定によって日常生活に活動制限があり、ストレスの蓄積が予測されるため#5とした。
#6 術後のギプス固定に関連した転倒による損傷リスク状態※4	術後のギプス固定によって活動耐性が低下する一方、今後、活動範囲が広がるため#6とした。
#7 術後のギプス固定に関連した日常生活行動のセルフケア不足	術後のギプス固定によって日常生活に活動制限があるため、セルフケア不足が考えられる。
#8 子どもの入院に対する家族の介護者役割緊張リスク状態※5	術後1日目まで入院の付き添いを母親が行っており子どもの入院に対する家族内の調整ができている。今後、子どもの入院による家族の役割状態や役割機能に対する介護者役割緊張リスク状態が予測される。

※1 定義：病原体が侵入して増殖しやすく、健康を損なうおそれのある状態
※2 定義：実在する、あるいは潜在する組織損傷に伴う、もしくはそのような損傷によって説明される、不快な感覚的および情動的経験（出典：国際疼痛学会）。発症は突発的または遅発的で、強さは軽度から重度までさまざまであり、回復が期待・予測でき、継続が3か月未満
※3 定義：漠然とした差し迫った危険・大惨事・不運を予期するような、広範な脅威に対する情動反応
※4 定義：個人の適応力や防御力と相互作用している環境条件によって、負傷しやすく、健康を損なうおそれのある状態
※5 定義：家族や大切な人のために、ケアの責任を果たすこと、期待に応えること、あるいは行動することが困難になりやすく、健康を損なうおそれのある状態

根拠に基づいた看護計画

看護診断の優先度の高い#1〜3の期待される成果、看護計画と根拠を示します。

#1 手術に関連した合併症・二次障害のリスク

期待される成果（長期目標）
- 手術による合併症やギプス固定による二次障害を起こさない。

期待される成果（短期目標）	
	❶循環障害の徴候が早期発見され対処される。
	❷神経障害の徴候が早期発見され対処される。
	❸皮膚障害の徴候が早期発見され対処される。
	❹筋萎縮・関節拘縮が早期発見され対処される。
	❺創部からの出血が早期発見され対処される。

	看護計画	根拠・留意点
観察計画 O-P	循環障害、神経障害、皮膚障害、筋萎縮・関節拘縮、出血などの合併症・二次障害を観察する。 ❶循環障害の有無 ●皮膚温、色調、腫脹の有無、局所的な疼痛の有無、爪甲色、動脈の拍動 ●観察：疼痛（うずくような痛み）・発熱・悪臭・分泌物 ❷神経障害の有無 ●知覚異常の有無、運動の異常の有無 ●放散痛、しびれ、知覚障害の有無、手指の運動障害の有無 ❸皮膚障害の有無 ●疼痛、発赤・水疱、瘙痒感、発熱 ●白血球数の増加の有無 ❹筋萎縮・関節拘縮の有無 ●ギプスで固定されている患肢の筋力の低下 ●各関節の動き、前方屈曲、外旋、内旋動作などの可動域制限の観察 ●ADLの状況 ❺出血の有無 ●ギプス上への出血は印をつけ、時間とともに記録する。 ❻バイタルサイン、ギプス圧迫の有無、顔色など一般状態 ❼肢位 ●術後、頻回に患部・患肢を観察する。 ●健側との比較 ●子どもの訴え ●痛みの増強の有無や手指の屈曲の有無（フォルクマン拘縮に注意）	●ギプス固定直後は、患肢が全体的に覆われている感覚と締めつけられる感覚がわかりづらい状態にあるなか、患部に熱感や浮腫が発現している可能性がある。そのため、固定から12〜24時間はとくに頻回に観察を行い、子ども自身の訴えに耳を傾ける。 ●締めつけられるような痛みがあるというような訴えがあった場合は、循環障害を疑う。痛みが増強するような場合や手指が屈曲傾向にある場合などはフォルクマン拘縮を疑う。 ●ギプス固定後は、患部や患肢を直接、観察することができない。そのため異常な臭いや発熱、全身状態から創部の状態をアセスメントし異常の早期発見をする。 ●創部からの出血や滲出液などをギプスにマーキングする。創部の状態の経過がわかるように記録する。
ケア計画 C-P	❶肢位調整 ●指示された患肢挙上をする。 ●患肢を良肢位に保ち、肢位の安静を図る。 ❷日常生活のケア ●皮膚の清潔を保持する。 　▶可能な範囲での清拭、状態に合わせ部分浴・シャワー浴を行う。 ●衣類の交換、体位変換の介助をする。	●日常生活を送るなかで、苦痛の少ない肢位を保つようにする。 ●ギプス固定中は、可能な範囲での清拭や、問題がなければ部分浴・シャワー浴をして清潔を保つ。

| | 教育計画
E-P | ❶ギプスの破損に注意するように説明する。
❷移動時はギプスが周囲に当たらないようにする。
❸ギプス障害の出現時はすみやかに報告するように説明する。
❹良肢位の保持の必要性について説明する。
❺日常生活における注意点を説明する。
　●ギプス装着によって上肢の運動制限がある。自分の行うことに時間を必要とするなかでも、子どもが自分でできることは自分で行うように話す。
　●ギプス装着によって重心がとりにくいため、転倒転落をしないように注意して行動することを話す。 | ●ギプス障害について、子どもと家族の理解度を確認することが重要である。 |

#2 手術に関連した感染リスク状態

期待される成果 （長期目標）	●感染が防止できるように生活環境を整えることができる。

期待される成果 （短期目標）	❶感染予防行動を行うことができる。
	❷感染の徴候を理解し、早期に報告できる。
	❸指示どおり抗菌薬予防投与を受けることができる。

看護計画	根拠・留意点
 観察計画 O-P ❶感染を示す症状・徴候 　●全身症状：発熱、悪寒、倦怠感(けんたいかん)、悪心・嘔吐(おうと)、関節痛、筋肉痛 　●炎症の5徴候：発赤、腫脹、熱感、疼痛、機能障害 ❷検査所見 　●WBC、CRP、血液培養検査 ❸創部の状態 　●患部を直接見ることができないため、熱感、異常な臭い、全身状態を観察する。 　●疼痛・瘙痒感の有無	●ギプス固定後は、患部や患肢を直接見ることができない。創部からの出血や分泌物がある場合は、ギプスの下面に滲み出るため注意する。そのため異常な臭いや発熱、全身状態から創部の状態をアセスメントし、異常を早期に発見することが重要である。 ●出血や滲出液などの分泌部はマーキングを行って記録に残し、創部の状態の経過がわかるように工夫する。また、疼痛や瘙痒感の訴えにも注意して、援助していくことが大切である。
 ケア計画 C-P ❶感染予防行動を一緒に行う。 　●手洗い、歯磨きなどの清潔行動ができているか確認して、子どもと一緒に感染予防行動を行う。 ❷汗をかきやすい部位の腋の下などには、汗を拭いたりタオルを置いて頻回に交換する。 ❸ギプスを濡らさないようにギプスを保護して清拭やシャワー浴をする。 ❹指示による抗菌薬の投与 　●指示どおりに抗菌薬を内服できるよう援助する。	●子どもの自立を尊重し、かかわる。 ●ギプスによる固定によって体の一部分が動かない状況であっても、身体全体への影響がある。子どもが自分でできることをできるだけ自分で実施できるように介助し、子どもが自分で行いたい気持ちを大切にすることで、感染予防行動につながる。 ●子どもは新陳代謝がさかんなため汗をかきやすいうえ、ギプス装着によって熱の放散が妨げられることでも汗をかきやすくなる。 ●ギプスは湿気に弱いため、水に濡れない工夫によってギプス内の湿潤を避けることができる。

| 教育計画 E-P | ❶子どもがギプスの中に手を入れたりしないようにする。
❷体調に変化があった場合は知らせるように説明する。
❸十分な休養、栄養摂取、環境調整、感染予防について説明する。 | ●感染の早期発見のために必要である。
●子ども自身が感染予防や感染拡大についての知識を身につけ、意識的に対策をとることで感染予防ができる。 |

#3　手術、処置に関連した急性疼痛

期待される成果 （長期目標）	●適切な対処で、痛みが緩和する。

期待される成果 （短期目標）	❶痛みがあるときは知らせることができる。 ❷夜間の睡眠が、痛みで阻害されない。

	看護計画	根拠・留意点
観察計画 O-P	❶バイタルサイン ❷顔貌（苦悶様、渋面、無表情） ❸痛みに対する言動 ❹痛みの部位と性状 ❺痛みの持続時間 ❻痛みの随伴症状と増悪因子・緩和因子 ❼食欲、悪心・嘔吐、便秘などの有無 ❽鎮痛薬使用の効果 ❾睡眠状態	●痛みの発生や緩和状況をアセスメントする。 ●痛みによる日常生活への影響を観察する。 ●フェイススケールや疼痛スケールを活用する。
ケア計画 C-P	❶安楽な体位をとる。 　●良肢位を調整し、子どもが楽な姿勢をとるようにする。 ❷患者の言葉を傾聴し、共感的な姿勢を示す。 ❸気分転換活動を行う。 　●病状や成長・発達に合わせた遊びを行うなど、ベッド上での過ごし方を工夫する。 ❹処置時や日常生活へのケアの配慮をする。 　●ケアや移動時は三角巾固定をし、患部が移動して痛みが増強しないようにする。 　●ケア時に親がいる場合は、親から安心できるような言葉がけをしてもらう。	●患肢がギプスで固定された状態での清拭・更衣は1人では困難なことが多い。できないことがストレスにつながるため、疼痛を緩和しつつ、介助する。 ●入院中であっても、子どもの成長・発達への支援を忘れない。子どもの成長・発達に合わせて学習や遊びを子どもの意見を聞きながら取り入れて、入院中の生活時間を設定する。
教育計画 E-P	❶疼痛をがまんしないよう、痛みがあるときは看護師や家族に知らせるように説明する。	●痛みによる苦痛を最小限にする。

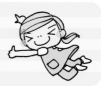

● 緊急入院で初めての手術のため、慣れない環境、初めて経験する手術や治療処置に対して不安や恐怖があったと思われる。術後も、今後の治療計画についての不安などがないか評価していく必要がある。

● 骨折によるギプス固定は長期間継続されるため、日常生活動作が制限され、セルフケア能力は低下する。子どもの自立性が低下しないように、制限のなかでも、できることはできる範囲で、自分で行うことができているか、評価する。一方でギプス固定によって転倒のおそれなどがあり、動作時に転倒予防が行えているかもみていく必要がある。

● 長期間のギプス固定により活動が制限されることは子ども にとってストレスとなる。必要な安静を保ちながらできる遊びなどを工夫し、ストレスが緩和できているか、評価する。また、子どもの入院は両親の仕事やきょうだいの世話など、家族にも大きく影響する。家族の状態についてもみていくことは重要である。

● 上腕骨顆上骨折の合併症・二次障害や、術後の感染・疼痛などのおそれがある。とくに重度の血流障害ではフォルクマン拘縮を起こすおそれがあり、その場合、後遺症を残す危険もある。ギプス固定した患肢に異常がないか、感染の徴候がないか、疼痛がないかなどを評価していくことで早期に発見・対処する。

評価の視点

● 術後の患肢に知覚障害や運動障害などの合併症・二次障害、感染徴候がないか。

● 術後に疼痛をコントロールできているか。

● 術後のギプス固定による日常生活の活動制限に対して、ストレスへの対処ができているか。

● 術後のギプス固定を正確に実施し、転倒をしないような工夫がとれているか。

● 術後のギプス固定による活動制限においてもADLのセルフケアができているか。

● 家族が子どもの入院や治療に関して、親役割がとれて子どもに安定的にかかわることができているか。

● 子どもと家族が子どもの治療計画に対する不安が軽減できているか。

＜引用文献＞
1. 日本小児整形外科学会 監修, 日本小児整形外科学会 教育研修委員会 編：小児整形外科テキスト 改訂第2版. メジカルビュー社, 東京, 2016：80-81.
2. 村上寶久, 片田重彦 編：最新医学シリーズ 小児の骨折. メディカル葵出版, 東京, 1988：27-28.
3. 金谷耕平：特集 ポイント解説 整形外科診断の基本知識 Ⅱ. 上肢疾患 小児の肘関節周囲骨折の診断. MB Orthopaedics 2017；30(10)：99.
4. 泉田重雄 編：整形外科MOOK No.13 小児の骨折. 金原出版, 東京, 1980：113.
5. 日本整形外科学会 編：整形外科シリーズ 24. 2019.
https://www.joa.or.jp/public/publication/pdf/joa_024.pdf
(2021/6/30閲覧)
6. 大川美千代 監修：看護技術のなぜ？ガイドブック. サイオ出版, 東京, 2016.

＜参考文献＞
1. 吉永千賀子, 佐志原知美, 渡辺智子, 八坂ミヨ子, 有田ルミ子, 山本綾子：特集 小児の骨折の治療とケア 事例にみる看護の実際：小児の骨折の看護 上腕骨顆上骨折の事例をとおして. 小児看護 2000；23(11)：1464-1479.
2. 鈴木茂夫 編：ほんとうは恐ろしい“小児の骨折” 初期治療方針を誤るとどのような結果になるか. 小児看護 2005；28(7).
3. 山口桂子, 柴邦代, 服部淳子：エビデンスに基づく小児看護ケア関連図. 中央法規出版, 東京, 2016：66-70.
4. 浅野みどり：発達段階からみた 小児看護過程＋病態関連図 第3版. 医学書院, 東京, 2017：115-126.
5. 山口求 編：小児看護過程&関連図―発達段階の特徴と疾患の理解から看護過程の展開を学ぶ. 日総研出版, 東京, 1999.
6. 日本骨折治療学会：小児上腕骨顆上骨折.
https://www.jsfr.jp/ippan/condition/ip30.html (2021/10/15閲覧)

索引

プチナースBOOKS

病期・発達段階の視点でみる

小児 看護過程

2021年12月20日　第1版第1刷発行	編　者　市江　和子
2024年9月10日　第1版第2刷発行	発行者　有賀　洋文
	発行所　株式会社　照林社
	〒112-0002
	東京都文京区小石川2丁目3-23
	電話　03-3815-4921（編集）
	03-5689-7377（営業）
	https://www.shorinsha.co.jp/
	印刷所　大日本印刷株式会社

検印省略（定価はカバーに表示してあります）

ISBN978-4-7965-2547-3

©Kazuko Ichie/2021/Printed in Japan